Mike Mandl

Meridiane.
Landkarten der Seele.

Mike Mandl

Meridiane.
Landkarten der Seele.

BACOPA VERLAG

Haftung: Alle Angaben in diesem Buch sind nach bestem wissenschaftlichen Können des Autors gemacht. Weder der Verfasser noch der Verlag können für Angaben über Dosis und Wirkung Gewähr übernehmen. Es bleibt in der alleinigen Verantwortung des Lesers, diese Angaben einer eigenen Prüfung zu unterziehen. Auf die geltenden gesetzlichen Bestimmungen wird ausdrücklich hingewiesen.

Waidern 42, 4521 Schiedlberg/Österreich
e-Mail: office@bacopa.at, verlag@bacopa.at
www.bacopa.at, www.bacopa-verlag.at
ISBN 9783903071759
13. unveränderte Auflage, 2025

Coverdesign: Felicitas Grabner
Redaktionelle Mitarbeit: Helmuth Santler, www.textmaker.at

Printed in the European Union

Inhalt

Danke an meine Familie:

Linde, Klaus, Andrea, Kirsten, Malia, Phoenix, Ronja

Danke an die Lehrer, die mich am meisten beeinflusst haben:

Tomas Nelissen, Claude Diolosa

Danke an meine Weggefährt/inn/en:

Gemeinsamkeit verbindet

Danke an meine Klient/inn/en und Student/inn/en:

Sie ermöglichen mir das zu tun, was ich vom Herzen liebe. Sie machen die Materie lebendig und beweisen Tag für Tag, was für eine Kraft, Tiefe und Wahrheit sich in der Traditionellen Chinesischen Medizin verbirgt.

VORWORT

DR. RÜDIGER DAHLKE

In diesem grundlegenden Buch gelingt es dem Autor, Mike Mandl, wundervoll, den tieferen ursprünglichen Sinn von Medizin verständlich und nachvollziehbar zu machen. Der alten Traditionellen Chinesischen Medizin ging es schon in frühesten Zeiten wie der Meditation bis heute darum, Menschen in ihre Mitte zu bringen und Ihnen zu helfen, sich dort und damit im Wohlbefinden zu verankern. Im Reich der Mitte, wie China sich in früheren Zeiten nannte, spiegelte die Medizin, wie sehr es darum ging, Balance zu halten und die Mitte zu wahren.

Die Lehre von Yin und Yang, der fünf Elemente und der 12 Haupt-Meridiane findet ihren tiefsten Sinn darin, das Leben durch Beruhigen und Anregen in Balance, Ausgleich und damit Harmonie zu bringen – bezogen auf die körperliche Ebene durch Beeinflussung spezieller Punkte aus der Akupunktur-Lehre. Aber es ist auch ihr Ziel Yin und Yang im Menschen zum Ausgleich zu bringen, in den Worten C.G. Jungs Anima und Animus in jedem von uns zu versöhnen.

Auch die zugrunde liegende Lehre der fünf Elemente dient dazu, für Ausgleich zu sorgen und das Rad unseres Lebens rund zu formen, damit das Leben entsprechend rund läuft. Wer die Meridiane als Landkarten der Seele begreift, ist dabei gut unterwegs.

Der Autor entwickelt die Meridiane spielerisch und erfrischend humorvoll nach drei Familien wie Wurzeln, Stamm und Krone eines Baumes und lehnt diese Stufen an die Bedürfnis-Pyramide von Abraham Maslow an.

Meridiane werden – der TCM entsprechend – keineswegs auf Organe bezogen, sondern als Funktionskreise und sogar Wesenheiten verstanden, die sich zum großen Kreis des Lebens verbinden. Mike Mandl schildert sie uns als 12 verkörperte Lebensprinzipien, ganz analog zum westlichen System der 12 Ur- oder Lebensprinzipien, dem Rückgrat meiner Arbeit.

Wie in der deutenden Medizin versuchen etwa auch TCM-Therapeuten der Krankheit, noch bevor sie ausgebrochen ist, Herr zu werden, also sie überflüssig zu machen und somit echte Vorbeugung im Gegensatz zur Schulmedizin, die ihre Früherkennung als Vorsorge, Prävention oder Prophylaxe ausgibt, aber mangels Interesse am Wesen der Krankheitsbilder dazu gar nicht in der Lage ist. Früherkennung ist zwar – etwa bei Krebs – besser als Späterkennung, hat aber mit echter Vorbeugung nichts zu tun.

Shiatsu wiederum ist die sanfteste Anwendung dieser zu wirklicher Vorbeugung fähigen chinesischen Medizin-Tradition, die zum Glück auch bei uns immer mehr Anhänger findet. Für mich sind die Shiatsu-Behandlungen durch gute Freunde Sternstunden, in denen ich sehr rasch in Trance versinke und die energetischen Zusammenhänge in meinem Organismus richtiggehend erleben kann.

Am Zustand unserer Organe, Gewebe, Muskeln und Körperhaltung können wir von den im Buch sorgfältig und geradezu liebevoll beschriebenen Meridian-Wesen lernen, was wir schon gut integriert haben und was noch offen bleibt. Mit Hilfe der zu jedem Meridian vermittelten Organzeit – beim Lungenmeridian etwa zwischen 3 und 5 Uhr morgens – können wir schon am zeitlichen Auftreten von Symptomen Rückschlüsse auf den betroffenen Meridian-Problem-Kreis und die tieferen Ursachen gewinnen.

Der Zeitpunkt des Auftretens von Problemen ist aber nur eines von mehreren Indizien, die auf den vorrangig aus dem Ruder laufenden Funktionskreis hinweisen. Wir erfahren auch das jeweilige zugehörige Element, beim Lungen-Meridian etwa das Metallelement und dass die Haut die Funktion des Lungenmeridians nach außen spiegelt, dass der Dickdarm-Meridian hier Partner-, der der Milz Zwillingsmeridian und der der Blase Oppositionsmeridian ist. Der Gesamtzusammenhang wird also ständig deutlich, was so wichtig ist, um dem ganzen Menschen gerecht zu werden. Das aber ist dem ans Kategorisieren der westlichen Medizin Gewöhnten anfangs ungewohnt. Schubladendenken täuscht eine Sicherheit vor, die gar nicht besteht – die westliche Psychiatrie macht das besonders deutlich. Wer sich daran gewöhnt hat, von der Lunge von Zimmer 17 zu reden und schlimmer noch zu denken, wird durch diesen ganzheitlichen Zusammenhang anfangs herausgefordert. Der Autor hilft aber einfühlsam über diese Gewöhnungsphase hinweg.

So erkennen wir als LeserInnen allmählich, wie wertvoll es ist, eigene Meridian-Schwächen zu erkennen, auch wenn sie uns noch so sehr fordern. Denn in der Forderung liegt immer die Möglichkeit der Förderung. Dieses Buch lehrt, in unseren Schwächen unser Wachstums-Potential zu entdecken und wird buchstäblich zum Entwicklungshelfer. Vor allem weil es auch praktische Lösungsansätze gegenüber einer Meridian-Schwäche anbietet, enthält es auch ein (gutes) Stück Psychotherapie.

Wir können mit seiner Hilfe lernen, unseren Organismus zu lesen und so die erste Stufe der Salutogenese, die des Verständnisse verwirklichen, um reif für die nächste, die der Wandlung zu werden. Am Meridiansystem wird uns auch wundervoll deutlich, wie sehr alle einzelnen Funktionskreise zusammenhängen und erst in ihren Beziehungen das Ganze ergeben. Auch Körper und Seele denkt die TCM in ständiger Verbundenheit. Der Lungenmeridian wird uns im Buch als das große Ja zum Leben vorgestellt, um im folgenden Dickdarm-Meridian die Kraft des Nein zu erkennen. Ersterer enthüllt uns den Zauber des Integrierens, letzterer wird uns zum Meister des Loslassens, aber auch des Festhaltens, was uns wiederum ständig mit dem Polaritätsgesetz konfrontiert, dem ersten unter den „Schicksalsgesetzen“.

So erleben wir – übersetzt in die Praxis der TCM – das Geheimnis von Synergien oder dass das Ganze mehr ist als die Summe seiner Teile. Es ist dieses Gefühl am Ende einer Session, wie frisch aus dem Ei geschlüpft zu sein, das ich nach Shiatsu-Sitzungen so genieße.

Was ich an diesem Buch aber ganz besonders mag, ist der Sprachwitz und das Spiel mit der psychosomatischen Doppelbödigkeit im Ausdruck. Es war mir wirklich eine Freude, es zu lesen und die wünsche ich möglichst Vielen.

Dr. Rüdiger Dahlke

VORWORT

DR. FLORIAN PLOBERGER

Liebe Leserin, lieber Leser,

„Die Aufgabe im Leben besteht darin, derjenige zu werden, der man ist.“ Diese Aussage, sie wird angeblich dem indischen Rechtsanwalt, Widerstandskämpfer, Revolutionär, Publizist, Asket und Pazifist Mahatma Gandhi (2. Oktober 1869 – 30. Jänner 1948) zugeschrieben, mag uns als Hinweis dienen, dass wir von Natur aus gesund, vollkommen sind. Wir haben es lediglich vergessen. Es gibt zahlreiche Wege, wieder unserem wahren Potential gerecht zu werden, gesund zu werden. Die Lektüre dieses Buches ist eine davon.

In den letzten Jahren und Jahrzehnten hat die Traditionelle Chinesische Medizin (TCM) auch außerhalb der chinesischen Landesgrenzen einen enormen Aufschwung erlebt. In Europa, Australien und den USA werden verschiedene Methoden der TCM von vielen Praktizierenden angewendet.

Das Interesse und damit natürlich auch die Nachfrage nach den Methoden chinesischer Ärzte nimmt zu. Wie ist es dazu gekommen, dass sich auch in Ländern außerhalb Chinas ein derart großes Interesse an den Methoden der Traditionellen Chinesischen Medizin entwickelt hat?

Angefangen hat diese Entwicklung im Jahr 1972. In diesem Jahr besuchte Richard Nixon als 1. amerikanischer Präsident die Volksrepublik China. Die in Medien verbreiteten Bilder einer speziell für den US-Präsidenten und sein mitgereistes Team inszenierten Akupunktur-Demonstration weckten das Interesse der Wissenschaft. Verschiedenen Methoden der TCM wurden ihnen in diversen Abteilungen der Krankenhäuser präsentiert. Besonders faszinierend für die Besucher aus den USA war damals, dass offene Operationen durch die Anwendung einer Akupunktur-Anästhesie durchgeführt werden konnten.

Bereits ein Jahr zuvor, im Vorfeld des Staatsbesuches begleitete der Journalist James Reston die amerikanische Tischtennismannschaft und erlitt dort eine Appendizitis (Blinddarmentzündung). Auf der Titelseite der New York Times vom 26. Juli 1971 berichtete er von seinen Erfahrungen der erfolgreichen postoperativen Schmerzstillung mit drei Akupunkturnadeln.

Ich selber habe im Jahr 1997 anlässlich eines Studienaufenthaltes in Peking in einem Krankenhaus, das 25 Jahre zuvor Präsident Nixon und sein Team besucht haben, an einer Sectio caesarea (Kaiserschnitt) teilgenommen. Bei der Gebärenden wurde eine Akupunktur-Anästhesie durchgeführt.

Seit den siebziger Jahren hat das Interesse an den Methoden der TCM in westlichen Ländern einen großen Aufschwung erlebt. Zahlreiche gute Lehrbücher zu diversen Themen sind übersetzt sowie geschrieben worden, viele chinesische Ärzte sind in Regionen außerhalb Chinas gereist. Zusätzlich haben viele Menschen aus westlichen Ländern an Ausbildungen in China teilnehmen und dadurch ihr Wissen vertiefen können.

Das vorliegende Werk beschäftigt sich mit dem Thema der Meridiane als Landkarten der Seele. Nach einer überaus spannend zu lesenden Einleitung werden Meridiansysteme sowie die wichtigsten Akupunkturpunkte in einer noch nie publizierten Form in ausführlicher Art und Weise dargestellt. Das Buch bietet eine Fülle an klugen Gedanken, die zu einer Selbstreflexion anregen, entsprechend dem Zitat Thomas von Aquin, (Neujahr 1225 – 7. März 1274), er war ein italienischer Dominikaner und einer der einflussreichsten Philosophen und bedeutendsten katholische Theologen der Geschichte: „Gesundheit ist kein Zustand, sondern eine Geisteshaltung".

Es freut mich, dass es Mike Mandl, den ich persönlich sehr schätze, und in seiner Funktion als Shiatsu-Therapeuten immer wieder mit großer Dankbarkeit aufsuche, gelungen ist, neben seinen zahlreichen weiteren Tätigkeiten, mit viel Engagement, Freude sowie Liebe zum Detail nun dieses Buches zu publizieren. Es ist überaus anregend geschrieben, mit vielen Metaphern und Weisheiten versehen, hat Tiefgang und ist gleichzeitig wunderbar leicht zu lesen.

An dieser Stelle darf ich den Autor mit einem Auszug aus seiner Einleitung zitieren: „Wer sich noch nie mit der Traditionellen Chinesischen

Medizin und den Meridianen auseinandergesetzt hat, wird sich auf spannendes Neuland begeben. Therapeuten jeglicher Stilrichtung möge dieses Werk eine wertvolle Ergänzung sein und eine Vertiefung ihres Tuns ermöglichen."

Ich bin davon überzeugt, dass dieses Werk von Ihnen, den Leserinnen und Lesern, gerne gelesen wird!

Abschließend eine kurze Geschichte:

Einer alten, seit zahlreichen Generationen überlieferten Anekdote aus der Geschichte der Tibetischen Medizin ist zu entnehmen, dass eines Tages der mit umfangreichem Wissen versehene Lehrer – es war Jivaka, der Arzt des Buddha, sein tibetischer Name war 'tsho byed gzhon nu – die um ihn versammelten Schüler aufforderte, den Unterrichtsraum zu verlassen, um in der Umgebung nach Pflanzen Ausschau zu halten, die keinerlei Heilwirkung aufweisen. Mit diesem Auftrag versehen, machten sich die Schüler auf den Weg.

Einige der Ausgesandten kamen bereits nach kurzer Zeit zurück. Sie trugen diverseste Wurzeln, Früchte eines Baumes, Blüten, etc. in der Hand. Andere benötigten etwas länger. Doch einer der Schüler, er war mit besonderen Talenten versehen, konnte, so sehr er sich auch bemühte, keinerlei Pflanze ohne Heilwirkung finden, und kam aus diesem Grund am dritten Tag mit leeren Händen wieder zu seinem Lehrer zurück. Natürlich pries ihn sein Lehrer, da laut seinen Ausführungen in der Natur nichts ohne Heilqualitäten zu finden sei.

Sei es ein Pflanzenbestandteil, eine Shiatsu-Behandlung oder auch ein gutes Buch.

Ich wünsche Ihnen viele Erkenntnisse sowie Freude bei der Lektüre dieses Buches!

Herzlichst,
Dr. Florian Ploberger

VORWORT

DR. WILFRIED RAPPENECKER

Mike Mandl übersetzt in diesem lesenswerten Buch virtuos die Sprache der Traditionellen Chinesischen Medizin in unsere Umgangssprache. Der Autor kann auf Jahrzehnte der Praxiserfahrung und der Unterrichtserfahrung zurückgreifen. Die komplexe Theorie der energetischen Organe der TCM kann er vor diesem Hintergrund leicht verständlich beschreiben und erklären. Auch wem die Theorie der TCM überhaupt nicht vertraut ist, wird leicht folgen können und beim Lesen manches Aha-Erlebnis haben. Man versteht, dass die TCM kein abstraktes Theorie-Gebäude ist, sondern sich auf das unmittelbare Erleben von Körper und Seele im Alltag bezieht.

Besonders hilfreich sind die vielfältigen Bezüge zu umgangssprachlichen Redewendungen, in denen sich auch in unserer Sprache das Jahrtausendealte Wissen der Traditionellen Chinesischen Medizin widerspiegelt. Manchmal wird man beim Lesen schmunzeln, manchmal vielleicht auch betroffen sein, in jedem Fall aber seine eigene Lebenssituation besser verstehen.

Mike Mandl steigt tief ein in die Theorie eines jeden Meridians. Sein in der Praxis gereiftes Verständnis dieser Zusammenhänge lässt den Leser verstehen und spüren, auf welche Weise sie sich in seinem eigenen Leben zeigen. Besonderes Gewicht haben dabei die seelischen Erfahrungen. Als Menschen sind wir emotionale Wesen, erleben und verstehen die Welt in erster Linie emotional und nicht wie wir oft meinen rational. Wie der Titel es ausdrückt, bietet dieses Buch eine Landkarte, um sich hier besser zurecht zu finden.

Darüber hinaus macht der Autor deutlich, wie Beschwerden und Krankheiten mit unseren Lebensgewohnheiten, Denk- und Verhaltensweisen zusammenhängen, und was wir selber tun können, um Verantwortung für unsere Gesundheit und unser Wohlergehen zu übernehmen. Wir können unsere Gesundheit entscheidend beeinflussen.

Schauen Sie in die Abschnitte in jedem Kapitel „Wie man das Lebensprinzip des Meridians stärken kann“! Hier – wie auch an anderen Stellen – finden Sie vielfältige alltagstaugliche Anregungen und Übungsvorschläge, wie die energetischen Organe sinnvoll unterstützt und gestärkt werden können. Nicht überlesen sollten Sie die Hinweise ganz am Ende des Buches, in denen der Autor beschreibt, wie man auf leichte Weise zu einer gesünderen Alltagsroutine finden kann.

Dr. Wilfried Rappenecker

I.

MERIDIANE – LANDKARTEN DER SEELE

Die Suche nach dem umfassenden Wohlbefinden

„Wir fühlen, dass selbst, wenn alle möglichen wissenschaftlichen Fragen beantwortet sind, unsere Lebensprobleme noch gar nicht berührt sind."

Ludwig Wittgenstein

„Ein Zustand völligen psychischen, physischen und sozialen Wohlbefindens und nicht nur das Freisein von Krankheit und Gebrechen": Mit dieser 1948 beschlossenen Definition verfolgte die Weltgesundheitsorganisation das Ziel, Gesundheit von einer rein biomedizinischen Betrachtungsweise zu lösen, Gesundheit nicht als einen gegebenen und unveränderlichen Zustand zu betrachten, sondern als eine stetig neu und aktiv zu kreierende Balance in allen Lebensbereichen. Jahrzehnte später sind wir von diesem Ziel weiter denn je entfernt. Warum? Wir haben doch so viel erreicht in der Zwischenzeit: Wir dürfen uns eines Lebensstandards erfreuen, der in der Geschichte der Menschheit einzigartig ist. Wir können auf ein hervorragendes medizinisches System und großartige soziale Errungenschaften zurückgreifen. Wir blicken einer kontinuierlich zunehmenden Lebenserwartung entgegen. Wir haben Freiheit, Freizeit und Möglichkeiten in großem Stil.

Aber trotzdem oder genau deswegen: Die anvisierte umfassende Gesundheit stellt sich nur in den wenigsten Fällen ein. Vielmehr werden wir beinahe flächendeckend mit einer Flut an neuen Beschwerden und Krankheiten konfrontiert. Viele davon haben ihre Ursachen im psychisch-emotionalen Bereich. Oder in der Lebensführung. Burnout-Zustände, Allergien oder Stoffwechselstörungen nehmen rapide zu, sogar bei jungen bis sehr jungen Personen. Die Kosten dafür gehen in die Milliarden. Ein Ende dieser Entwicklung? Nicht absehbar! Das gefühlte Fehlen von wirklichem Wohlbefinden sorgt für eine Negativspirale, durch die sich die Probleme ständig verschärfen. Wir steuern mit hoher Geschwindigkeit einem kranken Gesundheitssystem entgegen.

Gründe dafür gibt es viele. Sicherlich wesentliche Aspekte sind die zunehmende Komplexität und vielschichtigen Herausforderungen des Lebens 2.0. Dazu kommen Überfluss, Überdruss und weit überzogene Erwartungshaltungen: Wir wollen immer alles haben. Und das sofort. Schlimmer noch: Wir können immer alles haben. Und das sofort. Doch um dieses völlig aus der Balance geratene Leben zu führen, zahlen wir einen hohen Preis. Eine wirklich erfüllende Lebensbalance ist eine Herausforderung, die im Zeitalter der ständigen Erreichbarkeit, der zwingenden Flexibilität und der sukzessive schwindenden Stabilität schwer zu meistern ist. Genau genommen entfernen wir uns kontinuierlich von jenem anvisierten psychischen, physischen und sozialen Wohlbefinden, anstatt ihm näher zu kommen. Wir spüren, dass etwas nicht stimmt. Wir spüren, dass uns etwas fehlt. Wir suchen danach.

Eine erfüllende Lebensbalance ist eine Herausforderung, die im Zeitalter der ständigen Erreichbarkeit und der sukzessive schwindenden Stabilität schwer zu meistern ist.

Aber diese Suche ist nicht einfach. Wegweiser in Richtung Gesundheit und Glück gibt es in einer solchen Vielzahl, dass sie mehr zur Desorientierung als zur Hilfestellung beitragen. Was tun, wenn der Körper zwickt? Was tun, wenn die Seele schmerzt, der Geist ermüdet? Überall gibt es Spezialisten, die Großartiges leisten. Das ist hervorragend, wenn spezifische Probleme vorliegen, die spezifische Lösungen erfordern. Geht es um das große Ganze, geht es um ein wirklich umfassendes Wohlbefinden, dann ist eine fragmentierende Betrachtungs- und Herangehensweise jedoch wenig zielführend. Denn ob physischer oder psychischer Natur: Die meisten Beschwerden sind das Resultat eines Ungleichgewichts zwischen Körper, Geist und Seele, zwischen Lebensstil, Lebensumständen und Lebenswünschen oder -erwartungen.

Der Mensch ist ein multidimensionales Wesen, eine vielschichtige Einheit, die weit mehr ist als die Summe ihrer Funktionen. Der Mensch ist ein dynamisches System, das permanent in Beziehung zu und im Austausch mit seiner Umgebung steht. Eine vitale Balance, die alle Aspekte unseres Lebens integriert, ist die beste Grundlage für ein umfassendes Gesundheitsgefühl, das auch persönliches Wachstum und Selbstverwirklichung inkludiert.

Wollen wir eine derartige Balance herstellen, dann brauchen wir einen Zugang, der uns das nötige Werkzeug dafür in die Hände legt. Unter den verschiedenen Ansätzen, die bereits eine Brücke zwischen Körper und Geist herstellen, ragt einer deutlich hervor: Die Traditionelle Chinesische Medizin, kurz TCM genannt. Warum? Weil die TCM eine ähnliche Gesundheitsdefinition in den Raum gestellt hat wie die Weltgesundheitsorganisation. Allerdings bereits mehr als 2.000 Jahre früher.

Gesundheit bedeutet in der TCM ein Leben entsprechend dem eigenen Naturell in Übereinstimmung mit der Umwelt, eine innere Ausgeglichenheit, die sich im Außen spiegelt, ein umfassendes Wohlbefinden, ein Wachstum, kurzum: Eine fruchtbare Balance auf allen Ebenen. Durch die jahrtausendelange Auseinandersetzung mit diesem Thema konnte sich die TCM kontinuierlich weiterentwickeln und verfeinern. Hier hat sich ein einzigartiges Wissen angesammelt, das sich im bevölkerungsreichsten Land der Erde zig millionenfach in der Anwendung bewiesen hat. Der Erfolg ist und bleibt das Maß der Wertigkeit einer Methode.

Gesundheit bedeutet in der TCM ein Leben entsprechend dem eigenen Naturell in Übereinstimmung mit der Umwelt – eine fruchtbare Balance auf allen Ebenen.

Das System TCM ist auf möglichst unmittelbaren praktischen Nutzen ausgerichtet. Es lässt sich sofort auf den Alltag umlegen. Auch deshalb, weil die Grundlagen, insbesondere das Meridianprinzip, erstaunlich einfach zu verstehen sind: Über Jahrhunderte des Nachdenkens und praktischen Erprobens ist man zur Klarheit wirklichen Verstehens gelangt. Mit Hilfe des Meridiansystems können wir nicht nur Einsichten und Erkenntnisse gewinnen, welche uns, unsere Gesundheit und unser Wohlbefinden betreffen, wir können auch mehr Selbstverantwortung für unser Leben übernehmen und es proaktiv entsprechend unseren Wünschen gestalten. Die stetig neu und aktiv zu kreierende Balance in allen Lebensbereichen ist keine Utopie. Sie lässt sich erreichen. Das ist Wunsch und Ziel dieses Buches.

Das Meridianprinzip: So läuft das Leben rund

Stellen Sie sich ein Rad vor. Ein klassisches Fahrradrad mit Speichen. Sind alle Speichen des Rades gleich gut gespannt, läuft es rund. Sind jedoch nur ein paar Speichen zu locker oder zu fest, verzieht sich das Rad und läuft nicht mehr rund, mit weitreichenden Konsequenzen: Die Unausgeglichenheit beeinträchtigt die Laufruhe und führt auf Dauer zu vermehrter oder einseitiger Abnutzung verschiedener Komponenten. Längerfristig sind sogar Materialschwächen nicht auszuschließen, bis hin zu einem Bruch der entsprechenden Speichen. Daher: Auf in die Werkstatt und das Rad zentrieren, bevor es zu spät ist.

In der TCM gibt es zwölf Hauptmeridiane. Man kann sich die Meridiane wie Speichen und das eigene Leben wie ein Rad vorstellen. Stehen die Meridiane in einem ausgewogenen Verhältnis zueinander, läuft das Leben rund: Die Basis für Gesundheit und Wohlbefinden ist gegeben. Im Falle von einem Ungleichgewicht zwischen den Meridianen passiert jedoch dasselbe wie bei einem verzogenen Rad: Es läuft nicht mehr rund, das Leben. Für uns. In uns. Beschwerden können sich entwickeln, ob physischer oder psychischer Natur. Durch Reibung, durch Ermüdung, bis hin zu einem Zusammenbruch einzelner Komponenten. Auch hier empfiehlt sich ein rascher Besuch in der Werkstatt, um sich wieder zu zentrieren. Ideal wäre freilich eine regelmäßige Wartung, damit Probleme erst gar nicht entstehen. Viel besser als Krankheiten zu behandeln ist, diese zu vermeiden. Das ist der Ansatz der TCM: „Der gewöhnliche Arzt behandelt die Krankheit, wenn sie ausgebrochen ist, der gute Arzt, bevor sie sich zeigt“. Ein ausbalanciertes Rad lässt uns leicht, zügig und genussvoll durch das Leben rollen, ohne uns dafür unnötig anstrengen zu müssen, ohne durch nicht notwendige Reibung Energie zu verlieren. Das ist der eine Aspekt des Meridianprinzips: Gesundheit und Vitalität durch kontinuierliches Ausgleichen zu erhalten und gegebenenfalls wiederherzustellen.

Man kann sich die Meridiane wie Speichen und das eigene Leben wie ein Rad vorstellen. Stehen die Meridiane in einem ausgewogenen Verhältnis zueinander, läuft das Leben rund.

Der andere Aspekt: Ein Rad ist da, um gefahren zu werden. Ein Leben ist da, um gelebt zu werden. Mit einem gut funktionierenden Rad können wir so richtig Fahrt aufnehmen, wir können anspruchsvolle Etappen wagen und Gipfelerlebnisse ansteuern. Wir können große Ziele erreichen. Wir können unserer Träume verwirklichen. Gesundheit, Vitalität und ein erfülltes Sein: Das Ziel der TCM. Das kommt dem von der Weltgesundheitsorganisation 2.000 Jahre später in den Raum gestellten Verständnis von einem umfassenden Wohlbefinden mehr als nah. Mit dem Meridianprinzip haben wir den Schlüssel dazu in der Hand. Aber was sind Meridiane eigentlich? Und wie können sie zu einem geschmeidig und rund laufenden Lebensrad beitragen?

Das ist der Ansatz der TCM: „Der gewöhnliche Arzt behandelt die Krankheit, wenn sie ausgebrochen ist, der gute Arzt, bevor sie sich zeigt“

Den Meridianen auf der Spur: Wie man sie verstehen kann

Stellen Sie sich folgende Situation vor: Sie kommen von einer Reise spät in der Nacht nach Hause, müde und hungrig, denn was die Airlines heutzutage als Hauptgericht servieren ist so mager wie die Beinfreiheit in der Economy-Klasse. Also schnell das Gepäck in die Ecke, auf zum Kühlschrank, Bestandsaufnahme: Vielleicht birgt er nicht nur die aufgrund der etwas hektischen Abreise zu erwartenden Auftritte der Kollegen Faul und Schimmel, sondern auch die eine oder andere erfreuliche Überraschung. Gut, das Restgemüse hat schon bessere Tage gesehen, und manch andere Gerichte dürften in der Zeit ihrer siebentägigen Abwesenheit trotz der beinahe schon jedem Lebensmittel inhärenten Überdosis Haltbarmacher ein dubioses Eigenleben entwickelt haben. Zumindest der Räucherschinken schaut noch einigermaßen passabel aus. Aber lieber auf Nummer sicher gehen und das gute Stück vorsichtig zur Nase führen. Der Geruchstest hält, was das Auge verspricht. Der Magen goutiert das Ergebnis mit einem auffordernden Knurren. Zusammen mit der Notration Knäckebrot ergibt das einen akzeptablen Mitternachtssnack. Geschafft, gelandet, angekommen.

Essen: ein ganz normaler Alltagsvorgang mit einer logischen Reihenfolge. Schauen, riechen, kauen, schlucken, verdauen. Ein ganz normaler Prozess, für den viele Teile des Körpers gemeinsam an einem Strang ziehen und perfekt aufeinander abgestimmt interagieren. Augen, Nase, Zähne, Zunge, Kaumuskulatur, Speiseröhre und Magen: Sie alle bilden eine funktionelle Gemeinschaft zum Zweck der Nahrungsaufnahme. Bevor es aber überhaupt dazu kommt, dass der gewünschte Leckerbissen anvisiert und verschlungen werden kann, braucht es einen den gesamten Prozess initiierenden Impuls, ein zu stillendes Bedürfnis: Sei es Hunger, die pure Lust auf Essen oder der Wunsch, die schreckliche Leere im gebrochenen Herzen mit Kalorien zu füllen. Der Impuls animiert uns zu den entsprechenden Handlungen, eine nach der anderen.

Essen: ein ganz normaler Alltagsvorgang mit einer logischen Reihenfolge. Ein ganz normaler Prozess, für den viele Teile des Körpers gemeinsam an einem Strang ziehen und perfekt aufeinander abgestimmt interagieren.

Zuerst prüfen wir mit den Augen, ob das Objekt der Begierde unseren Wünschen oder Ansprüchen gerecht wird, beim Einkaufen im Supermarkt, beim Durchstöbern der Vorratsregale im Keller oder bei der Ernte im Garten. Dann kommt die Nase, der Geruchssinn, ein archaisches wie machtvolles Instrument, das uns subtil, aber maßgeblich beeinflusst. Nicht ganz so subtil ist diese Beeinflussung, sollte etwas faul sein: Verdorbene Eier zum Beispiel. Oder Fisch, der von der Frische genau so weit entfernt ist wie vom letzten Wasserkontakt. Wohlgerüche bringen hingegen die Magensäfte so richtig zum Fließen und wir freuen uns darauf, den ersten Bissen lustvoll zum Mund zu führen. Die Nase entscheidet, ob das, was wir optisch näher in Betracht gezogen haben, auch wirklich im Mund landet.

Gibt es das olfaktorische Okay, kann der Kauvorgang beginnen. Der verhilft uns nicht nur zu mehr oder minder zungenschmeichelnden Geschmackserlebnissen, er ist zugleich der Beginn des Verdauungsprozesses. Der Happen will ausreichend zerkleinert und eingespeichelt werden, je mehr, desto besser. Erst dann wird geschluckt. Der Magen schlüsselt den via Speiseröhre empfangenen Nahrungsbrei weiter auf, um ihn für die nachkommenden Verdauungsorgane besser zugänglich zu machen. Würde man mit einem Stift nun all jene Bereiche markieren und verbinden, die an diesem Prozess beteiligt sind, hätte man als Ergebnis den groben Verlauf des ersten Teil des Magen-Meridians vor sich.

Meridiane sind verkörperte Lebensprinzipien

Seit über 2.000 Jahren sind Meridiane die Basis von Abermillionen erfolgreicher Behandlungen in der TCM. Abermillionen Mal wurde empirisch bewiesen, dass die Praxis hält, was die Theorie verspricht. Meridiane sind mehr als dubiose Energiebahnen. Sie sind auch keine genau definierten Linien, die mit jeder Menge Akupunkturpunkten gespickt die Körperlandschaft überziehen. Diese Darstellung mag zwar sehr anschaulich sein, hat aber mit der ursprünglichen Idee von Meridianen wenig zu tun. Die mechanistische Abbildung von Meridianen ist ein Kunstprodukt der chinesischen Kulturrevolution, in der das lebendige Wissen der TCM reformiert, standardisiert und strukturiert wurde, um den Eindruck einer Exaktheit zu vermitteln, die modernen wissenschaftlichen Idealen entsprechen sollte. Auf dem Weg in den Westen gesellten sich noch allerhand Übersetzungs- sowie Interpretationsfehler hinzu, und plötzlich stand da ein Bild von Meridianen im Raum, das an Muskeln oder Knochen erinnerte, mit klaren Aufgaben in Bezug auf die Organe. So war die ganze Sache nie gedacht. Meridiane sind weder abstrakte Energiekanäle noch präzise Versorgungsbahnen. Meridiane sind weit mehr.

Meridiane sind mehr als Energiebahnen. Sie sind auch keine genau definierten Linien, die mit jeder Menge Akupunkturpunkten gespickt die Körperlandschaft überziehen.

Wie zum Beispiel der Magen-Meridian. Sein Verlauf ist kein Zufall. Sein Verlauf ist nicht abstrakt. Sein Verlauf ergibt sich von selbst und folgt einer nachvollziehbaren Logik: Er verbindet alle Muskeln, Körperstrukturen, Sinnesorgane und Organe in Bezug auf eine bestimmte Funktion. Er ist die Blaupause einer zweckgerichteten Einheit. Er steht für ein sich im Körper ausdrückendes Prinzip: Nahrung erfassen, einnehmen, verwerten.

In der TCM wird unter dem Begriff Nahrung jedoch nicht nur das verstanden, was uns auf biologischer Ebene Brennstoff liefert, sondern alles, was unser System benötigt, um keinen Mangel zu verspüren. Das Prinzip des Magen-Meridians beschränkt sich daher nicht auf rein physiologische Aufgaben. Es umfasst genauso psychische und emotionale Aspekte. Wem hat noch nie eine unangenehme Situation auf den Magen geschlagen und den Appetit verdorben? Sicherlich ist Ihnen auch schon einmal ein Ereignis oder eine Person schwer im Magen gelegen? Oder haben Sie tatsächlich noch nie an einer Sache schwer gekiefelt? Ist Ihnen noch nie etwas sauer aufgestoßen? Redewendungen, ja, aber aus ihnen spricht die Erfahrungsweisheit von Generationen: Dass es eine enge und direkte Verbindung zwischen Essen und Emotionen, zwischen Kopf und Bauch gibt. Oder noch allgemeiner: Zwischen Geist und Körper, dem Physischen und dem Psychischen.

Aus Redewendungen spricht die Erfahrungsweisheit von Generationen: Dass es eine enge und direkte Verbindung zwischen Geist und Körper, dem Physischen und dem Psychischen gibt.

Ist es nicht so, dass wir alles, was wir aus der Außenwelt aufnehmen, ob Informationen, Sinneseindrücke, Gefühle, Gedanken oder Begegnungen, irgendwie erfassen, verarbeiten und verwerten müssen? Ist es nicht so, dass dieses Erfassen, Verarbeiten und Verwerten denselben Prozess darstellt wie Nahrungsaufnahme? Ist es nicht so, dass Zuneigung denselben Nährwert haben kann wie ein gutes Steak? Dass uns inspirierende Menschen genauso sättigen können wie ein Stück Torte?

Wie unser Körper sind unser Herz, unser Geist und unsere Seele auf Nahrung angewiesen, auf Mittel, die sie am Leben halten. Auf Lebensmittel. Sonst darben wir vor uns hin. Sonst verkümmern wir. Emotional. Mental. Wir brauchen Liebe, wir brauchen Begeisterung, wir brauchen Sinn. Wir hungern danach. Wir suchen danach. Wir kosten die verschiedensten Möglichkeiten durch, bis wir gefunden haben, was uns satt und zufrieden macht. Wir brauchen entsprechende Mahlzeiten für alle Ebenen unseres Wesens. Sonst bleibt trotz vollem Bauch eine innere Leere zurück.

Psyche und Soma lassen sich nicht trennen. Sie bilden eine Einheit, die in ständiger Wechselwirkung steht, und Meridiane sind die Brücke, um diesen Zusammenhang klar und deutlich darzustellen. Die Aufgabe des Magen-Meridians ist, eine Sättigungsbalance in allen Bereichen unseres Lebens herzustellen. Es geht um die Frage, was wir auf welcher Ebene einnehmen müssen, um wirklich zufrieden zu sein. Das ist sein Lebensprinzip.

Jeder der zwölf Hauptmeridiane der TCM repräsentiert ein derartiges Lebensprinzip. Es sind diese Prinzipien, die uns helfen, selbstverantwortlich und proaktiv in Bezug auf unsere Gesundheit und unser persönliches Wachstum zu agieren. Die Prinzipien können uns unterstützen, das zu werden, was jedem Menschen aufgrund seiner individuellen Veranlagung maximal möglich ist. Gelingt es uns, ein ausgewogenes Verhältnis zwischen den zwölf Meridianen und den damit einhergehenden Lebensprinzipien herzustellen, läuft das Rad des Lebens rund.

Energie: Die Wirksamkeit von innen

Die Basis der TCM ist das Prinzip von Yin und Yang. Jeder Pol hat seinen Gegenpol. Das Yin hat das Yang, der Tag die Nacht, der Sommer den Winter, die Hitze die Kälte, der Süden den Norden, die Geburt den Tod, die Armut den Reichtum, die Frauen die Männer. Was unsere Lebensgestaltung betrifft, sollten wir uns bewusst machen, dass der äußeren Welt der Erscheinungen eine innere Welt der Gedanken, Überzeugungen und Gefühle gegenübersteht. Die äußere Welt hat in der TCM einen Yin-Charakter. Sie ist stabiler, konstanter, fester. Die innere Welt hat einen Yang-Charakter. Sie ist flüchtiger, beweglicher, weniger greifbar. Die äußere Welt ist die Welt der Materie. Die innere Welt ist die Welt der Energie.

Was unsere Lebensgestaltung betrifft, sollten wir uns bewusst machen, dass der äußeren Welt der Erscheinungen eine innere Welt der Gedanken, Überzeugungen und Gefühle gegenübersteht.

Ein großer Teil der Probleme unserer modernen Gesellschaft lässt sich sicher darauf zurückführen, dass der Fokus stark auf die äußere Welt gerichtet ist. Wir bewerten materielle Erfolge höher als innere Erfolge. Wir huldigen greifbaren Statussymbolen mehr als einem ausgeglichenen Gemüt. Sichtbarer Reichtum ist wertvoller als tiefe Zufriedenheit. Wir lassen uns gerne vom Schein blenden und vernachlässigen das Sein. Wir trennen zwischen Yin und Yang. Probleme beginnen laut TCM immer dort, wo sich Yin und Yang nicht mehr in einem dynamischen Gleichgewicht befinden.

Wollen wir uns also einem wirklichen Wohlbefinden annähern, dann sollten wir der inneren Welt der Energie mehr Raum und mehr Bedeutung geben.

Das Wort Energie stammt aus dem Altgriechischen und setzt sich aus den Silben „en“ für „innen“ und „ergon“ für „Wirken“ zusammen. Energie ist also ein Wirken von innen. Dieses Prinzip können wir täglich in unserem Leben beobachten. Sind Sie müde, fehlt es Ihnen an Energie. Geht es Ihnen gut, bersten Sie vor Energie. Manche Menschen sind energiegeladen, richtige Energiebündel. Andere Menschen rauben uns Energie. Manche Tätigkeiten kosten uns Energie, andere beflügeln uns. Wir spüren Energie. Wir erleben Energie, real und konkret. Das hat natürlich auch mit Hormonhaushalt, Stoffwechsel, Kreislaufsystem und Biochemie zu tun. Auch. Aber nicht nur.

Das Wort Energie stammt aus dem Altgriechischen und setzt sich aus den Silben „en“ für „innen“ und „ergon“ für „Wirken“ zusammen. Energie ist also ein Wirken von innen.

Angenommen, Sie sitzen nach einem genauso langen wie anstrengenden Tag völlig erschöpft vor dem Fernseher. Die Müdigkeit ist groß, die Augen sind schwer. Immer wieder nicken Sie ein. Trotzdem: Die Lottozahlen wollen Sie nicht versäumen. Es winkt ein Dreifachjackpot. Sie haben den Schein in der Hand, müssen sich aber mit größter Mühe konzentrieren, um bei der Ziehung der Zahlen nicht einzuschlafen. Und dann: Mit jeder am Bildschirm erscheinenden Zahl werden Sie munterer. Bei der ersten haben Sie noch sanft gelächelt. Bei der zweiten ebenso. Bei der dritten waren Sie plötzlich hellwach. Von einem Moment auf den anderen. Bei der vierten hat Ihr Herz zu klopfen begonnen. Bei der fünften überkam Sie ein heftiger Schweißausbruch. Und bei der sechsten sind Sie kollabiert. Denn es waren Ihre Zahlen. Jackpot.

Sie konnten die ganze Nacht nicht schlafen. Ihre Verdauung hat verrückt gespielt. Durchfall, dazu leichte Übelkeit und der Puls nie weniger als 100. Trotzdem sind Sie am nächsten Morgen voller Energie, wollen sich zeitig auf den Weg in eine Annahmestelle machen, vergewissern, dass ihr Schein auch wirklich die Eintrittskarte für ein neues Leben darstellt. Aber Moment: Wo war nochmal der Schein? Wieder Herzklopfen, wieder Schweißausbruch, diesmal aber Panik pur. Sie suchen alles ab, alles durch, einmal, zweimal, dreimal. Und dann noch einmal von vorne. Kein Schein. Sie zerlegen die Wohnung. Kein Schein. Sie suchen den ganzen Tag. Kein

Schein. Irgendwann spät in der Nacht brechen sie müde zusammen und weinen das Schicksal an. Es war ein Traum. Aus der Traum.

Die kommenden Tage kleben an Ihnen wie ein Zentner Zement. Alles mühsam, alles sinnlos. Jeder Schritt ist schwer. Die Schultern hängen. Die Muskeln krampfen. Der Darm streikt. Sie frieren, alles ist kalt, von den Zehen bis zu den Ohren. Grau das Leben, grau Ihr Gesicht. Bis das Wunder geschieht. Weil Sie den kleinen Riss in ihrer Jacke bemerken. Das ultimative Geheimversteck. Sogar für Sie. In der Gewinner-Trance haben Sie darauf vergessen. Plötzlich beginnen Sie zu glühen. Sie beginnen zu blühen.

Energie: „En" für „innen", „ergon" für „Wirken". Eine einzelne Information kann ausreichen, um unser gesamtes System auf den Kopf zu stellen. Ein Gedanke kann ausreichen, um unsere komplette Physiologie zu beeinflussen. Und was sind Gedanken und Informationen, wenn nicht Energie? Sie haben keine physische Form, sie lassen sich materiell nicht erfassen. Sie sind flüchtig, nicht greifbar, nicht messbar. Und doch würde niemand ihre Existenz und ihre Wirkung in Frage stellen. Unsere individueller Energiehaushalt steht in einem hohen Maße mit unserem inneren Erleben in Verbindung. Die TCM geht aber noch einen Schritt weiter: Sie geht davon aus, dass es unsere innere Energie ist, die unsere Außenwelt maßgeblich gestaltet, von unserem Körper bis hin zu den Erscheinungsformen, mit denen wir uns umgeben. Das Bewusstsein bestimmt das Sein. Betrachten Sie einfach einmal Ihren Lebensentwurf: Ist er nicht die Summe aller Vorstellungen, Wünsche und Entscheidungen, die Sie getroffen oder nicht getroffen haben? Das nette Haus mit Garten fällt ebenso wenig vom Himmel wie der Beruf, den Sie ergriffen haben. Ein durchtrainierter Luxuskörper ergibt sich ebenso wenig von selbst wie das Gegenteil davon. Ausnahmslos alle Produkte, die Sie umgeben, vom Computer über das Auto bis zu Ihrer Kleidung: Irgendwann waren sie nicht mehr als eine Idee, die mit Konsequenz umgesetzt wurde. Sprich: Ein großer Teil unseres Lebens ist nichts anderes als zur Materie gewordene Energie.

Eine einzelne Information kann ausreichen, um unser gesamtes System auf den Kopf zu stellen. Ein Gedanke, um unsere komplette Physiologie zu beeinflussen.

Meridiane als Landkarte der Seele

Stehen Sie bitte auf und gehen Sie zum Spiegel. Betrachten Sie Ihre Kinnpartie, Ihren Kiefer, Ihre Lippen. Was sehen Sie? Haben Sie das Potenzial, eine Eisenstange durchzubeißen? Oder bringt Sie bereits eine harte Brotscheibe an Ihre Grenzen? Wie viel „Biss“ haben und zeigen Sie? Ist das untere Drittel Ihres Gesichtes breit und deutlich ausgeprägt? Verfügen Sie über eine kräftige Kaumuskulatur? Sind Ihre Zähne stark und bereit zum Zuschnappen? Entdecken Sie die verborgenen Züge eines weißen Hais in sich? Ja? Sollten Sie ein Mann sein: Gratuliere! Denn diese Physiognomie wird gemeinhin als attraktiv eingestuft, als männlich.

Das ist nichts anderes als Gesichtsdiagnose nach TCM. Beurteilt wird der Zustand des Magen-Meridians. Ein kräftiger Magen-Meridian resultiert in einem kräftigen Biss. Wer einen kräftigen Biss hat, kann sich gut in Dinge verbeißen, ist hartnäckig, holt sich von der Welt, was er braucht, kann sich durchsetzen und blickt wohlwollend auf den immer reichlich gedeckten Gabentisch. Das ist einladend. Das gibt Sicherheit und Vertrauen. Denn wer sich selbst gut versorgen kann, kann auch andere gut versorgen. Diese Qualitäten gelten gemeinhin als attraktiv, eine archaische Beurteilung, ja, die Macht der Gene fordert ihren Tribut, aber ob Brad Pitt, George Clooney oder Leonardo di Caprio, schlagen Sie die bunten Seiten Ihrer Lieblingsillustrierten auf und Sie werden feststellen: Die Alphatiere unserer Gesellschaft zeigen deutliche Merkmale eines ausgeprägten Magen-Meridians, deswegen haben sie sich am Buffet des Lebens auch ganz vorne eingereiht. Das gilt übrigens ebenso für Alphatierinnen wie Madonna, Jennifer Lawrence oder Hillary Clinton. Auch deren Gesichtspartie wird eindrucksvoll vom Magen-Meridian dominiert. Meridiane sind wie eine Landkarte der Seele, die sich in der Landschaft des Körpers ausdrückt.

> **Das ist nichts anderes als Gesichtsdiagnose nach TCM. Beurteilt wird der Zustand des Magen-Meridians. … Denn wer sich selbst gut versorgen kann, kann auch andere gut versorgen.**

Zurück zu Ihnen, zum Spiegel, zum Magen-Meridian, zu Ihrem Biss, zu Ihrem Unterkiefer. Sicher, ein Teil der Ausprägung ist Ihrer Veranlagung zu verdanken, Ihren Genen, Ihren Eltern. Was Sie allerdings daraus gemacht haben, das ist Ihr Ding. Unsere innere Energie formt unsere äußere Erscheinung. Denn auch der kräftigste Unterkiefer kann kraftlos nach unten hängen, wenn man den Appetit auf das Leben verloren hat. Und ein schwacher Unterkiefer kann mit viel Biss zur Durchsetzungswaffe werden, wenn der Hunger nur groß genug ist. Was Sie aus Ihrer Veranlagung gemacht haben zeigt, wie stark Sie das Lebensprinzip des Magen-Meridians entwickelt und integriert haben. Unser Körper ist das Buch unserer Entwicklungsgeschichte. Mithilfe der Meridiane können wir lernen, in diesem Buch zu lesen. Und wir können lernen, die Geschichte in unserem Sinne weiterzuschreiben.

Vom Lesen zum Schreiben: Was wir von Meridianen lernen können

Wir können unser Leben bewusst schreiben und bewusst gestalten. Die Frage der Meridiane lautet: Welches Lebensprinzip haben wir wie integriert? Anhand des Zustands unserer Muskulatur, unserer Organe, unserer Sinnesorgane, anhand aller physiologischen Funktionen können wir erkennen, welche Stärken wir gut entwickelt haben und wo unsere Herausforderungen und Aufgaben liegen.

Es hat einfach etwas zu sagen, ob jemand mit hängenden Schultern oder geblähter Brust im Leben steht. Wir verkörpern unsere innere Haltung mit unserer äußeren Haltung und mit unserem Verhalten. Mit unserer Position positionieren wir uns im Leben. Über die Meridiane als Landkarte der Seele haben wir eine Schatzkarte in der Hand, mit der wir uns selbst entdecken und ins Gleichgewicht bringen können. Denn das Gleichgewicht ist entscheidend.

Es hat etwas zu sagen, ob jemand mit hängenden Schultern oder geblähter Brust im Leben steht. Wir verkörpern unsere innere Haltung mit unserer äußeren Haltung und mit unserem Verhalten.

Jeder Mensch hat Stärken. Jeder Mensch hat Schwächen. Das ist normal. Aber denken Sie zurück an das Fahrradrad. Gibt es an dem Rad nur eine einzige starke Speiche, wird es längerfristig nicht wirklich rund laufen. Die anderen Speichen müssen zumindest stark genug sein, um ausreichend dagegenhalten zu können. So ist das auch in Bezug auf unsere Stärken. Bleiben wir noch ein bisschen beim Magen-Meridian: Bei manchen Personen ist er übermäßig stark ausgeprägt. Sie können sich sehr gut durch das Leben beißen, es sehr weit bringen. Die Gefahr besteht, trotz großer Erfolge zu glauben, niemals genug zu haben, immer mehr tun zu müssen, bis hin zum Burnout. Zudem sind solche Beißer tendenziell egoistisch, bis hin zum Narzissmus. Die soziale Ebene könnte darunter leiden. Äußerer Reichtum, emotionale Leere. Es braucht eine konstruktive Balance, damit unsere Stärken nicht zu unseren Schwächen werden.

Jeder Mensch hat Stärken. Jeder Mensch hat Schwächen. Gibt es an dem Rad nur eine einzige starke Speiche, wird es längerfristig nicht wirklich rund laufen.

Das Meridianprinzip basiert auf zwölf grundlegenden Lebensprinzipien. Jedes einzelne davon gehört entwickelt und integriert, um das volle Potenzial der eigenen Persönlichkeit zu entwickeln, um die wirklich wichtigen Ziele im Leben zu erkennen und zu erreichen. Dazu kann man auch Selbstverwirklichung sagen. Erst durch diese geben wir unserer Existenz einen Sinn. Jeder Mensch will wachsen und zu seiner individuellen Blüte gelangen. Sind wir nicht genau dazu geboren? Wirkliche Gesundheit ist nicht das Fehlen von Krankheit. Wirkliche Gesundheit ist Wachstum auf allen Ebenen.

II.

DIE EVOLUTION DER MERIDIANE

Über Schiffbruch und Inselleben: Die Bedürfnishierarchie nach Maslow

Der lange Traum, endlich erfüllt: Die große Pazifiküberquerung, standesgemäß mit dem Segelboot. Und dann: Ein Sturm, ein Orkan, haushohe Wellen, Schiffbruch und Rettungsring. Sie treiben auf dem Meer, sind durstig, hungrig, müde und wollen nur eines: Überleben, etwas trinken und gerettet werden. Das Schicksal meint es gnädig und spült Sie an einen Strand, es gibt Wasser, Früchte, Gott sei Dank. Sonst schaut es aber trist aus. Sie wissen nicht, wo Sie sind. Sie wissen nicht, wie groß die Insel ist. Sie wissen gar nichts, außer dass es fein wäre, zumindest einen kleinen Unterschlupf zu haben. Die nächsten Tage widmen Sie einer simplen Routine: Essen suchen, schlafen, mit Zweigen und Blättern die Idee eines kleinen Häuschens errichten, dazwischen immer wieder hoffen, auf Rettung, auf ein Wunder. Zuerst waren Sie froh, überlebt zu haben. Aber langsam beginnt die Situation an Ihrer Seele zu nagen. Allein. Auf einer Insel mitten im Nirgendwo. Möglicherweise für immer …

Kann es sein? Vielleicht! Was wäre, wenn noch jemand gestrandet ist, ein weiteres Opfer des Unwetters? Sie sehnen sich nach Gesellschaft, nach ein bisschen Ansprache. Gemeinsam statt einsam. Geteiltes Leid ist halbes Leid. Geteilte Hoffnung ist doppelte Hoffnung. Sie machen sich auf die Suche und werden am anderen Ende der Insel fündig: Eine weitere verlorene Seele, ein weiterer kläglicher Unterschlupf. Schön. Nur: Wie kommt man nun zusammen? Heimat ist das, was man daraus gemacht hat. Auch wenn es nur eine kleine Notunterkunft ist. Wer ist bereit diese aufzugeben? Wer bietet mehr? Sie. Weil sich neben Ihrem Verschlag ein Fluss befindet. Das ist Ihr Trumpf, das macht die Sache einfacher. Das Leben geht weiter. Trotzdem: Die Rettung? Weiterhin unbestimmt. Wenn überhaupt. Tage vergehen, Wochen vergehen. Um nicht komplett durchzudrehen, beginnen Sie, am Strand Kunstwerke zu bauen, aus Treibholz, so groß wie möglich. Vielleicht kann sie ja jemand sehen. Das gibt Beschäftigung. Das gibt Sinn. Denn jeder Mensch hat Bedürfnisse. Der US-amerikanische Psychologe Abraham Maslow hat diese geordnet.

Herausgekommen ist die Maslow'sche Bedürfnispyramide, die davon ausgeht, dass es in Bezug auf unsere Zielsetzungen eine Hierarchie gibt. Sauerstoff und Nahrung brauchen wir dringender als einen Mercedes oder einen Doktortitel. Die Basis der Pyramide bilden daher Grundbedürfnisse, also all die Dinge, die der Mensch unbedingt benötigt, um zu überleben. Dazu zählen Essen, Trinken, Schlaf, Wärme, aber auch Sexualität im Sinne des Arterhaltes. Diese Ebene muss zuerst gesichert sein.

Sind wir mit der Basis versorgt, kann man sich an den Aufbau kleiner Routinen herantasten, um nicht jeden Tag erneut um existenzielle Dinge kämpfen zu müssen. Maslow spricht diesbezüglich von Sicherheitsbedürfnissen, der zweiten Ebene: Es geht um Geborgenheit und Schutz, um einen Platz, der ein Heimatgefühl vermittelt. Es geht um materielle Stabilität. Ist diese geschaffen, dann bleiben endlich Zeit und Freiraum, um sich vermehrt zwischenmenschlichen Bedürfnissen zuzuwenden. Der Mensch ist schließlich ein soziales Wesen. Auf der dritten Ebene geht es um Gruppenzugehörigkeit, Freundschaft, Familie und Liebe.

Herausgekommen ist die Maslow'sche Bedürfnispyramide, die davon ausgeht, dass es in Bezug auf unsere Zielsetzungen eine Hierarchie gibt.

Ein voller Bauch, ein Dach über dem Kopf und eine kleine Gemeinschaft, das ist ja schon mal etwas, das ist ein guter Ausgangspunkt für den Spielplatz der Eitelkeiten. Weil jedes Ego ein bisschen Balsam braucht. Auf der vierten Stufe geht es um Anerkennung, Status, Geltung und Macht. Es geht um Individualbedürfnisse, um die beginnende Entfaltung der Persönlichkeit. Die Spitze der Pyramide, die fünfte Stufe, steht für die Selbstverwirklichung, für das volle Ausschöpfen des eigenen Potenzials: Zu der Person zu werden, die einem aufgrund der individuellen Veranlagung maximal möglich ist.

Das Modell von Maslow zeigt, dass uns in unterschiedlichen Lebenssituationen unterschiedliche Bedürfnisse motivieren und dass es wichtig ist, diese Bedürfnisse zu erfüllen. Das muss nicht immer zu einhundert

Prozent geschehen. Der Sättigungsgrad sollte jedoch ausreichen, um das jeweilige Bedürfnis so weit zu stillen, dass der Fokus auf etwas anderes gelegt werden kann. Kurz: Ein Loch im Bauch macht wenig Lust auf Persönlichkeitsentwicklung und ein sattes Minus am Konto kann dem Selbst bei der Verwirklichung ziemlich im Weg stehen. Hungern wir verzweifelt nach Liebe oder Anerkennung, dürsten wir weniger nach der Umsetzung von größeren Lebensvisionen. Was uns beschäftigt, bindet Aufmerksamkeit und Energie. Um die Spitze der Pyramide zu erreichen, brauchen wir die entsprechende Ausrüstung, um die Herausforderungen jeder Ebene zu meistern. Das Meridiansystem bietet sich diesbezüglich hervorragend an. Weil auch Meridiane einer gewissen Hierarchie unterliegen.

Eine kleine Familiengeschichte: Wie sich Meridiane entwickeln

Der ersehnte Nachwuchs, endlich da. Kaum auf der Welt, gibt es viel zu tun: Schlafen, trinken, verdauen, ausscheiden. Aber nicht alles klappt von Anfang an. Das sensible Verdauungssystem ist zwar entwickelt, aber noch nicht ausgereift. Es fehlen gewisse Darmbakterien, es fehlen gewisse Enzyme. Das Trinken geschieht instinktiv, aber unkoordiniert: Mal zu viel, mal zu wenig. Und dann noch die ganze Luft, die immer wieder mitgeschluckt wird. Das Resultat: Aufstoßen oder Blähungen. Es ist die Zeit der Bäuerchen und Bauchmassagen. Es ist die Zeit der Geduld: Es kann Monate dauern, bis sich Darm und Konsorten an die neuen Aufgaben gewöhnt haben und als eingespieltes Team funktionieren. Die Lunge hat da wesentlich schneller lernen müssen. Sie war bereits mit dem Abnabeln voll gefordert. Der berühmte erste Atemzug initiiert eine Kaskade von Prozessen, die für den gesamten Organismus eine zentrale Rolle spielen. Die Lunge ist es, die den Sprung ins eigenständige Leben ermöglicht. Auch in der Traditionellen Chinesischen Medizin. Denn die Evolution der Meridiane steht in direkter Verbindung mit unserer Entwicklung als Mensch.

So sind bei einem Säugling genau die Meridiane besonders aktiv, die mit Atmung, Verdauung und Ausscheidung zu tun haben. Wie der kleine Organismus lernt und sich entfaltet, lernen und entfalten sich die Meridiane. Sie wachsen mit. Sie bestimmen das Wachstum. Denn es besteht eine direkte Wechselwirkung zwischen Information und Materie. Meridiane sind wie ein energetischer Code, die das jeweilige von ihnen repräsentierte Lebensprinzip in unserem System auf allen Ebenen manifestieren. Umgekehrt prägt die Entwicklung des Organismus den Code der Meridiane. Schritt für Schritt, je nach Lebensphase. Und jede Lebensphase hat ihre Schwerpunkte. Was zuerst gesichert sein muss: Die Überlebensfähigkeit. Dazu braucht es die Versorgung des Organismus mit Sauerstoff und Energie. Die Entsorgung von Abfallprodukten. Der Schutz gegen Krankheiten. Das ist die Aufgabe der Meridiane Lunge, Dickdarm, Magen und Milz.

Das Meridiansystem besteht aus zwölf Hauptmeridianen, die auf verschiedene Arten gruppiert werden können. Am bekanntesten ist das System der Fünf Elemente, das sich hervorragend eignet, um pathologische Prozesse innerhalb der Organe darzustellen. Geht es um die Entwicklung des Menschen, werden die Meridiane in Meridian-Familien gekoppelt. Vier Meridiane bilden dabei jeweils eine Einheit, um gemeinsam eine übergeordnete Aufgabe zu erfüllen. Diese übergeordnete Aufgabe spiegelt die wichtigsten Lernschritte unseres Werdungsprozesses. Jeder Meridian trägt innerhalb seiner Gruppierung mit seinem verkörperten Lebensprinzip dazu bei, den Anforderungen der jeweiligen Aufgabe zufriedenstellend gerecht zu werden. Zwölf Meridiane ergeben in Summe drei Meridian-Familien zu je vier Meridianen. Zwölf Meridiane repräsentieren drei große Entwicklungskapitel und zwölf fundamentale Lebensprinzipien.

Das Meridiansystem besteht aus zwölf Hauptmeridianen, die auf verschiedene Arten gruppiert werden können. Zwölf Meridiane ergeben in Summe drei Meridian-Familien zu je vier Meridianen.

Bei der ersten Meridian-Familie geht es um die Frage: Kann ich mich versorgen? Kann ich mich ernähren? Und zwar auf allen Ebenen: Materiell, emotional, geistig. Das entspricht den ersten drei Ebenen der Maslow'schen Bedürfnispyramide.

Die Kernfrage der zweiten Meridian-Familie ist: Wer bin ich? Was will ich? Sie wird repräsentiert durch die Meridiane Herz, Dünndarm, Blase und Niere. Diese Meridiane beginnen sich zu entwickeln, wenn das kleine Kind lernt sich zu bewegen, sich zu artikulieren, wenn es sein Ich entdeckt und seinen Willen. Die zweite Meridian-Familie steht mit der vierten Ebene der Maslow'schen Bedürfnispyramide in Verbindung, mit den Individualbedürfnissen.

Können wir uns versorgen, wissen wir, wer wir sind und was wir wollen, dann geht es nur mehr darum, dies in Form einer Vision auszudrücken, welche das volle Potenzial der Person aktiviert. Das ist die Aufgabe der sich zuletzt entwickelnden dritten Meridian-Familie, die der Spitze der Maslow'schen Bedürfnispyramide entspricht: Selbstverwirklichung. Die Meridiane Perikard, Dreifacher Erwärmer, Gallenblase und Leber liefern Planungsvermögen, Tatkraft, Leidenschaft und Koordination.

Entwickeln sich alle Meridiane gut, dann sind wir wieder beim Rad angelangt, dessen Speichen gut aufeinander abgestimmt und richtig gespannt sind. Alles läuft rund. Man rollt locker und leicht durch das Leben, seiner Bestimmung entgegen. Das wäre der Idealzustand. Aber nicht jede Straße ist ein gut asphaltierter Weg. Auf vielen lauern Schlaglöcher oder Stolpersteine. Vor allem auf der Straße unserer Entwicklungsgeschichte.

Der Schiefe Turm von Pisa: Über Dellen im Lebenslauf

Der Schiefe Turm von Pisa ist bekannt für seine Neigung. Diese ist offensichtlich. Die Wurzel des Problems: Der Untergrund, eine Mischung aus lehmigem Morast und Sand. Nicht gerade die beste Basis, um ein massives Gebäude darauf zu errichten. Aber man ließ sich nicht beirren. In Summe hat es 200 Jahre gedauert, um das Bauwerk zu vollenden, und wer weiß, ob der Turm überhaupt noch stehen würde, hätte es nicht immer wieder umfangreiche Sanierungsmaßnahmen gegeben. Was uns der Schiefe Turm von Pisa lehrt: Auf das Fundament kommt es an. Was hat das jetzt mit dem Meridianprinzip zu tun?

Zurück zum frisch auf die Welt gekommenen Nachwuchs. Angenommen, er würde optimal versorgt werden. Milch, Windelwechsel, Wohlfühltemperatur, mechanisch durchgeführte Bewegungsstimulation, alles eins a. Einzig: Es gibt keinen Körperkontakt, kein Streicheln, keine soziale Interaktion. Nichts. Als würde man einer Pflanze Erde geben, ihr aber die Sonne vorenthalten. Eine derartige Pflanze würde sich schlecht entfalten, möglicherweise sogar verkümmern. Das passiert mit Kindern ebenso. Das ist wissenschaftlich erwiesen. Es geht beim Heranwachsen nicht nur um das Stillen der Bedürfnisse auf funktioneller Ebene. Es geht auch um seelische Nahrung. Es braucht auch Zuneigung und emotionale Wärme. Es braucht ein herzliches Willkommen dem gesamten Wesen gegenüber.

Sonst wird es schwer bis unmöglich mit Vertrauen und Urvertrauen. Unsicherheit und Angst sind wiederum schlechte Dünger für das Wachstum der Persönlichkeit. Das Resultat sind massive Dellen im Entwicklungsrad, die es schwierig machen, in bestimmten Lebensbereichen seine Bedürfnisse zufriedenstellend zu verfolgen, zum Beispiel wenn es um Nähe und Partnerschaft geht. Es kann sein, dass sich hier ein permanenter Mangel manifestiert: Das Gefühl, nicht geliebt zu werden. Das Gefühl, nicht angenommen zu sein. Ein Fundament aus Unsicherheit in Bezug auf emotionale Verbindungen kann zu einer Instabilität des gesamten Gebäudes führen. Wie beim Schiefen Turm von Pisa.

Unsicherheit und Angst sind schlechte Dünger für das Wachstum der Persönlichkeit. ... Ein Fundament aus Unsicherheit in Bezug auf emotionale Verbindungen kann zu einer Instabilität des gesamten Gebäudes führen. Wie beim Schiefen Turm von Pisa.

Im Prinzip kann sich in jeder Meridian-Familie und in jedem Meridian zu jedem Zeitpunkt eine Delle entwickeln. Denn auch das beste Fundament kann durch ein Erbeben erschüttert werden. So oder so: Mit Dellen im persönlichen Entwicklungsrad ist es schwerer, sich vorwärtszubewegen. Oft bleiben wir sogar stehen und treten im Stand: Das Leben läuft dann nicht mehr rund. Es läuft gar nicht mehr.

Wie Meridiane und Lebensprinzipien in ihre Kraft kommen

Ein nicht entwickeltes und integriertes Lebensprinzip kann sich wie eine latente Schwachstelle durch das gesamte Leben ziehen, bis wir uns aktiv damit auseinandersetzen. Wir können jedes Lebensprinzip neu entfalten, selbst wenn es noch so schwach ausgeprägt ist. Wir können jeden Meridian in seiner Entwicklung stärken. Wir müssen nur herausfinden, welche Speiche sich in unserem Lebensrad wie stärken lässt.

Jedem Meridian ist in diesem Buch ein eigenes Kapitel gewidmet. In diesen Kapiteln wird genau dargestellt, welches Lebensprinzip der jeweilige Meridian verkörpert und wie sich dieses in unserem System ausdrückt. Die Zusammenhänge zwischen Körper, Geist und Emotionen stehen dabei im Mittelpunkt. Akupunkturpunkte können als besonders konzentrierte Ausdrucksform der jeweiligen Meridianenergie und damit auch des entsprechenden Lebensprinzips gesehen werden. Daher werden auch die wichtigsten Akupunkturpunkte in Hinblick auf ihre Botschaft und ihre Funktion erläutert.

Fragen und Aufgaben für das jeweilige Lebensprinzip können als Möglichkeit für einen Selbstreflexionsprozess genutzt werden. Wer sich noch nie mit der TCM und den Meridianen auseinandergesetzt hat, wird sich auf spannendes Neuland begeben. Therapeuten jeglicher Stilrichtung möge dieses Werk eine wertvolle Ergänzung sein und eine Vertiefung ihres Tuns ermöglichen.

III.

DIE LEBENSPRINZIPIEN DER MERIDIANE

Die Meridiane sind entsprechend der Organuhr geordnet, die symbolisiert, in welcher Reihenfolge sich die Meridiane in unserem System entwickeln und entfalten. Jeder Meridian verkörpert ein grundlegendes Lebensprinzip, hat aber noch viele weitere Funktionen, die sich aus seinem Kernauftrag erschließen oder diesen stützen. Obwohl es für jeden Meridian einen klaren Schwerpunkt gibt, haben viele Meridiane Überschneidungen und teilweise sich ähnelnde Qualitäten. Mehrere Meridiane haben eine beschützende Funktion, mehrere Meridiane haben mit einer Öffnung des Systems zu tun, andere sorgen gemeinsam für Gleichgewicht und Harmonie. Das liegt daran, dass Meridiane interagieren und sich ergänzen, wenn es um größere Zusammenhänge geht.

Jeder Meridian verkörpert ein grundlegendes Lebensprinzip, hat aber noch viele weitere Funktionen, die sich aus seinem Kernauftrag erschließen oder diesen stützen.

Zudem sind Meridiane miteinander gekoppelt. Jeder Meridian wird einem bestimmten Element der Fünf Elemente zugeordnet. Jedes Element hat einen Yin- und einen Yang-Meridian, außer das Feuerelement, diesem werden zwei Yin- und zwei Yang-Meridiane zugeordnet. Die Meridiane eines Elements nennt man Partner-Meridiane, sie sind ein Paar, das zusammen gehört. Sie beleuchten oft ein und dasselbe Thema von zwei unterschiedlichen Standpunkten.

Dann gibt es noch die Zwillings-Meridiane. Zwillinge haben als Basis eine ähnliche Grundstruktur. So verläuft der Lungen-Meridian auf der Arminnenseite, der Milz-Meridian auf der Beininnenseite. Sie beeinflussen ähnliche Körperstellen, die Innenseiten, haben aber dennoch unterschiedliche Schwerpunkte, wie die Arme und die Beine als Extremitäten zusammengefasst werden können, aber ebenfalls unterschiedliche Funktionen haben. Auch bei den Zwillingsmeridianen kann es zu Ähnlichkeiten oder Überschneidungen in den Aufgabenbereichen kommen.

Manche Meridiane haben wiederum einen stärkeren Bezug zum Körper, andere einen stärkeren Bezug zu den Emotionen, andere einen stärkeren Bezug zu Geist und Bewusstsein. Daher ist die Gewichtung der Schwerpunkte nicht immer gleich. Mit manchen Meridianen gehen viele physische Pathologien einher, mit anderen mehr psychische Problemstellungen.

Am einfachsten ist: Lesen Sie sich einfach die bei jedem Meridian eingangs stehenden Fragenstellungen durch. Fühlen Sie sich dabei emotional berührt oder ertappt, dann könnte die Auseinandersetzung mit diesem Meridian eine spannende Reise für Sie werden. Viel Vergnügen!

DER LUNGEN-MERIDIAN: Das grosse Ja zum Leben

Fragen für den Lungen-Meridian

- *Kann ich klar und deutlich Ja sagen?*
- *Sehe ich mich und meine Zukunft positiv?*
- *Kann ich mich leicht neuen Dingen gegenüber öffnen?*
- *Nehme ich mir im Leben den Raum, der mir zusteht?*
- *Kann ich Grenzen wahren und respektieren?*
- *Verfüge ich über genügend Vitalität und Kraft?*
- *Verlasse ich mich öfters auf meinen Instinkt?*

Das Lebensprinzip des Lungen-Meridians

In der Organuhr der TCM steht die Lunge an erster Stelle: Mit ihr beginnt der Energiekreislauf der Meridiane. Sie bringt den Strom des Lebens zum Fließen. Mit ihr und einem beherzten Gähnen begrüßen wir jeden erwachenden Tag. Mit ihr und einem tiefen Durchatmen wagen wir neue Schritte oder treffen wichtige Entscheidungen. Überhaupt: Mit der Lunge beginnt unsere eigenständige Reise als menschliches Wesen. Nach der Abnabelung von der Mutter treten wir über den ersten Atemzug mit einer völlig anderen Welt in Verbindung. Nach Monaten des Werdens und Reifens in schützender wie konstanter Umgebung, nehmen wir zum ersten Mal Kontakt mit der Außenwelt auf. Wir öffnen uns. Wir lassen die Außenwelt in uns hineinströmen. Dieser erste Atemzug ist etwas ganz Besonderes: Er aktiviert eine Kaskade an Reaktionen, die für den Organismus des Neugeborenen entscheidend sind. Ohne diesen Atemzug gibt es keinen Sprung in die eigene Existenz. Ohne dieses erste große Ja zum Überleben gibt es keinen Anfang. Das Ja ist die Kraft des Lungen-Meridians.

Jedes Ja ist wie eine Tür, die man mit zustimmender Bereitschaft und Wohlwollen öffnet, um Neues in sich herein zu lassen. Ein gut entwickelter Lungen-Meridian drückt sich in Zuversicht und Zugänglichkeit aus, die dem Unbekannten und der Zukunft mit einer positiven Grundeinstellung gegenübertritt. Er ist ein dynamischer Optimist: Was auch immer kommen wird, eine starke Lunge sagt Ja dazu, weil sie auf ihren langen und Energie spendenden Atem vertrauen kann. Ein langer Atem kann Hindernisse überwinden und Grenzen verschieben. Ja zu sagen heißt nicht aufgeben, dran bleiben, weiter machen. Ja zu sagen heißt, mit dem Fluss des Lebens auf konstruktive Art und Weise in Verbindung zu stehen. Das sorgt für Rückenwind und gute Laune.

Ein gut entwickelter Lungen-Meridian drückt sich in Zuversicht und Zugänglichkeit aus, die dem Unbekannten und der Zukunft mit einer positiven Grundeinstellung gegenübertritt.

Ist das Lebensprinzip des Lungen-Meridians schwach entwickelt, ist die Luft hingegen schnell einmal draußen: Kleinigkeiten rauben uns den Atem, Unvorhergesehenes lässt den Atem stocken, Veränderungen schnüren den Brustkorb ein, man lässt gleich einmal die Schultern hängen. Daher, als reine Vorsichtsmaßnahme: Lieber kein Ja zur Zukunft, ein klares Jein zum nächsten Schritt. Denn wer weiß schon, was kommen wird. Sicher nichts Gutes. Diese Annahme ist zwar genauso falsch wie „alles wird gut", fühlt sich aber gänzlich anders an und hat auch andere Konsequenzen: Aus einem potentiellen Anfang kann derart ein rasches Ende werden, weil der Möglichkeit kein Raum gegeben wird, weil ihr die Tür vor der Nase verschlossen wird. Ja öffnet und beginnt. Nein verschließt und beendet. Das größte für uns zu erfahrende Nein erfolgt schließlich mit dem letzten Atemzug. Ausgehaucht. Wir beenden die Reise auf der Erde, wie wir sie begonnen haben: Mit der Lunge.

Das Lebensprinzip des Lungen-Meridians steht nicht nur für eine unerschütterliche Lebensbejahung, es steht auch für das Ja zu sich selbst, für einen gesunden Selbstbezug. Eine starke Lungenenergie ermöglicht es, sich anzunehmen, wie man ist, und sie ermöglicht es, sich genau den Raum im Leben zu nehmen und zu gönnen, der zu uns, zu unseren jeweiligen Bedürfnissen und zu unseren Zielen passt, damit wir immer genügend Luft zum Durchatmen haben. Das Lebensprinzip der Lunge verhilft uns zu einem gesunden Egoismus, der dafür sorgt, dass man stets den Kopf oben hält, wo die Luft frisch und belebend ist, anstatt in den stickigen Niederungen der Alltagsbanalitäten um jene Reste zu streiten, die am Buffet des Lebens übrig geblieben sind.

Das Ja zu sich selbst zeigt sich auch in einer äußert robusten Konstitution. Eine kraftvolle Lungenenergie resultiert in einem kraftvollen Körper, in einer überbordenden Vitalität, in einer starken Immunität. Breiter Brustkorb, zum Bersten gefüllt. Nicht ohne Grund beginnt hier der Verlauf des Lungen-Meridians. Er sorgt für Stolz und Selbstbewusstsein im Ausdruck. Dazu kommt eine dicke Haut, die vieles ertragen und vieles erdulden kann. Die Haut wird der TCM aufgrund ebenfalls dem Lungen-Funktionskreis zugeordnet. Auch sie atmet, öffnet und schließt sich. Sie kann ein gut funktionierender Schutzschild sein, eine deutliche Grenze. Derart gewappnet, lässt man sich nicht so schnell aus der Ruhe bringen: Man fühlt sich pudelwohl in seiner Haut.

So fällt es auch leicht, sich dem Leben gegenüber zu öffnen und mit anderen Menschen in Kontakt zu treten. Ein starkes Lebensprinzip des Lungen-Meridians ist die Basis für Offenheit und Kommunikation. Man traut sich, man kann, man will. Man lässt sich gerne berühren und berührt gerne. Man ist durchlässig und widerstandsfähig zugleich. Ganz anders verhält es sich hier bei einer Störung im Lebensprinzip des Lungen-Meridians. Da kann sich das stets hoffnungsvolle und gut gelaunte Ja rasch in ein Nein auf zwei Beinen verwandeln. Man sagt nein zu sich selber, nein zum Leben, nein zum Aufstehen, nein zum Tag, nein zu Möglichkeiten, nein zur Vergangenheit, nein zur Gegenwart. Man atmet Negativität und vergiftet sich dadurch. Das kann zu einer tiefen Selbstverleugnung der eigenen Persönlichkeit führen, Selbstsabotage oder selbstdestruktives Denken und Handeln inklusive. Der Extremfall: Herumlungernder Pessimismus bis hin zur Lebensverweigerung. Und dann noch die dünne Haut, die einen furchtbar sensibel und verletzbar macht. Man spürt alles, wird von allem berührt, man kann sich aber nicht wehren, weil sich das Nein auch auf die physische Kraft erstreckt, diese liegt danieder, die Luft ist draußen, es ist zum aus der Haut fahren.

Ein starkes Lebensprinzip des Lungen-Meridians ist Basis für Offenheit und Kommunikation. Man traut sich, man kann, man will.

Hier hilft nur: Ruhig bleiben, tief durchatmen und das Ja zur Existenz Schritt für Schritt zurück erobern. Die lebens- und selbstbejahende Grundhaltung des Lungen-Meridians ist das Lebensprinzip, auf dem alle anderen Meridiane aufbauen. Weil es ohne Ja keinen Anfang geben kann.

Der Lungen-Meridian und der Körper

Berggorillas, Elfen und die Atmung

Die Lunge ist unsere primäre Energiequelle. Ohne Nahrung kommen wir lange aus. Ohne Trinken wird es wesentlich schneller eng. Ohne Atmung herrscht sofort Alarmstufe Rot. Expansion und Kontraktion der Lungenflügel ergeben unseren Atemrhythmus. Die Lunge sorgt dafür, dass das beim Stoffwechsel entstehende Abfallprodukt Kohlendioxid abgeatmet und durch frischen Sauerstoff ersetzt wird. Frischer Sauerstoff ist Leben, ist Vitalität. Einatmen ist das Ja zu etwas Neuem, mit dem Ausatmen werden wir Altes los. Stockt dieser Rhythmus, bleibt Altes in uns, Neues kommt nicht herein. Es findet kein Austausch mehr statt, keine Interaktion zwischen Innen und Außen. Wir trennen die Verbindung zum Leben – mit den entsprechenden Konsequenzen: Es wird stickig, wie in einem Raum, der niemals gelüftet wird. Wir verschmutzen innerlich und werden trübe, wie Wasser, dem der Sauerstoff fehlt. Wir werden müde, antriebslos und hoffnungslos.

Eine besondere Eigenart des Lungen-Meridians ist es, diese innerliche Stagnation und Verunreinigung durch übertriebene äußerliche Reinlichkeit zu kompensieren, bis hin zu zwanghaftem Hygieneverhalten, pathologischem Ordnungsinn oder exzessiver Putzmanie. Man versucht in der Außenwelt den Zustand herzustellen, den man innerlich gerne hätte: Klar und sauber. Jedes Staubkorn ärgert und wird zum persönlichen Feind, weil es einen daran erinnert, dass das Innenleben durch den mangelnden Austausch, durch den fehlenden frischen Wind des Atems, sukzessive verstaubt. Vom pulsierenden Fluss der Außenwelt getrennt, fehlen Reinigung und Erneuerung. Diese holt man sich Tag für Tag mit dreimaligem Duschen, zigfachen Händewaschen und einem Arsenal an Deodorants und Pflegeprodukten zurück. Oder mit einem fast schon klinisch sterilem Haushalt.

Es kann aber auch das Gegenteil der Fall sein. Ist die Lungenenergie geschwächt, machen sich Resignation und Hilflosigkeit breit. Die Luft ist draußen, die Schultern hängen. Man sagt zu gar nichts mehr Ja. Nicht einmal zu einem Mindestmaß an Selbst- und Außenpflege. Man gibt sich dem Verfall hin, einer fortschreitenden Verwahrlosung. Körper, Kleidung oder Wohnort: Keine Spur mehr von Frische und Lebendigkeit, wie ein Teich, der verschlammt und zu gären beginnt. Eine sukzessive Verschmutzung auf allen Ebenen, die man nicht einmal merkt, weil unter einer schwachen Lungenenergie auch der Geruchssinn leidet. Aber ob übertriebene oder mangelhafte Pflege: Beide Störungen können der Nährboden für Hautprobleme oder Allergien sein, weil man dadurch seinen Schutzschild schwächt. Man hat ein gestörtes Verhältnis zur Außenwelt und reagiert auf diese unangepasst.

Ist die Lungenenergie geschwächt, machen sich Resignation und Hilflosigkeit breit. Die Luft ist draußen, die Schultern hängen. Man sagt zu gar nichts mehr Ja.

Nicht nur in Bezug auf Sauberkeit ist der äußere Lebensraum ein Spiegelbild der Lungenenergie. Das Atemvolumen der Lunge wird von vielen Faktoren beeinflusst. Der Schlüssel zu wirklich tiefem Durchatmen findet sich aber meist im Kopf und die entscheidenden Fragen für den Lungen-Meridian lauten: Wie viel Raum nehme ich mir? Wie sehr traue ich mich, mich mit meinem Potenzial und meinen Bedürfnissen innerlich und äußerlich auszudehnen? Atme ich kraftvoll und lebendig? Schöpfe ich das mir zu Verfügung stehende Atemvolumen aus? Schöpfe ich den mir zustehenden Lebensraum aus? Gehe ich bis an dessen Grenze? Oder atme ich oberflächlich, weit unter meinen Möglichkeiten? Enge ich mich selber ein und schnüre mir selber den Brustkorb zu? Lebe ich so flach wie ich atme?

In der TCM wird die Lunge als der Architekt des Körpers gesehen. Eine vitale Lungenenergie drückt sich in einer starken physischen Präsenz aus, in einer robusten Konstitution mit Kraft, Widerstandsfähigkeit und Gesundheit, Tendenz King Kong, Tendenz unbesiegbar. Vitalität quillt aus jeder Pore, der Energielevel ist hoch. Dem gegenüber stehen die Elfenwesen: Ätherische Ausstrahlung, schwach auf der Brust, äußerst empfindsam, oft genauso müde wie mutlos, Tendenz Porzellanhaut, Tendenz vom Leben überfordert. In Summe eine fragile Erscheinung, die über wenig Stabilität und Durchsetzungsvermögen verfügt, sollte der Wind des Lebens einmal rauer wehen. Das Lebensprinzip der Lunge spiegelt sich in der Geisteshaltung des Architekten: Ein kräftiges Ja zur Existenz sorgt für ebensolche Bauwerke. Ein verunsichertes Nein stellt die gesamte Konstruktion von Anfang an auf wackelige Beine, weil sowohl Planung als auch Ausführung von viel Unsicherheit und mangelndem langen Atem geprägt sind.

Es geht aber nicht nur um die Qualität des Gebäudes, sondern auch darum, wie es bewohnt wird. Unsere Atmung ist die Brücke zwischen Psyche und Physis. Ob Mediation, autogenes Training oder modernes Stressmanagement, es ist bekannt: Eine tiefe, entspannte Atmung kann Kopf und Körper zusammenführen und daraus eine konstruktive Einheit formen. Steht diese Verbindung, fühlt man sich in seinem Körper wohl und zuhause. Das kreiert Selbstbewusstsein und Sicherheit. Wie beim King Kong-Typus. Er stellt seine Identität nicht infrage. Sein Ego ist genauso gesund und stabil wie seine materielle Hülle. Sein Ja zu sich selbst ist laut und deutlich. Er holt sich, was er braucht, er nimmt sich seinen Raum, mit Nachdruck, wenn es sein muss. Klassisches Territorialverhalten. Auf der körperlichen Ebene reagiert der Instinkt. Dieser zeichnet Personen mit einer starken Lungenenergie aus. Sie verfügen über einen äußerst ausgeprägten sechsten Sinn. Sie können Gefahren erahnen, lohnenswerte Möglichkeiten riechen und schnell reagieren. Der Dschungel des Lebens ist ihr Zuhause und sie besetzen gerne ein großes Revier.

Unsere Atmung ist die Brücke zwischen Psyche und Physis. Eine tiefe, entspannte Atmung kann Kopf und Körper zusammenführen und daraus eine konstruktive Einheit formen.

Da tun sich die Elfenwesen schwerer. Bei ihnen ist man sich nie ganz sicher, ob sie überhaupt schon auf der Erde gelandet sind oder nicht doch noch irgendwo im Himmel schweben. Das Ja zum Leben ist bei ihnen ein großes Fragezeichen: Was mache ich hier eigentlich? Bin ich auf diesem Planeten überhaupt richtig? Warum stecke ich in diesem Körper und was fange ich mit ihm an? Die physische Präsenz der Elfenwesen gleicht eher einer Abstinenz. Sie atmen so zart und leise, dass man sich nie sicher ist, ob sie überhaupt noch atmen und manchmal hat man Angst, dass sie sich einfach in Luft auflösen und verschwinden. Die Lunge als Architekt hat hier ein zerbrechliches Gebäude konstruiert, mit dem man behutsam umgehen muss. Reaktionsmuster, Instinkt und Immunität sind schwach entwickelt, wie auch das Ja zu sich selbst. Sie nehmen sich wenig inneren und äußeren Raum, Grenzen werden zu Grauzonen, und was bleibt dann noch übrig vom Selbst?

In beiden Fällen lohnt sich ein Blick auf das Lebensprinzip des Lungen-Meridians. Ist es zu stark ausgeprägt, resultiert dies in einem Egoismus, der wenig Platz für andere lässt. Ist es zu schwach ausgeprägt, wird anderen ständig der Platz überlassen. Eine fruchtbares Gleichgewicht zeigt sich in der Fähigkeit, sich selber gut zu versorgen, seinen Raum im Leben zu beziehen, diesen aber offen und einladend für andere zu gestalten.

Mit dem Lungen-Meridian in Verbindung stehende Symptome:

Allergien (vor allem Staub, Tierhaare, Pollen), chronische Müdigkeit, chronische Immunitätsschwäche, häufige Infektanfälligkeit, Kurzatmigkeit, Beklemmungsgefühl im Brustkorb, Angst vor Enge oder Weite, Asthma, schwache Konstitution, schwacher Instinkt, verminderte Reaktionsmuster…

Sich wohl in seiner Haut fühlen

Die Haut als unser größtes Atmungsorgan wird in der TCM zum Funktionskreis der Lunge gezählt und hat physisch wie psychisch eine wichtige Funktion: Sie ist die Schnittstelle zwischen innerem und äußerem Raum, zwischen Innenwelt und Außenwelt. Sie ermöglicht uns Kontakt und Austausch. Sie ist im Idealzustand elastisch, durchlässig und widerstandsfähig. Die Haut ist ein Spiegel dafür, wie stark sich das Lebensprinzip des Lungen-Meridians in unserem System entfalten konnte. Hier kommt wieder der Architekt des Körpers mit ins Spiel: Welchen Zaun hat er rund um das Gebäude konstruiert? Eine dicke Mauer, die zwar schützt, aber nichts durchlässt? Oder ein paar wackelige Latten, die bereits vom Hinsehen umfallen? Sind wir dick- oder dünnhäutig? Kann uns nichts kratzen oder reagieren wir sofort allergisch?

Eine dicke Haut ist wie eine Panzerung. Die Schotten sind dicht. Die Tür ist zu. Die Poren abgeriegelt. Wirkliche Berührung ist in so einem Zustand schwer, weil alles an dieser den Kern ummantelnden Schutzschicht abprallt, sowohl die schönen als auch die weniger schönen Dinge des Lebens, vor allem aber Gefühle, weil genau das ist es ja, was Personen mit einer dicken Haut gerne vermeiden wollen: Fühlen. Nichts wird hereingelassen, nichts wird persönlich genommen, nichts geht unter die Haut, man wirkt unnahbar und distanziert, ist aber letztendlich gefangen in sich selbst und wird rigide, als hätte man eine schon etwas verrostete Rüstung an. Wieder fehlt der lebendige Austausch, den der Lungen-Meridian so zu schätzen weiß. Eine Stagnation, die zum aus der Haut fahren wäre, käme man überhaupt noch aus seiner Haut heraus. Stagnation führt früher oder später zu Druck und Druck führt langfristig zu Hitze. Man beginnt innerlich zu brennen, das kann sich bemerkbar machen, ob durch Akne oder Neurodermitis. Die innere Glut bahnt sich ihren Weg, wie bei einem Vulkan. Es brodelt unter der Oberfläche und ab und an sprudelt ein bisschen Lava heraus, deutlich zu sehen an den roten Kratern in der Haut. Sonst wird allerdings wenig gezeigt: Sogar der Schweiß kann sich schwer tun, durch die Oberfläche nach außen zu dringen. Man will verhindern, dass andere Personen eine Witterung aufnehmen könnten, dass sie erschnuppern, wie es einem geht. Die klare Flüssigkeit Schweiß kann durch die Stagnation verdicken, die Haut kann verfetten, Talgablagerungen können die Folge sein, sagt die TCM. Oft ergibt sich eine bunte Mischung aus allen Komponenten und man sieht es bereits von weitem: Dieser Zustand sieht nicht mehr gesund aus.

Die Haut als unser größtes Atmungsorgan wird in der TCM zum Funktionskreis der Lunge gezählt und hat physisch wie psychisch eine wichtige Funktion: Sie ist die Schnittstelle zwischen innerem und äußerem Raum, zwischen Innenwelt und Außenwelt.

Sehr dünnhäutige Personen haben es da auch nicht leichter. Sie nehmen fast alles persönlich, als wären sie den Launen des Lebens hilflos ausgesetzt. Kleinigkeiten reichen aus, um sich sofort angegriffen zu fühlen. Man reagiert leicht gereizt, wird schnell nervös, kommt leicht ins Schwitzen, die Poren stehen offen, alles kann rein, alles kann raus, man kann schwer etwas verbergen, die Haut ist kein Schutzmantel, es fühlt sich an, als wäre diese abgezogen, man ist nackt bis aufs Fleisch. Diese Übersensibilität resultiert in dem Gefühl, sich dauernd seiner Haut wehren zu müssen, weil einem die natürliche Grenze und eine gesunde Schutzfunktion fehlen. Die Strategie: Rückzug und Isolation. Man versucht sich unsichtbar zu machen, um Konfrontationen zu vermeiden. Auch das kann die Basis von Hautproblemen sein, wie zum Beispiel der Kontaktallergie. Sie kann als Warnsignal gesehen werden: Halte Abstand! Rühr mich nicht an! Ich bin schon gereizt. Sogar das natürliche Licht der Sonne wird schnell einmal zu viel. Man verbrennt bei geringen Reizen. Man tendiert zu empfindlicher, rissiger Haut, die sich leicht entzündet. Man tendiert zu Schuppen, die ständig von der nicht mehr intakten Rüstung fallen. Juckreiz kann auftreten, weil einen mehr oder weniger alles juckt. Oder Nesselsucht, weil einen alles stechen kann. Aber ob zu dicke oder zu dünne Haut: Wer möchte schon gerne in so einer Haut stecken?

Wie kann man sich nun wirklich wohl in seiner Haut fühlen? Indem man sich regelmäßig häutet und beengende Hüllen hinter sich lässt. Wachstum ist ein Ja zum Leben, ein Ja zu sich selbst, das stärkt das Lebensprinzip der Lunge. Wer in einem offenen Austausch mit der Umgebung steht, sich zu zeigen und zu öffnen traut, wenn es angepasst ist, sich verschließen kann, wenn es notwendig ist, der gilt als ehrliche Haut. Dieses bewusste Öffnen und Schließen gilt es zu lernen.

Mit dem Lungen-Meridian in Verbindung stehende Symptome:

Trockene Haut, brüchige Haut, leicht entzündliche Haut, Schuppen, fette Haut, vermehrtes oder vermindertes Schwitzen, Akne, Neurodermitis, Psoriasis, Kontaktallergie, Sonnenallergie, Juckreiz, Nesselsucht …

Der Lungen-Meridian und die Psyche

Vergangenheit, Gegenwart und Zukunft

In allen Meditationstechniken spielt die Atmung eine Schlüsselrolle. Fokussieren wir uns auf die Atmung, befinden wir uns nicht in der Vergangenheit, nicht in der Zukunft: Wir befinden uns im Hier und Jetzt, dem einzigen Raumzeitpunkt, in dem das Leben stattfindet und sich erfahren lässt. Einfach so gelangen wir jedoch nicht an diesen Punkt: Die Gedanken springen ja gerne umher, mal hierhin, mal dorthin. Mal zu dem, was sein könnte, mal zu dem, was war. Durch die Konzentration auf die Atmung verbinden wir das Bewusstsein mit dem Körper, der sich nirgendwo anders befinden kann als an genau diesem Ort, an genau diesem Moment. Das ist das Prinzip der Meditation.

Wenn es einen gedanklichen Sprung gibt, unter dem die zukunftsliebende Lunge am meisten leidet, dann ist es der Sprung zurück, zu Ereignissen, die zu hängenden Schultern und Atemnot geführt haben.

Wenn es einen gedanklichen Sprung gibt, unter dem die zukunftsliebende Lunge am meisten leidet, dann ist es der Sprung zurück, zu Ereignissen, die zu hängenden Schultern und Atemnot geführt haben: Trauer ist in der TCM die Emotion, die den größten Einfluss auf die Lunge hat. Trauer ist die natürliche Reaktion auf einen Verlust und benötigt ihre Zeit: Das Geschehene muss verarbeitet werden, Wunden müssen heilen. Zum Verarbeiten gehört auch das sukzessive Loslassen der emotionalen und gedanklichen Verknüpfungen mit dem jeweiligen Ereignis. Eine gut entwickeltes Lebensprinzip der Lunge kann das. Es kann gut trauern. Eine Störung im Lungen-Meridian tut sich schwer damit, sie blickt zurück und nicht nach vorne. Sie verweilt mit einem Teil unseres Bewusstseins ständig in der Vergangenheit und trauert um die guten alten Zeiten: Aus Angst vor der Zukunft lebt man lieber im bereits Erlebten. Oder man tut sich schwer damit, Verluste zu verkraften und neu zu beginnen. Trauer wird nie richtig aufgearbeitet, nie richtig abgeschlossen. Man trauert um verlorene Personen, verlorene Möglichkeiten, verlorene Lebenszeit. Das ist für die Lungenenergie so, als würden wir einatmen und den Atem anhalten. Wir konservieren die bereits verbrauchte Luft, anstatt uns für Neues zu öffnen. Das raubt Perspektiven und Möglichkeiten. Letztendlich wird man zur traurigen Gestalt. Und traurige Gestalten tendieren zu einer eher pessimistischen Grundeinstellung.

Kraftvolle Lungenflügel können Flügel verleihen. Bei einer Schwäche im Lungen-Meridian sind diese Flügel so stark gestutzt, dass man an ein Abheben gar nicht zu denken braucht. Das tun Personen mit einer Störung im Lungen-Meridian so oder so nicht gerne: Weil sie von Vorhinein davon ausgehen, dass ein Höhenflug mit Bruchlandung endet. Sie haben nicht nur Angst davor, dass in Bezug auf ihr Tun und ihr Handeln die wünschenswerten Ergebnisse ausbleiben, sie rechnen mit dem Allerschlimmsten. Sie malen mit den buntesten Farben schwarz. Das ist auch die einzige Farbe, mit der sie die Zukunft sehen können. Sie sind die geborenen Pessimisten. Ein Teufelskreis, der dringend durchbrochen gehört, will man nicht in einem chronisch, depressiven Zustand landen.

Daher: Bitte einmal komplett häuten und frisch auf die Welt kommen: Eine gut entwickelte Lungenenergie hat die Kraft, immer wieder einen Neubeginn zu starten. Die Atmung ist dabei ein wesentlicher Schlüssel. Sie kann uns aus den beengenden Klauen der Vergangenheit befreien und zurück in den Moment bringen. Und der Moment kann uns zurück in die Zukunft bringen: Wenn er sich mit der lebensbejahenden Kraft der Lungenenergie verbindet. Ein starkes Lebensprinzip der Lunge ist die Basis für einen unerschütterlichen, aber dennoch realistischen Optimismus. Es ist die Einsicht auf Aussicht, die den Turbo für den Lebensmut anwirft. Personen mit einer starken Lungenenergie sehen das Glas immer halbvoll und überlegen sich dabei auch schon, wie sie es noch voller machen können. Sie haben etwas vor. Sie haben einen langen wie kraftvollen Atem, der ihnen kontinuierlichen Rückenwind verleiht. Bei anstehenden Hindernissen wird ihnen nicht so schnell die Luft ausgehen. Sie interpretieren Rückschläge nicht als Vorboten des Scheiterns, sie akzeptieren diese als Lernprozess auf dem Weg zum Ziel und können dadurch auch in schwierigen Situationen eine positive Stimmung und Tatkraft aufrecht erhalten. Sie pflegen eine lösungsorientierte Grundhaltung und sind bestrebt, das Beste aus sich heraus zu holen, weil sie an die Zukunft, an ihre Zukunft glauben.

Kontakt, Grenzen und Kommunikation

Die Lunge ist das einzige Organ, das direkt mit der Außenwelt in Kontakt und Verbindung steht. Über die Atmung – wie auch über unsere Haut – passiert ein kontinuierlicher Austausch mit der Umgebung. Aber nicht nur die Lunge, jedes System, jede Zelle braucht einen Austausch, um zu überleben, um sich zu erneuern, um vital zu bleiben. Zuerst aber muss jedes System oder jede Zelle für sich genommen erkennbar sein: Dazu braucht es Grenzen, die zusammengehörende Einheiten definieren. Eine Zelle ohne Membran löst sich auf. Ein Fluss ohne ein ihn führendes und begleitendes Flussbett löst sich auf. Ein Haus ohne Wände, Dach oder zumindest einer minimalen Umrandung ist kein Haus. Und ein Mensch ohne Grenzen tut sich schwer, ein Gefühl für sich selbst und andere zu entwickeln. Grenzen sorgen für Klarheit: Das ist mein Raum. Das ist dein Raum. Hier bin ich. Hier bist du. Nur mit klaren Grenzen kann ein bewusster Kontakt und in weiterer Folge ein bewusster Austausch stattfinden.

Kontakt und Austausch sind Aspekte des Lebensprinzips des Lungen-Meridians. Soziale Isolation kann krankmachen, ganz konkret, von einer Schwäche des Immunsystems bis zu einer erhöhten Wahrscheinlichkeit an Alzheimer zu erkranken.

Kontakt und Austausch sind Aspekte des Lebensprinzips des Lungen-Meridians. Kontakt und Austausch sind die wesentlichsten Bausteine zwischenmenschlicher Kommunikation und unabdingbar für unser persönliches Wachstum und unsere Gesundheit. Soziale Isolation kann krankmachen, ganz konkret, von einer Schwäche des Immunsystems bis zu einer erhöhten Wahrscheinlichkeit an Alzheimer zu erkranken. Der Mensch braucht Menschen. Wir teilen Gefühle, Gedanken, Meinungen oder Informationen mit anderen, um uns zu bestätigen und zu lernen. Wie die Atmung verbrauchte Luft durch frische ersetzt, führt der Austausch über Kommunikation zu frischen Impulsen und Perspektiven, die dazu beitragen können, nicht mehr fruchtbare Gewohnheiten oder Ansichten zu erneuern. Kommunikation ist ein Prozess, in dem sich etwas verändern und entwickeln kann. Eine konstruktive Interaktion beinhaltet auch Zuhören und Einnehmen. Der Lungen-Meridian sorgt dafür.

Störungen im Lebensprinzip der Lunge können sich hier auf zwei Arten manifestieren. Manche Personen versuchen mit ihrem Kommunikationsverhalten Raum einzunehmen. Sie reden laut und aufdringlich. Worthülsen werden zum Angriff und zur Verteidigung eingesetzt. Die Kommunikation ist eine Einbahnstraße, Gegenverkehr ausgeschlossen. Kontakt dient zur Selbstbestätigung, nicht zum Austausch. Durch die fehlende Verbindung mit dem Gegenüber kann es sich beim Gespräch immer nur um eine Person drehen: Um sich selbst. Der übertriebene Egoismus, der mit einem Ungleichgewicht im Lungen-Meridian einhergeht, macht sich breit. Es wird ins Wort gefallen und ohne Rücksicht auf Verluste der eigene Gesprächsfaden durchgezogen. Diese Form der Kommunikation trennt. Man redet viel, ist aber trotzdem alleine.

Ist die Grenzziehung hingegen zu schwach, dann passt man sich permanent an das Gegenüber an, dann wird alles auf und persönlich genommen. Ein Graubereich entsteht, in dem sich die eigene Position nicht mehr klar erkennen lässt. Die Identitäten vermischen sich. Lieber gibt man Recht, lieber sagt man zu allem Ja, lieber hört man zu, als selber etwas zu sagen. Eine bewusste Verbindung ist derart ebenfalls schwer möglich, weil man als Gesprächspartner eigentlich gar nicht wirklich da ist. Daher wird Kontakt gerne vermieden, bis hin zur Kontaktangst. Vereinfacht zusammengefasst: Die einen beeinflussen gerne. Die anderen werden gerne beeinflusst. Fruchtbar ist das für beide Seiten nicht, denn Kontakt ist wichtige Nahrung für die Seele. Wir brauchen eine gesunde Interaktion, um gesund zu bleiben.

Ein gut entwickeltes Lebensprinzip der Lunge sorgt für eine Klarheit der Grenzen, die bewusstes im Austausch treten ermöglicht. Es sagt ja zur eigenen und ja zur anderen Person. Es weiß, dass wie bei der Atmung auch, Wachstum und Weiterentwicklung nur durch kontinuierlichen Austausch entstehen kann.

Störungen im Lungen-Meridian

- *Fragile Konstitution, schwache Vitalität, schwache Immunität*
- *Häufige Infektanfälligkeit, Müdigkeit und Antriebslosigkeit*
- *Depressives Verhalten, die Luft ist draußen, Angst vor der Zukunft*
- *Schwache Grenzziehung, vieles wird persönlich genommen*
- *Ausgeprägter Egoismus, häufiges Überschreiten der Grenzen anderer, unnahbare Ausstrahlung*
- *Wirkliches Sich-Öffnen und aufrichtiger Kontakt fallen schwer*
- *Gestörter Instinkt und schwache Reaktionsmuster*

Harmonie im Lungen-Meridian

- *Kräftiger Körperbau, starke Vitalität, gute Immunität*
- *Optimistische und lebensbejahende Grundeinstellung*
- *Großes Durchhaltevermögen, langer Atem*
- *Gutes Gefühl für die eigenen und die Grenzen anderer, gute Raumwahrnehmung*
- *Hervorragender Instinkt, sechster Sinn, schnelle Reaktionsmuster*
- *Bewusstes Öffnen und Schließen, gute Verbindung zu Menschen*

Wie man das Lebensprinzip des Lungen-Meridians stärken kann

Den Tag mit einem Ja beginnen

Der frühe Morgen ist die Zeit der Lunge. Stellen Sie ihren Wecker fünfzehn Minuten vor ihrer gewohnten Aufstehzeit. Beim Aufwachen drehen Sie sich auf den Rücken, legen Sie eine Hand auf den Brustkorb, die andere auf den Bauch und vertiefen Sie ihre Atmung, sodass ein ruhiger und kräftiger Rhythmus entsteht. Dann stellen Sie sich folgende Fragen: Worauf freue mich mich heute? Was kann mir heute Gutes passieren? Was möchte ich heute erreichen? Versuchen Sie dabei möglichst realistische Bilder entstehen zu lassen und schließen Sie jede Visualisierung mit einem optimistischen Ja zu sich selbst ab. Entwickeln Sie ein Gefühl von Vorfreude und Neugier für den kommenden Tag.

Und dann: Ja! Holen Sie sich, was Sie brauchen, um diese Bilder Realität werden zu lassen, auch wenn dies einen Hauch mehr Egoismus verlangt. Sie sind nicht egoistisch, um ihren Selbstwert aufmöbeln zu müssen. Sie sind egoistisch, weil sie positiv und gut für sich sorgen wollen. Gönnen Sie sich den Raum, der ihnen zusteht. Machen Sie sich nicht klein. Machen Sie sich größer. Gehen Sie keine Kompromisse ein. Atmen Sie immer wieder tief durch und sagen Sie klar und deutlich Ja zu sich selbst.

Den Kampfgeist wecken

Auf körperlicher Ebene mag es die Lunge, wenn sie wirklich herausgefordert wird: Gehen Sie, solange Sie können und dann noch einmal doppelt so weit. Raufen Sie spielerisch mit jemanden, der wesentlich kräftiger als Sie ist. Seien Sie einen Tag lang bei extremem Wetter draußen. Willenskraft ist gut. Der Wille zum Überleben ist stärker, weil er an tiefere Ebenen unserer Existenz andockt, an den Überlebensinstinkt, der schon bei der Geburt mit dem ersten Atemzug eine wesentliche Rolle gespielt hat. Wollen Sie das Lebensprinzip der Lunge stärken, dann tut es gut, wenn das Ja zum

(Über-)Leben nicht nur im Kopf, sondern in jeder Zelle des Körpers wach zu rütteln. Das passiert erst dann, wenn wir glauben es geht nicht mehr, wenn wir am Limit kratzen und darüber hinaus gehen. Das stärkt das Lebensprinzip der Lunge schnell und direkt.

Der Verlauf des Lungen-Meridians

Der Verlauf des Lungen-Meridians beginnt im ersten Zwischenrippenraum unterhalb des Schlüsselbeins, sechs Daumenbreit von der Mittellinie entfernt. Hier befindet sich Lunge 1. Von Lunge 1 ausgehend zieht der Meridian gerade nach oben zu Lunge 2, der sich direkt unter dem Schlüsselbein befindet. Weiter geht es entlang des Schlüsselbeins in Richtung Schulter und entlang des Vorderrands des Deltamuskels (M. deltoideus), ungefähr einen Daumenbreit oberhalb der horizontalen Rinne, welche von M. deltoideus und dem großem Brustmuskel (M. pectoralis major) gebildet wird.

Am Oberarm folgt der Lungen-Meridian der äußeren Seite des Bizeps (M. bizeps brachii). Der nächste wichtige Orientierungspunkt ist Lunge 5, der sich in der Ellenbogenfalte etwas außerhalb der Mittellinie an der Innenkante des Armspeichenmuskels (M. brachioradialis) befindet.

Von Lunge 5 ausgehend verläuft der Lungen-Meridian weiter entlang des M. brachioradialis, zuerst über dessen Muskelbauch ziehend, anschließend mehr der Sehne folgend. Die gerade Linie des Meridians wird nur durch den Punkt Lunge 7 unterbrochen, welcher sich oberhalb des Griffelfortsatzes am vom Körperzentrum entfernten Ende der Speiche (Processus styloideus radii) befindet.

Im Bereich des Handgelenks ist Lunge 9 ein wichtiger Orientierungspunkt, der sich am daumenseitigen Ende der Handgelenksfurche befindet. Von Lunge 9 folgt der Lungen-Meridian der Muskulatur des Daumenballens nahe dem ersten Mittelhandknochen und endet am radialen Nagelfalz des Daumens mit Lunge 11.

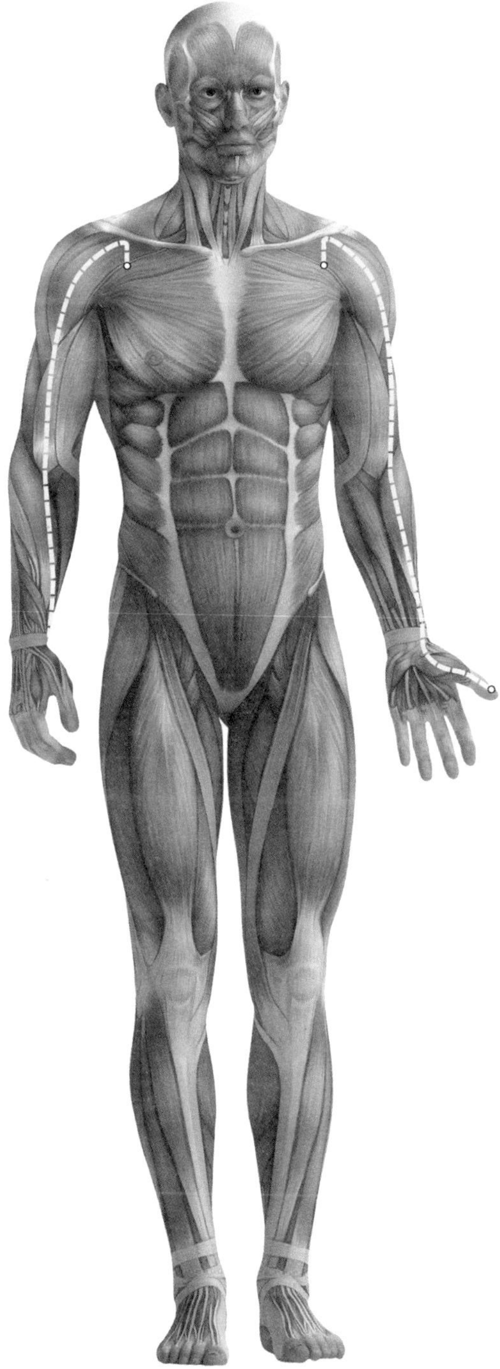

Schlüsselzonen im Körper

Brustkorb und Schultern

Im Brustkorb beginnt der Verlauf des Lungen-Meridians. Mit gutem Grund: Hier zeigt sich am deutlichsten, ob die Luft draußen ist, ob die Schultern müde nach unten hängen, ob jemand schwach auf der Brust ist oder ob jemand mit geschwellter Brust durch das Leben geht und stark genug ist, sich etwas zur Brust zu nehmen. Der Anfangspunkt des Lungen-Meridians ist Lunge 1, „Zhong Fu", „Zentrale Residenz" oder „Schatzhaus der Mitte". Dieser Punkt ist zugleich Alarmpunkt des Lungen-Meridians. Alarmpunkte haben eine direkte Verbindung zum energetischen Gesamtzustand eines Meridians. Zeigen sich Auffälligkeiten an solchen Punkten, herrscht Alarmzustand. Was residiert nun in diesem Schatzhaus rund um Lunge 1? Unsere Vitalität. Die Kraft des Lebensprinzips der Lunge. Bei einem schwachen Brustkorb und einem Leerezustand braucht der Lungen-Meridian Unterstützung, er braucht Energie, Raum, Sauerstoff. Sonst fallen wir zusammen wie ein angestochener Luftballon. Hier geht es primär um kräftiges Einatmen, um eine Stärkung des Ja, um eine Zufuhr von Lebenskraft, um ein großes Auftanken. Umgekehrt droht ein zu prall aufgeblasener Luftballon schnell einmal zu platzen, wie auch ein aufgeblasenes Ego schnell einmal zum Explodieren neigt. Lunge 1 kann nicht nur leer sein, sondern auch prall gefüllt, aufgeplustert. Dann ist Ausatmen angesagt, Durchlässigkeit ist gefragt. Mit Lunge 1 lassen sich beide Zustände hervorragend regulieren.

Mit genügend Energie und Vitalität fällt es dann leicht, sich wieder zu öffnen und den Blick in Richtung Horizont, in Richtung das, was vor uns liegen könnte, zu schwenken. Eine aufrechte Haltung, eine positive Neugier, das alles wird durch Lunge 2 zum Ausdruck gebracht, der „Wolkentür" oder „Yun Men". Anstatt pessimistisch den Boden anzustarren, öffnet man die Tür für den Himmel.

Handgelenke & Daumen

Die Kraft der Handgelenke zeigt, ob die Lunge als Architekt des Körpers ein robustes oder filigranes Gebäude errichtet hat. Hier befindet sich ein weiterer wichtiger Punkt des Lungen-Meridians: Lunge 9, „Tai Yuan" oder „tiefe Quelle" bzw. „großer Abgrund". Verbindung und Kontakt sind wesentliche Qualitäten der Lunge. Sind wir mit der „tiefen Quelle" in Verbindung, also mit uns selbst und unserer Umgebung, dann stehen wir nicht vor einem „großen Abgrund", in den uns Isolation, Lebensverneinung und Trauer zu stürzen drohen. Im Bereich von Lunge 9 wird auch der Puls gemessen: Wie viel Lebensenergie fließt in unserem System? Wenig Energie kann uns ebenfalls in einen Abgrund stürzen, weil wir zu müde oder erschöpft sind, um noch am Leben teilhaben zu wollen.

Zum Ausdruck gebracht wird unser Gesamtzustand über den Daumen: Daumen hoch heißt okay, alles in Ordnung, alles ist gut. Daumen nach unten heißt nein, so geht das nicht weiter. Im Daumenballen spiegelt sich die Kraft des Okay. Am Daumenballen befindet sich der Punkt Lunge 10, die sogenannte „Fischbauchgrenze" oder „Yu Ji", weil der Daumenballen an einen Fischbauch erinnert. Ist dieser Fischbauch kräftig und stark? Oder eingefallen und ohne Saft? Lunge 10 zeigt an, wie viel Freude und Begeisterung sich im Lungen-Meridian befinden. Lunge 10 ist der „Feuerpunkt" des Lungen-Meridians. Seine Botschaft ist: Besser den Daumen hoch- und dem Leben entgegenstrecken als zu Hause sitzen und Däumchen drehen.

Der Lungen-Meridian

Zugehöriges Element: Metallelement
Qualität: Yin
Organzeit: 3.00 – 5.00
Tierqualität: Tiger
Partnermeridian: Dickdarm-Meridian
Zwillingsmeridian: Milz-Meridian
Oppositionsmeridian: Blasen-Meridian

DER DICKDARM-MERIDIAN: Die Kraft des Nein

Fragen für den Dickdarm-Meridian

- *Kann ich klar und deutlich Nein sagen?*
  Kann ich Grenzen setzen und mich verteidigen?
- *Kann ich mich und meine Umgebung kontrollieren?*
  Kann ich festhalten und an etwas dran bleiben?
- *Kann ich loslassen und entspannen?*
  Kann ich Vergangenes abschließen und beenden?
- *Habe ich einen guten Bezug zu materiellen Belangen?*
- *Fühle ich mich schnell schuldig und versuche zu entsprechen?*

Das Lebensprinzip des Dickdarm-Meridians

Am Anfang geht noch alles in die Hose. Das Leben fließt. Klein-Baby fließt mit. Instinktiv. Impulsiv. Erst mit der Entwicklung des Lebensprinzips des Dickdarm-Meridians kommt vermehrt Kontrolle mit an Bord, zum Ausdruck gebracht durch die bewusst erlernte Steuerung des Schließmuskels. Das ist nicht leicht, das braucht seine Zeit, das ist ein wichtiger Schritt in der Selbstbeherrschung. Irgendwann hat das heranwachsende Ich die Sache im Griff und kann den Fluss des Lebens durch sich hindurch gezielt stoppen, aufschieben oder loslassen. Es entscheidet selbst, wann und wo es auf den Topf gehen will. Der Dickdarm-Meridian kontrolliert. Das ist sein Job. Das ist seine Mission. Am liebsten kontrolliert er mit der Kraft des Nein.

Nein sagen heißt: Grenzen setzen. Nein sagen heißt: Das will ich nicht. Nein sagen heißt: Das ist nichts für mich. Im Alltag benötigen wir das Lebensprinzip des Dickarms oft. Ohne der Fähigkeit, mit einem bewussten Nein das eigene Territorium klar abzustecken, ist es schwer, sich in herausfordernden Situationen mit seiner Person und seinen Anliegen zu behaupten, weil man geneigt ist, zu leicht und zu schnell zu allem und jedem Ja zu sagen. Weil man andere nicht enttäuschen will. Weil man sich dann sofort schuldig fühlt. Weil man Angst hat, nicht akzeptiert oder gemocht zu werden. Weil man gelernt hat, brav zu sein. Weil man lieber die geistigen Pobacken zusammen zwickt und sich die eigenen Bedürfnisse, die eigene Meinung verkneift, anstatt das Schwert des Widerstandes auszupacken und einen Konflikt zu riskieren. Das Schwert der Körpersprache ist der erhobene Zeigefinger. Er warnt. Er mahnt. Der erhobene Zeigefinger sagt Nein und hält sich Sachen vom Leib. Hier beginnt der Verlauf des Dickdarm-Meridians.

Nein sagen heißt: Grenzen setzen. Nein sagen heißt: Das will ich nicht. Nein sagen heißt: Das ist nichts für mich. Im Alltag benötigen wir das Lebensprinzip des Dickarms oft.

Ist das Lebensprinzip des Dickdarms schwach ausgeprägt, verschafft das anderen Personen die Möglichkeit, sich ohne großen Aufwand durchzusetzen, ohne Kampf den nicht verteidigten Raum zu besetzen, mit ihren Wünschen, ihren Forderungen, Meinungen und Gefühlen. Werden diese nicht gleich wieder verabschiedet, nisten sie sich gemütlich im Keller des eigenen Bewusstseins ein. Ohne Nein als Torwächter wird es auf die Dauer eng innerhalb der eigenen vier Wände: Vollgestopft. Verstopft. Verstopfung. Im Geiste, im Herzen, im Leben. Und natürlich im Dickdarm. Oder es gibt Durchfall. Weil alles und alle durch einen durchmarschieren, ohne dass man etwas dagegenzusetzen hätte. Das kostet Energie und macht müde. So oder so: Irgendwann sitzt man in der Scheiße, weil man dauernd zugeschissen wird. Man wird begraben unter einer Fülle an braunen Haufen, die einheitlich nichts mit der eigenen Person zu tun haben und täglich größer werden. Es reicht. Es stinkt einen an. Man hat die Nase gestrichen voll. Bei der Nase endet der Verlauf des Dickdarm-Meridians.

Eine Störung im Dickdarm-Meridian kann zu Anhäufungen führen und das nicht nur in Form zurückgehaltenen Stuhlgangs oder fest sitzender Abfallprodukte in den Darmschlingen. Es akkumulieren sich Altlasten auf allen Ebenen. Diese Lasten belasten, kurz-, mittel- und langfristig. Ein gesunder Dickdarm-Meridian kann diese dem eigenen System nicht mehr dienlichen Misthaufen ohne Probleme wieder entsorgen. Er entsorgt mit der Ausscheidung, was keinen Wert mehr für uns hat. Er sagt Nein zum Restmüll des physischen, des emotionalen und des geistigen Verdauungsprozesses. Er sagt Nein, das brauche ich nicht mehr, weg damit. Er kann bewusst abschließen. Er ist die Instanz, die uns vor allem von überholten und für unsere aktuelle Lebenssituation nicht mehr gültigen Verhaltensmustern, Überzeugungen und Glaubenssätzen befreit. Der Dickdarm-Meridian ist der Meister des Loslassens.

Tut er das nicht, gären diese in den dunkelsten Ecken unseres Unterbewusstseins weiterhin unbekümmert vor sich hin und trüben mit ihren Abgasen unsere Wahrnehmung, unser Denken, unser Handeln: Wir lassen uns von längst der Vergangenheit angehörigen Exkrementen beeinflussen und verlieren dadurch bewussten und freien Handlungsspielraum. Trotzdem hält der Dickdarm-Meridian gerne daran fest, denn Festhalten ist ebenfalls eine seiner Kernkompetenzen. Bei einer Störung verliert er allerdings den Überblick, was es zu bewahren und was es los zu werden gilt. Er verwechselt Loslassen mit Festhalten und Festhalten mit Loslassen.

Ein gut entwickeltes Lebensprinzip des Dickdarms hält fest, was wertvoll ist. Es kann Sinnvolles bewahren und konservieren. Es kann Reserven aufbauen.

Ein gut entwickeltes Lebensprinzip des Dickdarms hält fest, was wertvoll ist. Es kann Sinnvolles bewahren und konservieren. Es kann Reserven aufbauen. Dazu zählt auch ein geschickter Umgang mit materiellen Belangen. Wir sprechen von Geld, vom Geldscheissen und dem Legen goldener Eier. Ist der Dickdarm stark, hat man immer genügend brauchbare Reste zum Verwerten auf Lager. Ist er schwach, dann kreiert das Unsicherheit: Man könnte ja auch einmal zu wenig haben. Dann verkrampft sich der Dickdarm-Meridian und dieser Krampf kann wiederum zu zwanghaftem Festhalten führen. Man versucht alles unter Kontrolle zu haben, man wird rigide, stocksteif, der Stock der Angst im Hintern lähmt. Es gilt los und locker zu lassen. Auch hier hilft ein Nein: So nicht.

Nein sagen hilft, sich selbst treu zu bleiben und an den eigenen Zielen festzuhalten. Nein sagen schärft den Fokus. Nein sagen reduziert Ablenkungen. Nein sagen hält den Müll vor der Tür. Nein sagen führt zu positiver Kontrolle und Eigenmacht im Leben. Nein sagen, ohne Schuldgefühle, sich nichts scheißen, niemandem in den Hintern kriechen: Das ist das Ziel und das Zeichen eines gut entwickelten Lebensprinzips des Dickdarms. Das bekommt man nicht in die Wiege gelegt, das will gelernt sein, wie die bewusste Steuerung des Schließmuskels.

Der Dickdarm-Meridian und der Körper

Die Nase voll haben

Sowohl in der Traditionellen Chinesischen als auch in der westlichen Medizin kontrolliert der Dickdarm die Ausscheidung von Stuhl. Verstopft kann aber nicht nur das Ende des Verdauungstraktes sein, sondern auch die mit dem Lebensprinzip des Dickdarms in Verbindung stehende Nase und das ist sie mitunter oft, wenn das Neinsagen schwerfällt, wenn man Schiss hat, seinen Standpunkt kundzutun, wenn man vor Angst lieber in die Hosen macht, anstatt den Mund zu öffnen.

Andere Menschen spüren so etwas und sehen das leider immer wieder als willkommene Einladung, ausgerechnet auf der an sich schon sensiblen Nase von Personen mit Verteidigungsschwäche herumzutanzen. Oder diese an der Nase herumzuführen. Oder ihnen etwas vor der Nase wegzuschnappen. Dass man darauf früher oder später verschnupft reagiert, ist nachvollziehbar. Aber anstatt den Störenfrieden mit einem lauten Knall die Tür vor ihren genauso neugierigen wie aufdringlichen Nasen zuzuschlagen, zieht man sich lieber schüchtern und verkrampft weiter in sein Schneckenhaus zurück, was im Körper entlang des Dickdarm-Meridians deutlich zum Ausdruck kommt.

Die Nebenhöhlen sind die Schwachstelle von Personen mit einem Ungleichgewicht im Dickdarm-Meridian. In den Nebenhöhlen zeigt sich, ob man die Nase voll hat. Ist das der Fall, werden sie anfällig, tendieren zu chronischer Verschleimung oder Entzündungen, weil das Nein des Dickdarm-Meridians auch im Zusammenhang mit dem Immunsystem steht: Immunität ist Abwehr, ist ein Nein gegenüber bösartigen Einflüssen, ob Bakterien, Viren, emotionalen Angriffen oder bösartigen Meinungen. Ein gutes Immunsystem kann verteidigen, ein schwacher Dickdarm-Meridian nicht. Wer nicht gut kämpfen kann, muss sich zumindest gut schützen.

Sprich Zugbrücke hoch und darauf achten, dass alle Fenster und Türen fest verschlossen sind. Wie zum Beispiel der neben der Nase wichtigste Eingang in unser System: Der Mund. Er kann eine klar ersichtliche Abwehrhaltung schon von weitem signalisieren. Messerdünne Lippen, kaum mehr als solche zu erkennen, meist hart aufeinander gepresst und verbissen bis zur Blutleere, bewachen den schmalen Durchgang. Nichts und niemand kann sich da durchzwängen. Rundherum herrscht Hochspannung. Beim Sprechen ist die Mimik höchstens zu erahnen. Die Stimme: Nasal und leise. Alle Resonanzräume sind verlegt. Man hat das Gefühl, solchen Personen alle Wörter aus der Nase ziehen zu müssen. Das Gesicht gleicht einer starren Maske, in die Distanz, Skepsis, Zynismus und überhebliche Naseweisheit geschrieben sind. Die Körpersprache signalisiert ein klares Nein.

Wer nicht gut kämpfen kann, muss sich zumindest gut schützen. Zugbrücke hoch und darauf achten, dass alle Fenster und Türen fest verschlossen sind.

Solchen Personen kann man schwer etwas unter die Nase reiben, dazu tragen sie diese auch viel zu hoch. Ihre potenziellen Schwachstellen: Heranlassen und Annehmen. Weil sie nicht weiter als bis zur eigenen Nasenspitze schauen. Zu viel Nein engt ein. Diese Enge zeigt sich im weiteren Verlauf des Dickdarm-Meridians: Kinn ein-, Schultern hochgezogen, die Hände zur Faust geschlossen, Gesäßmuskulatur angespannt. Eine Vorsichtsmaßnahme. Vorsicht erfordert Kontrolle. Und so wirken diese Personen auch. Zurückhaltend. Verkrampft. Ein erhöhter Muskeltonus. Schafft man es trotzdem, ihnen etwas näher zu kommen, rümpfen sie sofort die Nase und reagieren schnell einmal verschnupft. Eine Schwäche im Dickdarm-Meridian kann zu einem Dauerschnupfen führen. Auch dieser hält andere Menschen auf Distanz. Dieser ist ein guter Grund, sich immer wieder einmal vom Leben zu absentieren. Man lebt das Nein in Form von Rückzug und Isolation, weil man Angst davor hat, ständig eines auf die Nase zu bekommen oder auf die Nase zu fallen.

Bei manchen Personen gleicht der Mund hingegen einer unmotivierten Öffnung, die kraftlos aus dem Gesicht hängt. Aufgedunsene Lippen geben sich der Schwerkraft hin, das Kiefergelenk wirkt ausgeleiert. Die Botschaft: Hereinspaziert! Bei uns brauchen Sie keinen Sicherheitscheck zu befürchten, Sie werden nicht kontrolliert. Mundraub willkommen. Durchmarsch ebenso.

Nehmen Sie sich, was Sie brauchen, wir sagen so oder so nicht Nein. Das Lebensprinzip des Dickdarm-Meridians: Kein beschützendes Schwert sondern ein Buttermesser aus Plastik. Auch in diesem Zustand wird die Nase schnell einmal voll und verstopft sein. Tendenz: Klassische Opferrolle. Mit diesen Personen kann man alles machen, gutmütige Wesen ohne Widerstandskraft.

Beide Zustände sind für den Dickdarm-Meridian suboptimal. Mit zu viel Nein isoliert man sich vom Leben. Mit zu wenig Nein hat man ihm nichts entgegen zu setzen. So oder so wird die Nase schnell einmal voll sein: Man kann das Leben nicht mehr riechen, man wird müde und kraftlos, man wird zu einem Nein auf zwei Beinen.

Mit dem Dickdarm-Meridian in Verbindung stehende Symptome:

Eingeschränkte Nasenatmung, chronische Verschleimung, chronische Nasennebenhöhlenentzündung, Nasenpolypen, häufiger Schnupfen, vermehrte Sekretbildung, Nackenverspannung, Schulterverspannung...

Das dicke Ende kommt zum Schluss

Das Lebensprinzip des Dickdarms drückt sich direkt in der letzten Phase unseres Verdauungsprozesses aus: Das dicke Ende kommt zum Schluss, und wie der Dickdarm mit dem bereits durch alle Instanzen gewanderten Nahrungsbrei umgeht, erzählt viel über seine Stärken und seine Schwächen. Können wir nicht loslassen, tendieren wir zum Verstopfungstyp. Können wir nicht festhalten, tendieren wir zum Durchfalltyp. Können wir nicht Nein sagen, tendieren wir zum Schmerztyp. Aber der Reihe nach...

Haben Sie schon einmal vom „Heimscheißer" gehört? Es sind dies Personen, denen problemloser Stuhlgang nur im geschützten Rahmen der eigenen vier Wände möglich ist, weil erst die vertraute Umgebung Entspannung und Loslassen ermöglicht. Misstrauen und Nein entstammen schließlich derselben Familie, man pflegt Zurückhaltung und Kontrolle. Eine Einstellung, die durchaus eine gewinnbringende Strategie sein kann: Wenn Essen ein Akt des Aufnehmens ist, dann ist Stuhlentleerung eine Geste des Gebens. Menschen, die unter Verstopfung leiden, haben oftmals die Neigung, äußerst ungern etwas herauszurücken. Man will für sich behalten, was zu einem gehört. Der Dickdarm-Meridian sagt nicht nur Nein, das ist nichts für mich, er sagt auch Nein, das ist nichts für dich. Und wer Festhalten zur Königsdisziplin erkoren hat, pflegt einen tendenziell wertstabileren Zugang zum Leben, der beim eisernen Sparwillen beginnt und bei Habgier und Geiz endet. Ein übertrieben starkes Lebensprinzip des Dickdarm-Meridians resultiert in Dukaten-Eseln, die Geld scheißen können, bis sie stinkreich geworden sind. Derartige Personen können verdammt gut mit Geld. Für sie stinkt es nicht. Sie können gut mit materiellen Dingen. Aber sie können weniger gut mit anderen Menschen.

Eine Störung der Dickdarmenergie kann zu einer Angst vor Loslassen führen und damit zu Stagnation. Stagnation verhindert Erneuerung.

Denn eine strenge und krampfhafte Zurückhaltung tut der Gesundheit längerfristig nicht gut, ob auf physischer oder psychischer Ebene. Eine Störung der Dickdarmenergie kann zu einer Angst vor dem Loslassen führen und nicht loslassen zu können führt längerfristig zu einer Stagnation, die es in sich hat. Stagnation verhindert Erneuerung, weil Erneuerung immer ein dynamischer Austauschprozess ist. Ohne Erneuerung kommt irgendwann der Verfall, kommt das Verfaulen bei lebendigem Leib. Man hört es, man riecht es: Es beginnt im Darm und endet im Kopf. Schwefelgase. Ammoniak. Das Parfum des Teufels umhüllt den aufgeblähten Bauch des krampfhaft Festhaltenden. Der Körper vergiftet, die Gedanken vergiftet. Bis man nur noch einen Riesenhaufen stinkenden Abfall im Kopf hat: Negativität, Zynismus, Kontrollzwang, Machtanspruch, Neid und Missgunst. Ein gepflegter Durchfall im Sinne eines Durchputzens könnte hier Abhilfe schaffen. Weil Durchfall loslassen bedeutet. Durchfall ist das Ende der Zurückhaltung.

Zurückhaltung wiederum ist das Ende von chronischem Durchfall, denn chronischer Durchfall heißt, nichts halten zu können. Ein Kontrollverlust, alles fließt, wie in der frühen Kindheit sind die Hosen gestrichen voll. Man nähert sich wieder dem kleinen Scheißer an, der man einmal war, ängstlich und verunsichert dem Leben gegenüber. Das Lebensprinzip des Dickdarm-Meridians ist in seiner Entwicklung stehen geblieben. Wird der Nahrungsbrei zu schnell durch den Darm geschleust, gehen mit dem nicht eingedickten Stuhl Flüssigkeiten und lebenswichtige Elektrolyte verloren. Bei einem chronischen Zustand kann dies zu Mangelerscheinungen führen. Das System verliert an Kraft, der Körper trocknet aus, wie auch der Geist oder das Herz, weil sich dieses nichts bei sich halten Können auf allen Ebenen widerspiegelt und wer nichts bei sich hält, ist irgendwann einmal leer.

Das Leben marschiert durch einen durch. Es fehlt die Fähigkeit, diesem Strom Einhalt zu gebieten und sich herauszupicken, was man braucht. Es bleibt zu wenig übrig, was einen nähren könnte. Ist das Lebensprinzip des Dickdarms schwach, fällt es oft schwer, etwas über einen längeren Zeitraum aufzubauen, sei es Wohlstand, Sicherheit oder Stabilität. Dünnschiss statt goldene Eier. Was fehlt ist die Fähigkeit, an einer Sache dranzubleiben. Was fehlt ist die Kraft des Festhaltens. Was fehlt ist die Selbstkontrolle.

Das alles fehlt den Personen mit Reizdarm ebenfalls. Zusätzlich fehlt ihnen die Kraft des Neinsagens. Ohne Nein gibt es keine Grenzen, und ohne Grenzen kommt es schnell einmal zur Überlastung. Übermäßige Belastungen schlagen nicht nur auf die Psyche, sondern auch auf den Darm. Immerhin: Beide Parteien stehen über ein Netzwerk von Nervenfasern und Botenstoffen in regem Austausch. Ist der Kopf überlastet, ist es oft auch der Darm, der in weiterer Folge überreizt reagiert: Es ist zu viel, das alles lässt sich nicht mehr verdauen. Die Nerven liegen blank, eine Übersensitivität ist die Folge. Mal gibt es Schmerzen nach dem Essen, mal Blähungen, mal Durchfall, mal Verstopfung. Diesem Overflow muss Einhalt geboten werden. Wie? Mit einem beherzten Nein!

Mit dem Dickdarm-Meridian in Verbindung stehende Symptome:

Träger Stuhlgang, chronische Verstopfung, Blähungen und Gasbildung, häufig loser Stuhlgang, chronischer Durchfall, Reizdarm, Colitis ulcerosa...

Der Dickdarm-Meridian und die Psyche

Glaube und Vergangenheit

Nicht jeder Stuhlgang ist eine vollständige Entleerung, und unter ungünstigen Umständen können sich jede Menge Altlasten im Dickdarm ansammeln, teilweise sogar mehrere Kilo. Derart schleppen wir immer mehr dunkle Reste aus der Vergangenheit mit, die keinen weiteren Nutzen für das System darstellen, ja sogar gefährlich für die Gesundheit sein können und zwar auf allen Ebenen: Was festgesetzte Kotreste in den Darmtaschen sind, sind festsitzende Überzeugungen im Gehirn. Kot und Meinungen, gut konserviert in unserem System, Ausdruck einer Störung im Dickdarm-Meridian.

Gut konservierte Meinungen resultieren oft in einer etwas unflexiblen Einstellung dem Leben gegenüber. Lieber am Bewährten festhalten als Neues riskieren. Lieber Beständigkeit als Veränderung. Eine zu konservative Grundhaltung kann längerfristig zu Verhärtungen im Charakter und im Verhalten führen. Wie Kot, der schon zu lange im Verdauungstrakt festsitzt und dem jeder Lebenssaft entzogen worden ist. Knochentrocken, sozusagen. Einzementiert, fest an seinem Platz: Fester Beruf, fester Hemdkragen, fester Wohnsitz, feste Partnerschaft, festes Wertesystem, fester Stuhlgang, fest sitzende Dickdarm-Energie. Das gibt Sicherheit und Orientierung, ist aber auf die Dauer äußerst anstrengend, wenn die ganze Energie dafür verwendet wird, diese scheinbare Stabilität im Leben unter allen Umständen aufrechterhalten zu wollen. Und das wollen Dickdarm-Menschen, auch und vor allem in der Zukunft. Keine andere Meridianenergie ist so Renten orientiert wie die des Dickdarms. Keine andere Meridianenergie ist so anfällig für Versicherungen jeglicher Art. Der Dickdarm liebt Sparbücher und Vorsorgepläne. Der Dickdarm will sich absichern, vor allem in materiellen Belangen. Wird er mit Eventualitäten konfrontiert, macht er sich gleich einmal in die Hose.

Lieber am Bewährten festhalten als Neues riskieren. Eine zu konservative Grundhaltung kann zu Verhärtungen im Charakter und im Verhalten führen.

Der Dickdarm-Meridian kann sich daher in dem Zwang äußern, alles kontrollieren zu wollen, kontrollieren zu müssen. Dahinter verbirgt sich oft nur die Angst, der Unberechenbarkeit des Lebens nicht gewachsen zu sein, wenn man die Dinge einfach laufen lässt. Daher lässt der schwach entwickelte Dickdarm äußert ungern los, er ist ein Klammerer par excellence, was dazu führt, dass sein Rucksack immer voller wird: Er schleppt die Vergangenheit mit in die Gegenwart, aber nicht alles, was wir aus der Vergangenheit mit in die Gegenwart nehmen, macht Sinn. Viele Überzeugungen und Wertvorstellungen waren einst nicht recht viel mehr als Krücken, um bestimmte Abschnitte des eigenen Werdungsprozesses leichter zu bewältigen. Ein genauso braves wie angepasstes Verhalten kann in der Kindheit eine wichtige Strategie gewesen sein, um sich Aufmerksamkeit und Wohlwollen der Eltern zu sichern. Wer im Erwachsenenalter jedoch nicht anders kann, als jeder Person und jeder Situation gegenüber lieb und brav zu sein, der wird sich in Ellenbogensystemen teilweise schwertun und öfters mal über den Tisch gezogen werden. Schuld sind dann natürlich die anderen. Weil man ja immer noch davon überzeugt ist, dass Verhalten A automatisch zu Reaktion B führt. Das war vielleicht einmal so. Das hat einmal geholfen. Vor ein paar Jahrzehnten. Bei einer Störung im Dickdarm-Meridian wird man die Geister, die man einst rief, nicht mehr los. Der Glauben an derartige Lebensregeln steckt dann meist schon zu tief im System, als dass er einfach ausgeschieden werden könnte. Wir sprechen diesbezüglich von Glaubenssätzen und Glaubenssystemen, und verwalten tut diese hauptsächlich das Lebensprinzip des Dickdarm-Meridians.

Zu den Glaubenssystemen gehören aber nicht nur erlernte, sondern auch übernommene Überzeugungen. Zum Beispiel diejenigen der Eltern. Wer in der gesamten Zeit seines Heranwachsens gehört hat, dass er zu untalentiert ist, um jemals Erfolg zu haben, wird dies wohl auch glauben und im Leben kontinuierlich auf genau solche Erfahrungen zusteuern, die diese Meinung bestätigen. Der Rahmen unserer Glaubenssysteme bestimmt unseren Wahrnehmungs- und Erlebnishorizont. Selbst wenn diese nicht wirklich förderlich für unser Wohlbefinden sind, sind sie wie festsitzende Verdauungsreste ein Teil der Persönlichkeit, von dem man sich schwer trennen kann.

Ein Ungleichgewicht im Lebensprinzip des Dickdarms kann zu übertriebenem Anhaften an alten Mustern, Wertvorstellungen oder Meinungen führen, bis hin zu fanatischem oder missionarischem Verhalten. Ein Darmverschluss auf psychischer Ebene. Alles stagniert. Diese Stagnation kann zu Wucherungen oder Entzündungen führen, zu großen Glaubenskriegen selbst bei kleinsten Fragestellungen und oft reicht nur ein kleiner Funke, um diese zu entfachen. Was helfen würde? Das Prinzip der Darmreinigung auf allen Ebenen angewandt: Abführen. Durchspülen. Loslassen. Ausscheiden. Ein Einlauf für Körper und Geist. Eine Reinigung, um Verhärtungen und Verkrustungen aus dem System zu eliminieren. Ein Nein zu all den Grüßen aus der Vergangenheit, die man eigentlich nicht mehr braucht. Ein Ja zu sich selber und der Person, die man wirklich ist.

Schuld, Zwang und Perfektionismus

Worauf der Dickdarm-Meridian besonders sensibel reagiert: Schuldgefühle! Weil er ja gerne Dinge aus der Vergangenheit mitschleppt, bevorzugt Glaubenssätze und Wertvorstellungen, bevorzugt von wichtigen Bezugspersonen, allen voran von den Eltern. Das sitzt. Eine subtile moralische Instanz beobachtet aus den Tiefen der Eingeweide das selbstständige Handeln und Tun und setzt es in Bezug zu dem, was man vor langer Zeit in der Phase des eigenen Werdungsprozesses verinnerlicht hat. Da kann man schnell einmal in einen Gewissenskonflikt geraten und sich ertappt fühlen, wenn man entgegen eingefleischter Überzeugungen agiert. Die innere „Das tut man ja nicht"-Stimme nagt am Selbstbewusstsein, schlechtes Gewissen drängt sich auf, und die daraus resultierenden Schuldgefühle sind es, die jedes noch so starke Nein in die Knie zwingen können. Man mag entsprechen und nicht enttäuschen. Bei einer Schwäche im Dickdarm-Meridian fühlt man sich schnell und leicht schuldig, ein schiefer Blick reicht oft aus, um sich stundenlang zu fragen, was man denn schon wieder falsch gemacht hat. Einmal zu spät in die Arbeit kommen reicht, um sich wochenlang schlecht zu fühlen.

Bei einer Schwäche im Dickdarm-Meridian fühlt man sich schnell und leicht schuldig. Was hab ich schon schon wieder falsch gemacht?

Der Krampf, nicht enttäuschen zu wollen, kann zu einer weiteren Eigenheit des Dickdarm-Meridians führen: Perfektionismus. Perfektionismus ist der Gegenpol zum freien wie chaotischen Lauf der Dinge. Perfektionismus heißt, alles unter Kontrolle zu haben, vor allem sich selbst, Loslassen und Entspannen ausgeschlossen. Nein, man ist immer noch nicht gut genug. Nein, das war zu wenig. Nein, das geht noch besser. Dahinter verbirgt sich oft die Angst, das etwas in die Hose gehen könnte: Der eigene Lebensentwurf zum Beispiel. Ist diese Angst groß, läuft der Dickdarm-Meridian zur Höchstform auf und hält gewissenhaft, pflichtbewusst und ehrgeizig an Handlungen und Regeln fest, die einzig dem Erfüllen höchster Wertvorstellungen und der Annäherung an ein möglichst makelloses Selbstbild dienen. Man will sich nicht vor dem ekeln müssen, was am dicken Ende herauskommt, der natürliche Rhythmus von Festhalten und Loslassen ist gestört: Die Kontrolle hat die Kontrolle über die Kontrolle gewonnen.

Wieder ein Zustand des Darmverschlusses dem Leben gegenüber. Nichts fließt mehr ohne den eigenen Willen. Eine gesunde Dickdarmenergie kann, muss aber nicht. Sie kann sich zusammenreißen, wenn die aktuelle Lebenssituation dies erfordert. Sie kann sich zwingen, sie kann sich kontrollieren, ja, auch das muss hin und wieder sein. Sie kann Angst im Zaum halten und Unsicherheit am kurzen Riemen nehmen. Sie kann Chaos bändigen und Ordnung schaffen. Sie kann hervorragend festhalten, selbst wenn der Sturm des Lebens noch so sehr an den Grundfesten rüttelt. Ohne diese Dickdarm-Eigenschaften sind größere Herausforderungen, herausragende Leistungen und existentielle Krisen kaum zu bewerkstelligen. Ein gut integriertes Lebensprinzip des Dickmeridians hat sogar ein Faible für Perfektion. Es liebt die Vollendung. Es kann äußerst hartnäckig an Dingen dran bleiben, allerdings nicht, um zu entsprechen oder dafür Aufmerksamkeit zu bekommen, sondern als Ausdruck eines natürlichen Prozesses, der solange optimiert wurde, bis er sein maximales Potential abgeschöpft hat. Wie auch der Dickdarm für die Vollendung des Verdauungsprozesses steht.

Störungen im Dickdarm-Meridian

- *Neigung zu Blähungen, Völlegefühl, Durchfall, Verstopfung, Reizdarm*
- *anfällige Nase und Nebenhöhlen*
- *mangelndes Durchhaltevermögen, vieles „entgleitet" den Fingern*
- *leicht manipulierbar, schwache Grenzziehung, viele Schuldgefühle*
- *schlechter Umgang mit materiellen Belangen*
- *Tendenz zu Kontrollzwang und Perfektionismus*
- *Vergangenes wird schwer losgelassen, sehr konservativ*
- *hoher Muskeltonus, geringe Flexibilität, steif*

Harmonie im Dickdarm-Meridian

- *Starke Verdauung, robuste Immunität*
- *Gesundes Abgrenzungsvermögen, gutes Konfliktmanagement*
- *Guter Umgang mit materiellen Belangen und Geld*
- *Fähigkeit zum Loslassen und Vergangenes abzuschließen*

- *Streben nach Perfektion und hohen Standards*
- *Ausdauer durch Festhalten und Dranbleiben*

Wie man das Lebensprinzip des Dickdarms stärken kann

Nein sagen

Nehmen Sie sich einmal pro Woche einen Tag vor, an dem Sie freundlich, aber unmissverständlich Nein zu dem Gedanken sagen, es allen recht machen zu müssen. Vermeiden Sie Ausdrücke wie „lieber nicht", „eher ungünstig" oder „ja, aber". Sagen Sie klar und deutlich Nein. Schauen Sie der Person, die es betrifft, direkt in die Augen. Unterstützen Sie das Nein mit einem leichte Kopfschütteln und einer entsprechenden Handgestik. Seien Sie klar: Sie meinen es wirklich so. Daher: Lassen Sie auch jede Form der Rechtfertigung weg. Jede Begründung ist eine Angriffsfläche für Überredungsversuche. Bieten Sie diese Angriffsfläche ja nicht an! Sollte es Ihnen äußert schwierig sein, bei großen Herausforderungen direkt nein zu sagen, räumen Sie sich eine Bedenkzeit ein und kommunizieren Sie ihr Nein digital. Nein. Danke. Wieder ohne Rechtfertigungsanfall. Sagen Sie Nein zu unliebsamen Aufgaben, Nein zu sinnlosen Tätigkeiten, Nein zu wenig inspirierenden Gesprächen, Nein zu gut gemeinten aber störenden Ablenkungsversuchen und Nein zu Labertaschen und Energieräubern. Sagen Sie Nein, ohne sich schuldig zu fühlen. Entdecken Sie die Lust am Neinsagen. Weil jedes Nein ein Ja zu sich selbst verbirgt.

Glaubenssätze erkennen

Nehmen Sie sich eine Woche Zeit, um ihre Glaubenssätze und Überzeugungen zu enttarnen. Achten Sie auf Verallgemeinerungen in ihren Gedanken und in ihrem Sprachgebrauch, wie zum Beispiel „alle", „immer", „das macht man so", „das geht so nicht". Gibt es Redewendungen, die in Ihrer Familie oft verwendet wurden („Nur die Harten kommen durch", „ohne Fleiß kein

Preis", „alles wird immer teurer")? Erkennen Sie in ihren Handlungsweisen und in ihrem Denken Muster ihrer Eltern oder anderer enger wie wichtiger Bezugspersonen? Versuchen Sie zu verstehen, warum ihre Eltern oder diese Bezugspersonen diese Muster entwickelt haben. Schauen Sie sich alte Familienbilder an. Schauen Sie sich alte Schulbilder an. Welche Werte wurden Ihnen von wem nahe gelegt? Welche Überzeugungen wurden Ihnen vorgelebt? Was hat das mit Ihnen zu tun? Versuchen Sie die drei am häufigsten in ihrem Leben wirkenden Glaubenssätze oder Überzeugungen heraus zu kristallisieren. Schreiben Sie sie auf. Schreiben Sie auf, in welchen Lebensbereich sie ihre größte Wirkung entfalten. Und dann überlegen Sie: Sind diese Muster für Sie sinnvoll oder hemmend? Falls sie hemmend sind: Wie können Sie diese Überzeugungen umformulieren, sodass Sie ihrem aktuellen Lebensentwurf wesentlich besser gerecht werden?

Der Verlauf des Dickdarm-Meridians

Der Dickdarm-Meridian beginnt am daumenseitigen Nagelwinkel des Zeigefingers mit Dickdarm 1. Von Dickdarm 1 ausgehend folgt er dem Zeigefinger daumenseitig auf der Linie zwischen „weißem und rotem Fleisch" bis zum Grundgelenk des Zeigefingers und weiter über den zweiten Mittelhandknochen bis zu Dickdarm 4, der sich deutlich in einer Wölbung zeigt, wenn man den Daumen zur Hand presst. Spreizt man den Daumen stark ab, ergibt sich im Bereich der Handgelenksfurche eine Grube, die sogenannte Tabakgrube, aus welcher früher gerne Schnupftabak geschnupft wurde. Hier befindet sich Dickdarm 5.

Von Dickdarm 5 ausgehend folgt der Dickdarm-Meridian am Unterarm zuerst der Speiche, überquert den langen Daumenspreizer (M. abductor pollicis longus) und läuft weiter am daumenseitigen Rand der Außenseite des Unterarms entlang zweier wichtiger Handstreckmuskeln (M. extensor carpi radialis longus und brevis) bis zu Dickdarm 11, der sich bei angewinkeltem Ellenbogen am Ende der daumenseitigen Beugefalte in einer Vertiefung befindet.

Von Dickdarm 11 ausgehend zieht der Dickdarm Meridian seitlich am Oberarm zu Dickdarm 14, der sich auf halber Höhe des Oberarms an der Spitze des Ansatzes des Deltamuskels (M. deltoideus) befindet. Von

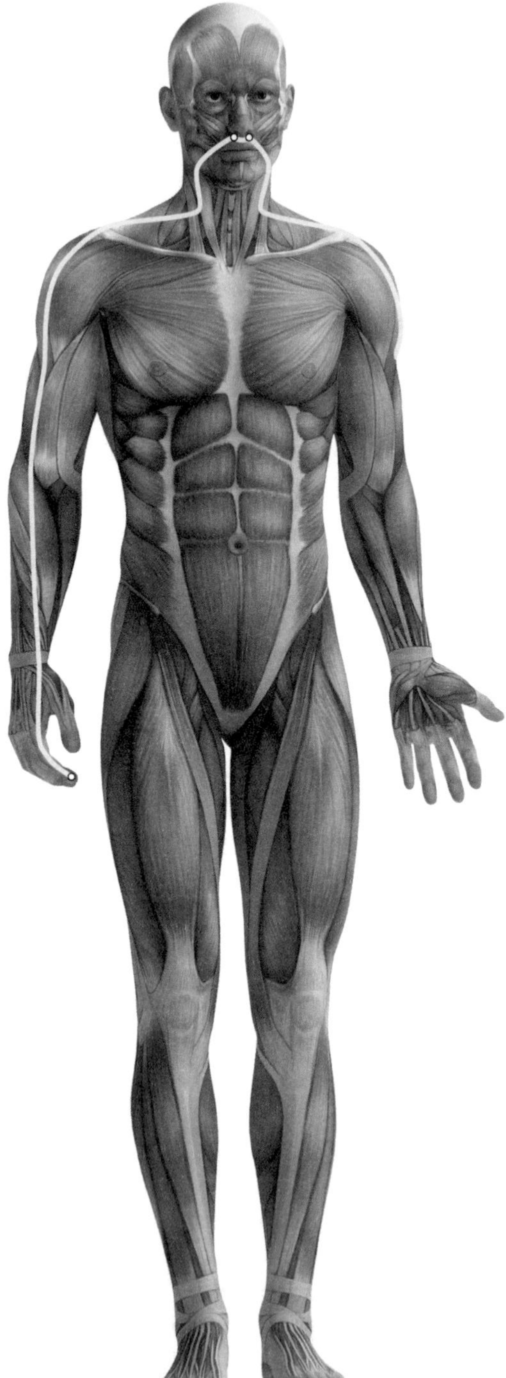

Dickdarm 14 verläuft der Meridian zwischen mittleren und vorderen Deltoideuskopf bis zu Dickdarm 15, der sich unterhalb des Vorsprunges des Schlüsselbeins (Clavicula) befindet. Von Dickdarm 15 zieht der Dickdarm-Meridian weiter zu einer Vertiefung, die von der Schultergräte (Spina scapulae) und dem Schlüsselbein gebildet wird.

Anschließend verläuft er auf dem vorderen Rand des Trapezmuskels (M. trapezius), in dem er ungefähr mit einer Daumenbreite Abstand dem geschwungenen Verlauf des Schlüsselbeins folgt. Oberhalb des lateralen Ansatzes des Kopfnickers (M. sternocleidomastoideus) zieht er nach oben und überquert den vorderen, seitlichen Halsbereich bis zu Dickdarm 18, welcher sich drei Daumenbreit seitlich des Kehlkopfknorpels befindet. Über den Unterkiefer – circa eine Daumenbreite vom Kieferwinkel entfernt – zieht er diagonal über die untere Wange direkt zu Dickdarm 20 am Oberrand der Grube seitlich neben den Nasenflügeln.

Schlüsselzonen im Körper

Nase, Hals und Schultern

Direkt unterhalb der Nase endet der Dickdarm-Meridian mit dem Punkt Dickdarm 20, „Ying Xiang“ oder „Willkommener Duft“. Dickdarm 20 zeigt an, ob wir die Nase voll haben, ob wir schnell und leicht verschnupft auf etwas reagieren, ob uns das Leben anstinkt und wir diesem ein Nein in Form einer verstopften Nase gegenüberstellen. Ist die Nase zu, behindert das unser Einatmen, das Lebensprinzip der Lunge ist mitbetroffen, weil unser Geruchssinn auch für unseren Instinkt steht. Ein feiner Geruchssinn kann helfen, die Witterung von subtilen Reizen aufzunehmen und ihnen nachzugehen. Fehlt uns diese Eigenschaft, dann vertrauen wir weniger auf unsere Gefühle, sondern mehr auf die Kraft des Verstandes. Kontrolle statt Spürsinn.

Das kann sich auch im weiteren Verlauf des Dickdarm-Meridians entlang des Halses zeigen. Der Hals wird starr. Der Hals wird eingezogen. Wir verlieren die Verbindung zum Himmel, zur Weite des Lebens, zu neuen Horizonten. Wir stecken fest. In unseren Überzeugungen, in unserer „So hat es zu sein"-Mentalität. Der Punkt Dickdarm 17 bringt dies zum Ausdruck. Dickdarm 17 ist der „Himmlische Dreifuß" („Tian Ding"). „Ding" bezeichnet auch eine Opferschale, und man kann sich den Schädel als Opferschale vorstellen, die auf der Wirbelsäule und den beiden Muskelsträngen des M. sternocleidomastoideus ruht. Ist die Opferschale voll, kann sie nichts Neues empfangen: Sie gehört geleert. Ist unser Schädel voll mit rigiden Glaubenssätzen und Wertekonzepten, dann werden wir zum Starrhals und können nicht mehr nach links oder rechts blicken. Eine hohe Spannung in der Halsmuskulatur und eingeschränkte Flexibilität können ein Spiegelbild davon sein. Der Schädel gehört geleert.

Die Kette der Anspannung, der Verweigerung und des Neins zieht sich weiter bis zum Punkt Dickdarm 15, „Jian Yu" oder „Schulterknochen". Hier geht es um die Frage, ob wir eine Last auf den Schultern haben oder ob wir Dinge auf die leichte Schulter nehmen können. Viele Schulterprobleme haben in der TCM ihren Ursprung im Dickdarm-Meridian. Hochgezogene Schultern können als Zeichen des Schutzes gesehen werden, wenn wir ein Nein nicht verbalisieren und damit (hin)ausdrücken, sondern es somatisieren und sich im Körper festsetzen lassen. Die Last der Vergangenheit, die Last von zu viel Verantwortung, die Last des Lebens: Das drückt und schränkt unseren Bewegungsspielraum ein.

Ellenbogen

Im Bereich des Ellenbogens entspringt der größte Teil der Unterarmmuskulatur. Hier sitzt die Kraft für Festhalten und Loslassen. Hier sitzt einer der wichtigsten Punkte des Dickdarm-Meridians: Dickdarm 11, „Qu Chi" oder „Der Sumpf in der Krümmung". Dickdarm 11 wird in der TCM als sogenannter „Geistpunkt" eingesetzt, als Punkt mit direktem Bezug zur Psyche. Dickdarm 11 befindet sich im Bereich der Streckmuskulatur des Unterarms. Streckt sich die Unterarmmuskulatur, lassen wir los. Dickdarm 11 wird in der Akupunktur gerne bei Verstopfung verwendet. Aber auch bei Durchfall, denn können wir nichts halten, nichts festhalten, gleitet alles durch die Finger. Der Bereich um Dickdarm 11 ist generell empfindlich: Viele Sehnenscheidenentzündungen haben hier ihren Ursprung. Meist ein Überlastungssymptom. Man hat nicht rechtzeitig Nein gesagt. Zu sich. Zu anderen.

Mit den ausgefahrenen Ellenbogen grenzen wir auch unseren Raum ab oder setzen uns durch. Auch hier spiegelt sich das Lebensprinzip des Dickdarms.

Zeigefinger

Der erhobene Zeigefinger sagt klar und deutlich: Nein! Er kann als gezücktes Schwert gesehen werden, das zur Verteidigung, aber auch zur Kontrolle eingesetzt wird. Zudem verfügt der Zeigefinger von allen Fingern über die stärkste Haltekraft: Er ist prädestiniert zum Festhalten. Nicht ohne Grund beginnt der Verlauf des Dickdarm-Meridians mit dem Zeigefinger. Der stärkste Punkt in dieser Region befindet sich zwischen Daumen und Zeigefinger: Dickdarm 4, „He Gu“ oder „Die Vereinigung der Täler“. Dickdarm 4 ist der „Quellpunkt“ des Dickdarm-Meridians, ein Punkt, der Einfluss auf die Energie des gesamten Meridians hat. Dickdarm 4 ist einer der stärksten Loslasspunkte in der TCM.

Ballt man eine Faust, tritt Dickdarm 4 deutlich zwischen Daumen und Zeigefinger hervor, wie ein kleiner Berg. Halten wir übertrieben fest, sammeln sich immer mehr Dinge an und türmen sich auf, wie ein Berg. Dickdarm 4 sorgt dafür, dass sich diese Ansammlungen wieder ins Tal ergießen, egal ob sich diese Ansammlungen in den Schultern („auf den Schultern lasten“), im Gesicht („die Zähne zusammenbeißen“) oder in der Verdauung („einen Stock im Hintern haben“) äußern. Damit es erst gar nicht so weit kommt, lohnt es sich, hin und wieder das Schwert zu zücken und die Knoten zu durchtrennen, die einen einschnüren.

Der Dickdarm-Meridian

Zugehöriges Element: Metallelement
Qualität: YANG
Organzeit: 5.00 – 7.00
Tierqualität: Hase
Partnermeridian: Lungen-Meridian
Zwillingsmeridian: Magen-Meridian
Oppositionsmeridian: Nieren-Meridian

DER MAGEN-MERIDIAN: Die Kunst des Jagens

Fragen für den Magen-Meridian

- *Habe ich Appetit und Neugier auf das Leben?*
- *Kann ich mir vom Buffett des Lebens holen, was mich satt und zufrieden macht?*
- *Kann ich mich selbstständig und bewusst ernähren? Finanziell? Emotional? Geistig?*
- *Habe ich den nötigen Biss, um mich durchzusetzen? Kann ich fokussiert und ausdauernd ein Ziel verfolgen?*
- *Fällt es mir leicht Inputs zu verdauen, ob Informationen oder Gefühle? Bin ich schnell „angefressen"?*
- *Traue ich mich immer wieder die Komfortzone zu verlassen, um Neues zu erleben?*
- *Kann ich Dinge gut umsetzen und „auf den Boden" bringen?*

Das Lebensprinzip des Magen-Meridians

Sind wir hungrig, wird der Magen-Meridian aktiv. Seine Aufgabe ist es, uns satt zu machen. Er stopft das Loch im Bauch. Er stopft das Loch im Herzen. Er stopft das Loch in der Seele. Er geht auf die Jagd und holt uns das, was uns fehlt. Der Magen-Meridian ist unser Jäger und ein guter Jäger braucht vielfältige Fähigkeiten: Er braucht Fokus, Zielstrebigkeit, Ausdauer. Er muss wissen, was er will. Er muss einschätzen können, ob er der zu erlegenden Beute gewachsen ist, er muss zum richtigen Zeitpunkt zuschlagen können, er muss fähig sein, das erlegte Gut nach Hause zu bringen und er muss es auch verwerten können. Kann er das alles, wird der Gabentisch immer reichlich gedeckt sein. Es wird keinen Mangel geben, keinen Hunger, keine unerfüllten Bedürfnisse. Fülle statt Leere. Das Lebensprinzip des Magen-Meridians ist es, für eine zufriedenstellende Versorgungsbilanz in unserem System zu sorgen. Und zwar auf allen Ebenen.

Das Lebensprinzip des Magen-Meridians ist es, für eine zufriedenstellende Versorgungsbilanz in unserem System zu sorgen. Und zwar auf allen Ebenen.

Die Integration des Lebensprinzips des Magen-Meridians stellt einen wichtigen Schritt in unserer Entwicklungsgeschichte dar: Sie repräsentiert den Auszug aus dem Schlaraffenland, die Abkehr von der nährenden und beschützenden Mutterbrust. Mit dem Durchbruch der Zähne erlebt der Magen-Meridian einen Entwicklungsschub: Es ist der Sprung in Richtung Selbstständigkeit, in Richtung Aktivität. Damit einhergehend entfaltet sich zunehmend die Fähigkeit gröbere vom Leben servierte Brocken selber zu verarbeiten, ob Nahrung oder neue Herausforderungen. Leben bedeutet Auseinandersetzung und Auseinandersetzung benötigt Beisskraft. Willkommen in der freien Wildbahn, willkommen in der Realität. An dieser kann man sich natürlich die Zähne ausbeißen. Oder sie liegt schwer verdaulich im Magen, wie ein Stein.

Einem geschwächten Magen-Meridian mangelt es an Biss. Er muss den Alltag in Breiform verabreicht bekommen, am besten vorverdaut, von anderen. Man will nicht selber Kauen, nicht Zerkleinern, nicht Aufbereiten. Man will sich keine eigene Meinung bilden, keinen Aufwand betreiben, keine Umstände machen, sich nicht mit Problemen auseinandersetzen und vor Konfrontationen flüchtet man sowieso. Man will Instantzufriedenheit: Man will die heimelige Komfortzone nicht verlassen und hofft erwartungsvoll, dass sich das Leben wie eine ständig abrufbereite und prall mit Milch und Honig gefüllte Mutterbrust bereits beim kleinsten Unwohlsein von selber nähert und einen verhätschelt. Es ist das Festhalten am Schlaraffenland, das Verweilen in einer Zeit, in der man sich um nichts kümmern musste, weil einem dies auf angenehme Art und Weise abgenommen wurde.

Das ist weit entfernt von einem selbstständigen Jäger, das ist das Festhalten an der Unselbstständigkeit. Der Jagdinstinkt fehlt und mit ihm der Antrieb: Lieber den Appetit drosseln, anstatt Leckerbissen anzuvisieren. Lieber sich mit dem zufrieden geben, was man auf den Tisch geknallt bekommt, egal ob es schmeckt oder nicht, egal ob es satt macht oder nicht, egal ob es zufrieden macht oder nicht. Am Teller, in der Arbeit, in der Partnerschaft oder in der Lebensperspektive: Alles muss leicht zu schlucken und leicht zu verarbeiten sein. Der Nährwert für Leib und Seele ist Nebensache.

Das geht an den Kernfragen des Magen-Meridians vorbei: Kann ich mich selber ernähren? Kann ich mich selber versorgen? Kann ich im Leben genau das verfolgen und erreichen, was ich brauche oder mir wünsche, um zufrieden und satt zu sein? Körperlich? Geistig? Emotional? Seelisch? Menschen mit einem starken Magen-Meridian reihen sich am Buffet der Existenz bevorzugt in der vordersten Reihe ein. Sie warten nicht darauf, bedient zu werden. Sie sitzen nicht mit leerem Bauch da und hoffen, dass etwas passiert. Sie begeben sich auf die Jagd, wenn es sein muss mit Nachdruck bis hin zur Aggression. Dazu haben sie den notwendigen Biss. Dazu können sie die Zähne fletschen, sich in etwas fest beißen, sich durch Widrigkeiten durchbeißen. Sie haben einen schnellen Blick dafür entwickelt, wo es etwas Lohnendes zu holen gibt und können sich genau so schnell dorthin bewegen. Sie haben die Fähigkeit rasch zu erfassen und zu fassen. Sie sind sehr konzentriert. Nicht ohne Grund beginnt der Verlauf des Magen-Meridians bei den Augen, kontrolliert den gesamten Mund- und Kieferbereich und endet in den Beinen. Sehen. Festbeißen. Nachlaufen. Jagen. Kann man das gut, gibt es Fülle statt Mangel. Die Versorgungsbilanz ist positiv.

Der Magen-Meridian und der Körper

Biss haben und schlucken können

Der Verlauf des Magen-Meridians beginnt bei den Augen. Schließlich müssen wir jegliches Objekt unserer Begierde zuerst erfassen, bevor wir uns auf den Weg machen, um es uns einzuverleiben. Die erste große Schlüsselstelle des Magen-Meridians ist jedoch der Kieferbereich. Denn es bringt wenig, hat man zwar etwas Lohnenswertes ins Auge gefasst, aber Wille und Durchsetzungskraft fehlen, um es auch zu bekommen. Die Leere im Bauch bleibt, wenn man den anderen zusehen muss, wie sie einem munter die Beute vor den Augen wegschnappen, weil man zu wenig Biss hat, um im richtigen Moment zuzuschnappen. Im Kieferbereich zeigt sich die Ausprägung unserer Kaumuskulatur. Im Kiefer zeigt sich, ob wir entschlossen die Zähne zusammenbeißen und kompromisslos auf ein Ziel zugehen können. Ohne konsequentes Verfolgen eines Zieles ist es schwer, Erfolg zu haben. Guten Jägern steht es daher ins Gesicht geschrieben: Breites Kinn, breiter Kiefer, kräftig ausgeprägt. Beißer. Durch und durch. Hungrig nach Erfolg. Fähig, ihn zu erlangen. Hervorragende Versorger. Leistungsorientiert, durch und durch. Das Lebensprinzip des Magen-Meridians ist gut entwickelt.

Der Verlauf des Magen-Meridians beginnt bei den Augen. Schließlich müssen wir jegliches Objekt unserer Begierde zuerst erfassen, bevor wir uns auf den Weg machen, um es uns einzuverleiben.

Wer sich selbst gut versorgen kann, könnte dies theoretisch auch für andere tun. Deswegen wird diese Physiognomie gemeinhin als attraktiv eingestuft, vor allem bei Männern. Das Problem: Gute Jäger denken primär an sich selbst und können oft nicht genug bekommen. Was man sich mühsam erjagt hat, möchte man behalten. Wer teilt, könnte am Ende das Tages mit leeren Händen dastehen. Daher: Nein zum Geben. Ja zum Nehmen. Alles meins. Verzicht ist keine Eigenschaft des Magen-Meridians und noch weniger die eines überaktiven Magen-Meridians. Der rückt sich prominent in den Vordergrund, wie auch das Kinn bei offensiver Magenenergie gerne nach vorne geschoben wird. Das Signal: Kampfeslust und Dominanz. Der charakteristisch ausgeprägte Kiefer geht in vielen Fällen direkt in ebenso ausgeprägte Hamsterbacken über: Ein Speicherplatz, die Notfallreserve für schlechte Zeiten. Versorgen. Vorsorgen. Der eigene Wohlstand will gesichert sein. Der eigene! Nicht der, der anderen! Ein angespannter Magen-Meridian manifestiert sich gerne in deutlich ausgeprägtem Egoismus. Das tägliche Mantra lautet: Ich, ich, ich. Man ist jederzeit bereit seine Zähne zu fletschen, um seine Beute und sein Territorium zu verteidigen. Man ist bereit, andere Menschen aufzufressen, stehen sie den eigenen Bedürfnissen im Weg. Man ist verbissen, in seinem Anspruch an das Leben, in sich selbst. Großmäuler, die den Mund gerne voll nehmen, weil sie Angst haben, möglicherweise zu wenig zu bekommen: Zu wenig Nahrung für die Seele, sprich Aufmerksamkeit und Anerkennung.

Bei einer Schwäche im Lebensprinzip des Magen-Meridians hängt die Kinnlade hingegen meist teilnahmslos herunter und das Leben kann direkt vor der Nase vorbei ziehen, ohne das man auf die Idee kommen würde, sich einen Leckerbissen zu gönnen und zuzuschnappen: Der hierfür notwendige Biss fehlt. Solche Menschen fliehen lieber vor Herausforderungen, als sich diesen zu stellen, oft zum Ausdruck gebracht durch ein fliehendes Kinn, das sich im Gesichtsbereich zurück zieht, als wollte es sich verstecken, um ja keine Konfrontation heraufzubeschwören. Die Kaumuskulatur ist schwach, der Kiefer kraftlos, keine Entschlossenheit, kein Durchsetzungsvermögen. Versorgen bereitet große Sorgen. Statt Hamsterbacken gibt es eingefallene Wangen, ein Mangelzustand, der sich schwer beheben lässt, weil eine geschwächte Magenenergie auch in schwachem Lebenshunger resultiert und wenn der Hunger fehlt, warum soll man sich dann überhaupt auf die Jagd begeben? Man gibt sich mit den Resten zufrieden, die andere am Buffett des Lebens übrig gelassen haben. Man bevorzugt die hinteren Plätze oder erscheint erst gar nicht. Appetitlosigkeit in Bezug auf die eigene Existenz. Eine wenig ausgeprägte Ich-Struktur geht mit wenig ausgeprägtem Durchsetzungsvermögen einher. Unterwürfigkeit statt Dominanz. Almosenempfänger statt Jäger.

Zur Aufgabe des Magen-Meridians zählt es, alles aufzuschlüsseln, was von außen in unser System dringt, nicht nur Nahrung, sondern auch und besonders Gefühle, Informationen oder Begegnungen.

Zudem kommt: Unsere Fähigkeit kräftig zuzubeißen und gut zu kauen spiegelt unseren Umgang mit den harten Brocken des Lebens. Haben wir das Gefühl, diesen nicht gewachsen zu sein, vermeiden wir sie sinnvollerweise lieber gleich, denn sonst könnten sie wie ein Stein im Magen liegen, oft jahrelang. Flucht statt Jagd, vor allem wenn es um Emotionen geht, vor allem wenn um Ärger und Unzufriedenheit geht. Kommt man Konfrontationen dennoch nicht aus, wird gefühlsintensive Materie meist widerstandslos hinunter geschluckt, aber nicht weiter verarbeitet. Denn zur Aufgabe des Magen-Meridians zählt es, alles aufzuschlüsseln, was von außen in unser System dringt, nicht nur Nahrung, nicht nur Flüssigkeiten, sondern auch und besonders Gefühle, Informationen oder Begegnungen. Das gehört erfasst, verwertet, in kleine Teile zerlegt, um daraus etwas machen zu können. Das ist Verdauung.

Ein kräftiger Magen-Meridian kann noch so deftige Happen klein kriegen. Derart bleibt auch Schwer- und Schwerstverdauliches nicht wie ein widerspenstiger Kloß im Hals stecken, dort, wo der Magen-Meridian seinen weiteren Verlauf hat, sondern flutscht ausreichend aufgeschlüsselt weiter, bereit, verstoffwechselt und ausgeschieden zu werden. Man hat keine Angst vor Konflikten oder Widerständen, man scheut keine Auseinandersetzung, weil man weiß, dass man fähig ist, auch Unangenehmes zu verarbeiten. Ohne ausreichende Aufbereitung kann der Magen allerdings schnell verstimmt sein, sprich Magenverstimmung, weil er keine entsprechende Antwort auf das parat hat, was sich in ihm angesammelt hat. Daran nagt er verzweifelt, ohne dass wirklich etwas passiert. Er wird voll und voller. Man ist ständig angefressen. Die Mundwinkel, entlang des Verlaufs des Magen-Meridians gelegen, hängen lustlos nach unten. Kein Wunder, dass uns dann der Appetit vergeht. Kein Wunder, dass der Magen dann schnell einmal sauer reagiert und mit Aufstoßen bis hin zum Erbrechen die noch nicht verdauten Dinge wieder an die Oberfläche bringen will, um uns daran zu erinnern, dass zahlreiche offene Enden in unserem System schlummern. Es ist zum Zähneknirschen, vor allem in der Nacht, wo die Entspannung des Schlafes das Tor zum Unterbewusstsein öffnet und das System versucht, das zu verarbeiten und zu verdauen, was untertags liegen geblieben ist.

Ein gut entwickeltes Lebensprinzip des Magen-Meridians versorgt uns mit einem gesunden Appetit auf das Leben und die Fähigkeit, Dinge zu verarbeiten und zu verwerten.

Ein gut entwickeltes Lebensprinzip des Magen-Meridians versorgt uns mit einem gesunden Biss, einem gesunden Appetit auf das Leben und die Fähigkeit, einverleibte Dinge zu verarbeiten und zu verwerten, sodass wir sie weiter verdauen und für uns nutzbar machen können. Ein gut entwickeltes Lebensprinzip verleiht uns die Kraft und das Selbstbewusstsein eines erfolgreichen Jägers, der weiß, dass er sich unter allen Umständen ausreichend versorgen kann.

Mit dem Magen-Meridian in Verbindung stehende Symptome:

Spannung im Kieferbereich, Kieferkrampf, Kiefersperre, Zähneknirschen, Zahnfleischentzündungen, Schluckbeschwerden, Kloß im Hals, Aufstoßen, Völlegefühl, Appetitlosigkeit, Übersäuerung…

Laufende Erdung

Ein guter Jäger braucht vor allem auch eines: Gute Beine. Hunger zu haben reicht nicht aus, um satt zu werden. Irgendwann muss der Zeitpunkt kommen, wo man sich in Bewegung setzt und den zu stillenden Bedürfnissen nachgeht. Der Verlauf des Magen-Meridians verbindet Beine und Füße mit Augen und Kiefer. Sehen, Erfassen, sich in das Ziel festbeißen, los sprinten. Nicht ohne Grund kontrolliert der Magen-Meridian den stärksten Muskel im Oberschenkel, den M. quadriceps, der bei den meisten Läufern deutlich ausgeprägt ist. Mit viel Kraft in den Beinen, lässt sich auch die ausdauerndste Beute verfolgen. Dran bleiben, immer weiter und noch weiter, so schnell wie möglich. Ein starker Magen-Meridian kann das. Hunger ist sein Treibstoff, Gier sein Motor. Hindernisse werden überrollt. Barrieren durchbrochen. Es braucht Ausdauer und Konsequenz, bis man endlich zuschnappen kann. Es braucht ein kontinuierliches Fortschreiten.

Einem müden Magen-Meridian fehlt hingegen jeglicher Antrieb, sich überhaupt aus dem Sessel der Gemütlichkeit zu erheben. Das Jagdrevier ist die Komfortzone und diese ist meist sehr klein angelegt. Alles was außerhalb des gewohnten Bereiches liegt, erscheint gefährlich und wird daher nicht angestrebt. Der Appetit auf neue Erfahrungen ist gering bis gar nicht vorhanden. Bescheidenheit als Notlösung. Der Ruhestand als Lebensziel. Die Ausdauer: Gering. Die Konsequenz: Mangelhaft. Der Versorgungszustand: Schlecht. Kein Eintreten für die eigenen Bedürfnisse. Kein Durchstehen von Schwierigkeiten. Kein Fortschritt. Angst vor der großen weiten Welt. Hängen geblieben in der Krabbelphase des Lebens und dem damit einhergehenden Aktionsradius. Schwache Beine. Weit davon entfernt, als tragende Säulen für die eigene Identität zu dienen. Wenig Erdung.

Wenig Erdung gibt es auch, ist die verbindende Funktion des Magen-Meridians gestört, vor allem wenn es um nicht materielle Dinge geht, die zu verdauen sind, an erster Stelle Informationen. Diese müssen wie Nahrung verwertet werden, fallen daher in den Aufgabenbereich des Magen-Meridians. Wir müssen Informationen einnehmen und zerkleinern, sodass sie verwertet werden können und einen Nutzen für uns darstellen. Personen mit einem starken Magen-Meridian sind rasche wie effektive Denker. Der Magen gilt in der TCM als Sitz der Ratio. Er sorgt für über eine hohe geistige Verarbeitungskapazität. Er erfasst sofort, welche Informationen wesentlich sind und welche nicht, er kann gut analysieren und kategorisieren, alles ins kleinste Detail zerlegen und zerpflücken. Mit dem daraus gewonnenen Wissen macht der Magen-Meridian auch etwas: Er setzt es um, direkt und ohne Aufschub. Er bringt die Gedanken auf die Erde. Die Verbindung von Kopf und Beinen funktioniert. Das entspricht der natürlichen Flussrichtung des Magen-Meridians: Er verläuft von oben nach unten.

Kommen die Gedanken nicht auf den Boden der Tatsachen, bleiben sie im Schädel hängen. Ich denke, also bin ich: Exzessive Hirnwichserei kann Ausdruck einer gestörten Magenenergie sein. Es wird intensiv gedacht, ohne konkrete Ergebnisse. Aus Viel wird Wenig gemacht. Es fehlt die Erdung. Er fehlt die Form der Verarbeitung, die etwas hervorbringt. Reine Kopfmenschen. Verbissen im Denken. Die ganze Energie konzentriert sich im Gehirn. Gefährlich wird es dann, wenn man geistig zu viel zu verdauen hat. Überessen wir uns, wird uns das im Magen liegen. Informationsoverflow ist nichts anderes, als eine zu deftige mentale Mahlzeit, die unsere Verarbeitungskapazität überschreitet. Nicht ohne Grund sind Personen, die einen kontinuierlichen Strom an Informationsdichte ausgesetzt sind, ob äußerlich herangetragen oder innerlich gemacht, sehr sensibel, was ihren Magen betrifft. Der läuft dann nämlich schnell heiß, wenn er mit seiner Aufgabe des Verarbeitens nicht mehr nachkommt, das kann zu einer Überlastung führen. Nichts geht mehr hinein. Dem Magen stößt es auf, zuerst einmal sauer, früher oder später kann er sich sogar entzünden: Willkommen Sodbrennen! Willkommen Gastritis! Für viele aber immer noch kein ausreichender Grund leiser zu treten. Der Zustand kann chronisch werden. Zudem verliert man zunehmend den Boden unter den Füßen: Die Erdung. Eine Trennung zwischen Körper und Geist findet statt. Man denkt, anstatt zu fühlen. Man spürt sich nicht mehr. Und wird nur noch verbissener. Was helfen würde: Schonkost, ein Aussteigen aus dem Gedankenkarussell, eine sukzessive Reduktion der zu verarbeitenden Dinge. Aus Mehr wieder weniger machen. Weniger denken, mehr machen.

Kommen die Gedanken nicht auf den Boden der Tatsachen, bleiben sie im Schädel hängen. Ich denke, also bin ich: Exzessive Hirnwichserei kann Ausdruck einer gestörten Magenenergie sein.

Erdung im Sinne des Magen-Meridians bedeutet etwas zu Ende bringen, etwas auf den Boden zu bringen, Resultate zu kreieren, eine greifbare Versorgung zu gewährleisten. Eine kleine Idee, die wirklich verwertet wird, hat oft mehr Nährwert als zehntausend Phantasien, die im Himmel umher schwirren. Das kann das Problem eines überaktiven oder überforderten Magen-Meridians sein: Ständig auf der Jagd nach Neuem. Dabei kann man sich schnell einmal verlaufen. Die Aufgabe des Magen-Meridians in den Beinen ist es, für die notwendige Bodenhaftung zu sorgen, um sich nicht in der Gedankenwelt zu verlieren.

Mit dem Magen-Meridian in Verbindung stehende Symptome:

Schwäche in den Beinen, mangelnde Ausdauer, Müdigkeit, Antriebslosigkeit, Sodbrennen, Gastritis, psychische Überlastung, exzessives Denken...

Der Magen-Meridian und die Psyche

Hunger und Appetit

Hungrig Einkaufen zu gehen ist keine gute Idee. Hunger ist ein existentielles Verlangen, ein Überlebenssignal. Hunger ist das Resultat eines Energiedefizits und ist definiert als Motivationszustand zur Nahrungsbeschaffung sowie Nahrungsaufnahme. Dafür steht der Magen-Meridian: Besteht ein Defizit, gehört es ausgeglichen. Das Loch im Bauch gehört gestopft, jedes Mittel ist recht. Bei echtem Hunger rücken Selektionsmechanismen in den Hintergrund und impulsives wie instinkthaftes Verhalten übernimmt das Ruder. Hunger heißt Fressen heißt jetzt heißt alles. Hunger heißt Müssen. Appetit ist da ganz anders. Appetit ist Wollen. Appetit ist eine bewusste Auswahl. Appetit ist Mögen. Appetit ist erlernt und geprägt von frühkindlichen Eindrücken, Gewohnheiten, psychischen Befindlichkeiten oder kulturellen Eigenheiten. Hunger versus Appetit. Allesfresser versus Gourmet. Hunger ist stärker als Appetit. Das ist das Problem des Magen-Meridians.

Der Magen-Meridian ist verantwortlich für die Versorgungsbilanz auf allen Ebenen: Körperlich, geistig, emotional, seelisch. Unterm Strich sollte ein leichter Überschuss bleiben. Besser: Eine Zufriedenheit, an der sich der Hunger die Zähne ausbeißt, die den Appetit freispielt und eine bewusste wie reflektierte Wahl in unserem Aufnahmeverhalten ermöglicht. Auf körperlicher Ebene tut sich der Magen-Meridian leicht: Wir befinden uns in Lebensumständen, die uns nicht Hungern lassen. Wir haben den Luxus und die Freiheit, mit Appetit zu selektieren, auch wenn viele Entscheidungen in Bezug auf Ernährung nicht immer hervorragend getroffen werden. Was aber ist mit dem Hunger auf emotionaler Ebene? Was ist mit dem Hunger auf geistiger und seelischer Ebene? Auch hier müssen wir das jagen, was uns zufrieden macht. Was aber, wenn wir das nie wirklich gelernt haben? Wenn wir das Lebensprinzip des Magen-Meridians nie ausreichend integriert haben? Wenn wir nicht fähig sind, uns erwachsen und selbstverantwortlich mit Liebe, Aufmerksamkeit und Sinn zu ernähren? Dann bleibt der Hunger. Und Hunger nimmt alles. Er nimmt ohne mit der Wimper zu zucken die erstbesten Partner/innen, die die Leere des Herzens zumindest ein bisschen zu füllen versprechen. Solange das Versprechen steht, haben wir die entsprechende Person zum Fressen gerne. Folgt die Ent-Täuschung, sind wir jedoch angefressen und haben die Person satt. Oft jahrelang. Oft den Rest des Lebens. Oder wir entscheiden uns für Berufe, für die wir unsere Seele verkaufen, nur um ein bisschen Aufmerksamkeit zu bekommen. Wir geben alles für wenig Anerkennung, weil der Hunger danach so groß ist. Wir wählen nicht mit dem Appetit, mit dem Wollen, wir wählen mit dem Müssen.

Was aber ist mit dem Hunger auf emotionaler Ebene? Was ist mit dem Hunger auf geistiger und seelischer Ebene? Auch hier müssen wir das jagen, was uns zufrieden macht.

Es kann auch sein, dass der Magen-Meridian versucht, den Hunger auf einer Ebene mit Fülle auf einer anderen Ebene zu kompensieren: Schokolade statt Liebeskummer. Luxusurlaub statt Sinnsuche. Statussymbole statt Selbstwert. Das Problem: Es gilt den Mangel auf der richtigen Ebene zu begeben. Ein emotionales oder geistiges Loch mit materieller Fülle auszugleichen funktioniert auf Dauer nicht. Das Loch bleibt. Und der Magen-

Meridian läuft und läuft und läuft. Bis er nicht mehr kann. Auf der einen Seite ein Überfluss. Auf der anderen gähnende Leere. Wir ersticken im Besitz während das Glück am Hungertuch nagt. Das Glück besteht jedoch auf seine Nahrung. Im verzweifelten Versuch das Loch der Seele zu stopfen, wird so ziemlich alles verschlungen, was Kühlschrank oder Naschlade herzugeben haben. Immer und immer wieder. In einer Störung des Magen-Meridians wurzeln viele Essprobleme, von Fresssucht bis Bulimie. Oder die innere Leere wird durch Nahrungsverweigerung zum Ausdruck gebracht. Schaut her, mein Herz hungert, bemerkt das denn niemand? Ich will mit Liebe gefüttert, mit Anerkennung gestillt werden!

Verläuft sich der Magen in seiner Aufgabe, die richtige Sättigungsbalance zu finden, gilt es Stopp zu sagen. Es braucht eine offene, ehrliche und fundierte Bestandsaufnahme in der Speisekammer des eigenen Lebens: Was fehlt wirklich? Was brauche ich, um auf der entsprechenden Ebene satt und zufrieden zu sein? Und dann muss man den Magen-Meridian darauf ansetzen. Selbstversorgung ist die Lösung. Sich selber lieben. Sich selber Aufmerksamkeit schenken. Sich selber Sinn geben. Ist der gröbste Hunger gestillt, dann kommt der Appetit. Der Magen-Meridian steht für den Hunger aufs Leben. Das ist die Pflicht. Der Appetit ist die Kür. Erst dann ist das Lebensprinzip des Magens wirklich ausgereift.

Neugier, Gier und Egozentrik

Ein gut entwickelter Magen-Meridian zeigt sich in einer starken Neugier dem Leben gegenüber. Neugier ist der Jäger, den es reizt herauszufinden, ob es hinter dem Hügel, den er noch nicht überschritten hat, vielleicht lohnenswertere Beute geben könnte. Der Aufbruch ins Unbekannte. Das Interesse am Neuland. Die Frage nach Optimierung. Die Suche nach Innovationen. Der Appetit auf Weiterentwicklung. Neugier ist eine der wichtigsten menschlichen Eigenschaften. Neugier ist der Motor aller Neuerungen, der Weg zu Wissen und Erkenntnis. Man gibt sich nicht satt und zufrieden mit dem, was man bereits hat. Eine gesunde Magenenergie sorgt dafür, dass die lebendig machende Qualität der Neugier bis ins hohe Alter aufrecht erhalten bleibt. Das hält jung, das hält frisch, das hält wach. Neugierig wie ein kleines Kind, das großen Appetit auf das Leben hat.

Der latent zu Übertreibung neigende Magen-Meridian kann es allerdings auch zu gut mit der Neugier meinen. Wer ständig seine Grenzen überschreitet, wer bevorzugt mit dem Unbekannten kokettiert, kann sich öfters mal die Finger verbrennen und von der Neugier zur Gier ist es nur ein kleiner Schritt. Gier ist Ausdruck einer Störung im Magen-Meridian, der in seiner Panik nie genug zu bekommen, alles zu verschlingen versucht. Ein Gruß der Evolution. Je mehr Ressourcen erlegt wurden, desto größer war die Überlebenschance. Die Gier macht den Magen-Meridian anfällig für Suchtverhalten: Ob Shopping-, Erlebnis- oder Spielsucht. Man will mehr und mehr und mehr. 30 mal um die Welt geflogen. 300 Paar Schuhe. 300.000 Euro am Konto. Dauernd auf der Jagd.

Wer ständig seine Grenzen überschreitet, wer bevorzugt mit dem Unbekannten kokettiert, kann sich öfters mal die Finger verbrennen und von der Neugier zur Gier ist es nur ein kleiner Schritt.

Gier hat auch einen egozentrischen Beigeschmack. Weil Gier nimmt, gerne auch von anderen, wenn dadurch ein Vorteil entsteht. Gier verschlingt. Gier steht über moralischen Konsens, Regeln und Normen. Gier will höher, weiter und schneller sein. Zu jedem Preis. Egomanie. Ohne Rücksicht auf Verluste. Das Ich und die eigenen Bedürfnisse ständig im Mittelpunkt. Man ist der beste und größte Jäger der Welt. Und der Magen-Meridian läuft heiß. Durch das ständige Laufen kann es auf körperlicher Ebene zu einer Übersäuerung kommen. Hitze und Säure. Das greift die Magenschleimhaut an. Das Fleisch liegt blank. Gier bis zur Selbstzerfleischung. Aber trotzdem nie zufrieden und satt.

Da scheint es der schwach entwickelte und an der Couch des Desinteresses fest klebende Magen-Meridian leichter zu haben. Keine Aufregung, keine Schmetterlinge im Bauch, kein Forscherdrang. Keine Neugier, keine Gier. Aber auch kein Fortschreiten und keine Entwicklung. Ein kleiner Magen mit wenig Lebenshunger und noch weniger Biss. Man geht etwas zahnlos durch das Leben. Die Komfortzone ist das Zuhause und freiwillig wird dieses sicher nicht verlassen. Man gibt sich sehr schnell zufrieden, ohne wirklich zufrieden zu sein. Auch dieser Zustand entspricht nicht dem Lebensprinzip des Magen-Meridians: Es ist Auftragnehmer der Seele. Er soll besorgen, was erfüllt.

Störungen im Magen-Meridian

- *Wenig Antrieb, wenig Hunger, wenig Appetit*
- *Geringe Selbstständigkeit, wenig Selbstverantwortung. Zuhause in der Komfortzone*
- *Wenig Durchhaltevermögen, wenig Kraft in den Beinen*
- *Überaktivität, Nervosität, innere Unruhe, Getriebenheit*
- *Egozentrisches Weltbild, Ich-Haftigkeit*
- *Tendenz zu Verstopfung, Völlegefühl, Gastritis, Magenschleimhautreizung, Sodbrennen, Durchfall*
- *Neigung zu entzündlichen Zahnfleischproblemen, Zähneknirschen, Kieferspannung*

Harmonie im Magen-Meridian

- *Kräftiger Biss, starke Verdauung, starke Beine*
- *Hohe Ausdauer, gute Konzentrationsfähigkeit, starker Fokus*
- *Fähigkeit zur emotionalen, geistigen und finanziellen Unabhängigkeit*
- *Schnelle Auffassungsgabe und Denkvermögen*
- *Neugier und Interesse an Fortschritt und Neuland. Zuhause in der Wachstumszone*
- *Gute Umsetzer und Macher*

Wie man das Lebensprinzip des Magens stärken kann

Kann ich mich Ernähren?

Der Magen-Meridian läuft gerne Zielen nach, die Zufriedenheit versprechen. Aber sind das auch wirklich Ihre Ziele? Was macht Sie wirklich satt? Nehmen Sie sich eine Woche Zeit, um sich folgende Fragen zu stellen: Was macht mich materiell wirklich glücklich und zufrieden? Was macht mich emotional wirklich glücklich und zufrieden? Was macht mich geistig wirklich glücklich und zufrieden? Und: Können Sie selber dafür sorgen, ohne dabei in Abhängigkeit zu kommen oder Hilfe zu benötigen. Ein starker Magen-Meridian kann das. Sie auch?

Fasten

Fasten ist jegliche Form der Reduktion, um unser System zu entlasten. Fasten kann viele Ausdrucksformen finden. Allen ist gemeinsam: Der überaktive Jäger Magen-Meridian zeigt rasch sein wahres Gesicht. Hat er das Gefühl, zu wenig zu bekommen, gerät er in Panik und wird nervös. Daher: Fasten. Und ihm zeigen, dass die Welt dabei nicht untergeht, dass man sogar mit weniger satt werden kann. Nehmen Sie sich eine Woche Zeit. Fasten Sie dort, wo sich ihr Jäger am aktivsten zeigt. Seien sie eine Woche offline. Kein Computer. Kein Telefon. Seien Sie eine Woche lang alleine. Kaufen Sie eine Woche lang nichts Unnötiges. Essen Sie eine Woche keine Süßigkeiten. Oder lassen Sie eine Woche lang die Nahrung komplett weg. Der Magen-Meridian wird es Ihnen danken. Wiederholen Sie derartige Fastenwochen mehrmals pro Jahr.

Verlauf des Magen-Meridians

Der Magen-Meridian beginnt mit Magen 1, der sich unterhalb der Pupille in der Augenhöhle in einer leichten Vertiefung am Knochen befindet. Anschließend verläuft der Magen-Meridian abwärts zu Magen 4, etwas außerhalb des Mundwinkels gelegen. Von Magen 4 ausgehend beschreibt der Magen-Meridian eine Kurve und verläuft seitlich den Unterkiefer entlang zu Magen 6, der sich deutlich abzeichnet, wenn man den Kiefer kräftig zusammen presst: Magen 6 ist der höchste Punkt am großen Kaumuskel (M. masseter). Kurz vor Magen 6 teilt sich der Magen-Meridian und ein Ast zweigt in Richtung Hals ab. Der andere Ast verläuft von Magen 6 ausgehend vor dem Ohr nach oben bis zu Magen 8, der sich am Schläfenwinkel befindet, dort wie sich die Kaubewegung noch am Schläfenmuskel (M. temporalis) wahrnehmen lässt.

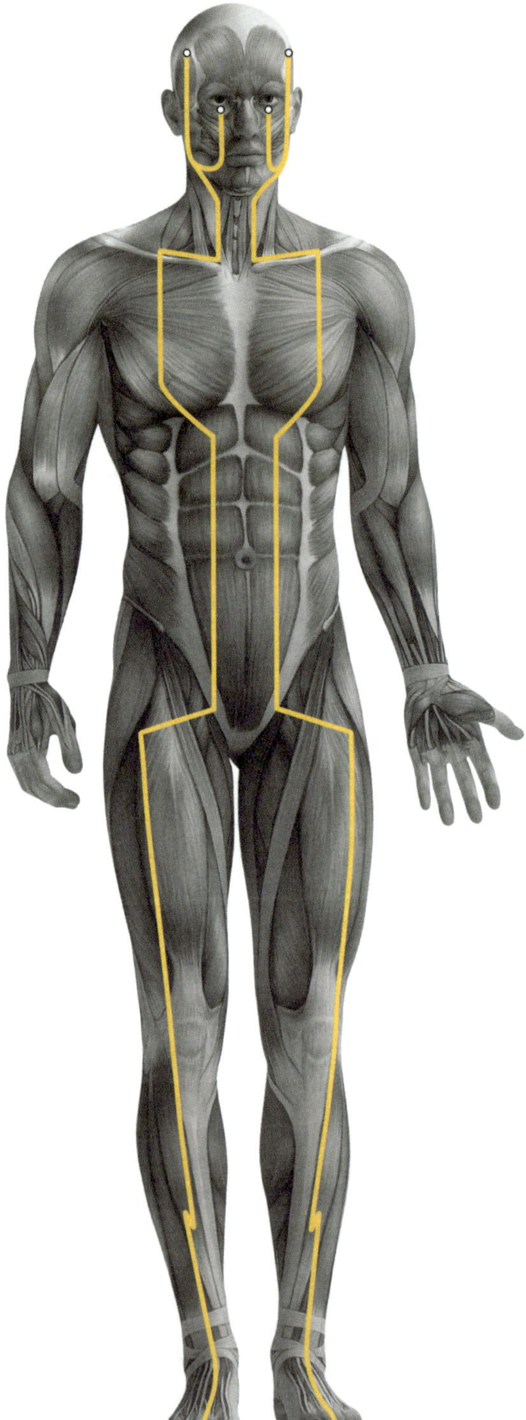

Der zweite Ast verläuft ausgehend von der Abzweigung senkrecht über den Hals, wo sich Magen 9 befindet. Magen 9 liegt eineinhalb Daumenbreit vom Adamsapfel entfernt auf dem Vorderrand des Kopfnickers (M. sternocleidomastoideus). Von Magen 9 ausgehend zieht der Meridian zu Magen 11, der sich senkrecht unter Magen 9 am oberen Rand des Schlüsselbeins befindet. Weiter geht es entlang des Oberrandes des Schlüsselbeins in Richtung Schulter bis zum Punkt Magen 12, der sich ungefähr in der Mitte des Schlüsselbeins und senkrecht über der Brustwarze befindet. Von Magen 12 zieht der Magen-Meridian über die Brustwarze (Magen 17) abwärts bis in den fünften Zwischenrippenraum, wo er sich nach innen wendet und im Bereich des sechsten Zwischenrippenraums am Rippenbogen bei Magen 19 in den Bauchbereich übergeht.

Von Magen 19 verläuft der Magen-Meridian zwei Daumenbreit von der Mittellinie entfernt gerade in Richtung Schambein bis zum Punkt Magen 30, der sich an der Oberkante des Schambeins befindet, wo sich der Leistenpuls gut tasten lässt. Von Magen 30 ausgehend zieht der Magen-Meridian über den Hüftknochen nach außen zu Magen 31, welcher sich unterhalb des oberen, vorderen Darmbeinstachels (Spina iliaca anterior superior) auf der Höhe der Symphyse befindet. Der Magen-Meridian verläuft weiter am Oberschenkel in der anatomischen Vertiefung zwischen zwei Strängen (M. rectus femoris, M. vastus lateralis) des vierköpfigen Oberschenkelmuskels (M. quadriceps) in Richtung des äußeren Rand der Kniescheibe (Patella). Weiter geht es entlang der Patella zu dem wohl bekanntesten Akupunkturpunkt überhaupt: Magen 36.

Magen 36 befindet sich drei Daumenbreit unterhalb der Unterkante der Patella und einen Daumenbreit außerhalb der Schienbeinkante. Von Magen 36 verläuft der Magen-Meridian entlang des Schienbeins auf einem Muskelbauch (M. tibialis anterior). Oberhalb des Außenknöchels beginnt sich der Magen-Meridian in die Mitte des vorderen Sprunggelenkspaltes zu ziehen. Wichtiger Orientierungspunkt ist hier Magen 41, welcher sich in der Mitte der Sprunggelenksfalte zwischen zwei deutlich tastbaren Sehnen befindet. Der Magen-Meridian zieht weiter über den höchsten Punkt des Fußrückens, wo sich Magen 42 befindet. Anschließend verläuft der Magen-Meridian zwischen zweiter und dritter Zehe in einer Vertiefung und endet auf der äußeren Seite der zweiten Zehe neben dem Nagelwinkel mit dem Punkt Magen 45.

Schlüsselzonen im Körper

Kiefer und Halsbereich

Der mächtige Kaumuskel (M. masseter) ist der Muskel mit der größten übertragenen Hebelkraft und, gemessen an seiner Größe, der stärkste Muskel in unserem System. Er ist der Muskel, mit dem wir zubeißen, mit dem wir uns festbeißen. Auf ihm liegt der Punkt Magen 6, „Jia Che" oder „Kieferkutsche". In der TCM ist Magen 6 ein sogenannter Geistpunkt, ein Punkt mit starker Wirkung und direktem Bezug auf die Psyche, weil sich in seiner Ausprägung unsere Bisskraft zeigt. Übertriebene Verbissenheit ist eine Eigenschaft, die Probleme hervorrufen kann. Man sieht nur mehr sich selbst, weil sich der Magen bevorzugt in die Wichtigkeit des eigenen Egos verbeißt, bis hin zum Kieferkrampf, Kiefersperre oder intensivem nächtlichen Zähneknirschen. Eine Entspannung der Kiefermuskulatur kann viele mentale Knoten lösen: Ein bisschen Abstand nehmen von der eigenen Wichtigkeit und den persönlichen Dramen. Das macht uns wieder lockerer, vor allem im Umgang mit anderen Menschen.

Diese Offenheit zeigt sich im Punkt Magen 9 „Ren Ying" oder „Menschen willkommen heißen". Magen 9 kontrolliert den Kehlkopfbereich inklusive Schilddrüse. Hat man zu viel um den Hals, ist es schwer, etwas willkommen zu heißen. Steht das Wasser bis zum Hals, ist es schwer, sich zu öffnen, weil man zu sehr damit beschäftig ist, sich alles vom Hals zu halten. Es ist schwer, willkommen zu etwas Neuem, zu anderen Menschen zu sagen, wenn man ständig einen Kloß im Hals hat oder einem dicke Brocken im Rachen stecken geblieben sind. Das erzeugt Druck und Druck erzeugt Hitze. Eine überaktive Schilddrüse kann mit dem Magen-Meridian in Verbindung stehen. Der Jäger läuft sich heiß. Man verbrennt sich selber und dann bleibt nicht mehr viel über.

Hat man zu viel um den Hals, ist es schwer, etwas willkommen zu heißen. Steht das Wasser bis zum Hals, ist es schwer, sich zu öffnen, weil man zu sehr damit beschäftig ist, sich alles vom Hals zu halten.

Das zeigt sich vor allem im nächsten Schlüsselpunkt: Magen 12, „Que Pen", „Bettlergrube" oder „Leeres Becken". Ob wir uns gut versorgen können, spiegelt sich auch in physischer Robustheit. Entlang des Schlüsselbeins erkennen wir rasch, ob wir an Mangel leiden oder in Fülle leben. Hier tun sich oft Gräben des Hungers auf, eingefallenes Fleisch, herausragende Knochen, die so genannte Hungergrube.

Bauch

Dinge, die wir nicht verdauen, schlagen uns auf den Magen. Ren Mai 12, „Zhong Wan" oder „Mitte des Magens", bringt dies zum Ausdruck. Auf der Mittellinie des Bauches, vier Daumenbreit oberhalb des Nabels gelegen, ist er der Alarmpunkt des Magens. In Shiatsu ist dieser Bereich auch die Diagnosezone des Perikard-Meridians, des „Beschützers des Herzens", der das Herz vor zu intensiver emotionaler Belastung bewahren soll. Und was verdauen wir am schwersten? Gefühle. Diese können jahrelang wie ein Stein im Magen liegen. Das Resultat: Schnelles Völlegefühl. Harter Bauch. Spannungsschmerzen um Ren Mai 12. Das belastet. Der Bauch, unser Zentrum, ist dann keine wirkliche Stütze für uns. Der „Himmlischer Pfeiler", Magen 25 oder „Tian Shu", zwei Daumenbreit neben dem Nabel gelegen, ächzt und stöhnt unter der Last. Wir haben unsere Mitte verloren, weil sie besetzt ist, mit unverdauten Altlasten. Auch in diesem Bereich kann sich Spannung oder erhöhte Sensibilität zeigen.

Becken

In der Beugefähigkeit der Hüfte zeigt sich unsere Fähigkeit, uns zu erden. Diese Beugefähigkeit wird von den Punkten Magen 30, „Qi Chong" oder „Hindurchschießendes Qi" und Magen 31, „Bi Guan" oder „Passtor am Oberschenkel", bestimmt. Beide Punkte bilden eine Art Schranke. Ist diese Schranke geöffnet, kann unsere Energie (Qi) durch das Passtor in Richtung Boden fließen. Wir können uns erden. Wir können Dinge auf den Boden bringen. Viel Spannung und geringe Flexibilität an dieser Schlüsselstelle zeigen, dass wir den Kontakt zu unseren Beinen als Wurzeln verloren haben. Und ist eine Schranke geschlossen, ist der Verkehr blockiert. Es wird Stau und Druck geben, vor allem im Unterbauch.

Beine

Die Kraft des Magen-Meridians zeigt sich in der muskulären Ausprägung der Beine. Ist die Versorgungslage gut, kann nicht nur das Zentrum, sondern auch die Peripherie ausreichend genährt werden: Starke Beine. Starke Unterschenkel. Oder, wenn der Magen-Meridian in geschwächtem Zustand ist, das Gegenteil davon: Kraftlose, dünne Stelzen, die bei Belastung schnell einmal umknicken. Die Muskulatur entlang des Schienbeins: Kaum vorhanden. Ein Leerezustand, der sich vor allem entlang der Punkte Magen 37, „Shang Ju Xu“ oder „Obere große Leere“ und Magen 39, „Xia Ju Xu“ oder „Untere große Leere“ ausdrückt. Derart ist es schwer, drei Meilen weiter zu laufen als alle anderen. Will man mehr Energie in diesen Bereich bringen, ist Magen 36, „Zu San Li“ oder „3 Meilen am Bein“ der Meisterpunkt.

Der Magen-Meridian

Zugehöriges Element: Erdelement
Qualität: Yang
Organzeit: 7.00 – 9.00
Tierqualität: Drache
Partnermeridian: Milz-Meridian
Zwillingsmeridian: Dickdarm-Meridian
Oppositionsmeridian: Perikard-Meridian

DER MILZ-MERIDIAN:
Die Urmutter und die Mitte

Fragen für den Milz-Meridian

- *Bin ich fähig, mir selber Zuwendung, Liebe und Aufmerksamkeit zu schenken?*
- *Kann ich das Leben genießen? Kann ich mir das Leben versüßen?*
- *Lasse ich mich leicht aus dem Gleichgewicht bringen? Verliere ich schnell meine Lebensbalance?*
- *Kann ich in herausfordernden Situationen gelassen und stabil bleiben?*
- *Kann ich geben und teilen?*
- *Kann ich gut meinem Bauchgefühl vertrauen? Bin ich in meinem Körper zuhause?*
- *Kann ich klar und achtsam mit meinen Gedanken und meinen Gefühlen umgehen?*

Das Lebensprinzip des Milz-Meridians

Von der Mitte redet man meist erst dann, wenn man sie verloren hat. Ist sie nicht da, sehnen wir uns nach ihr. Der Wunsch zur inneren Mitte ist die Suche nach dem Auge des Hurrikans in den Turbulenzen des Lebens, die Suche nach einem stabilen Gleichgewicht gegenüber äußeren und inneren Anforderungen. Der Wunsch zur inneren Mitte ist der Wunsch nach Gelassenheit und Geborgenheit. Unsere Mitte ist unser Ruhepol, unser wichtigster Bezugspunkt, um uns zu sammeln, der Ort, an dem wir immer zurückkehren können, wenn wir Beständigkeit und Frieden suchen. In der Mitte muss nichts passieren, nichts erledigt werden, nichts zwingt einen zur Aktivität. In der Mitte findet man wahre Zufriedenheit. Die Kraft der Mitte zu bewahren ist das Lebensprinzip des Milz-Meridians.

Wer in sich ruht, der hat einen klaren, aber entspannten Bezug zu seiner Identität und zu seinem Körper. Man hält sich im Zentrum des eigenen Hauses auf. Man ist zuhause. Wer zuhause ist, ist da. Wer da ist, ist präsent. Fokus und Bewusstsein zerstreuen sich nicht an der Peripherie der Persönlichkeit, sondern konzentrieren sich im Kern. Ich bin. Ohne etwas sein zu müssen. Ich bin. Ohne etwas haben zu müssen. Ich bin. Ohne etwas tun zu müssen. Das Grundgefühl einer wohligen Zufriedenheit mit sich selbst zeichnet einen starken Milz-Meridian aus.

Wer in sich ruht, hat einen klaren, aber entspannten Bezug zu seiner Identität und zu seinem Körper. Man hält sich im Zentrum des eigenen Hauses auf.

Anders als in der westlichen Medizin ist die Milz in der TCM eines der wichtigsten Organe. Die Milz ist ein Überbegriff für den gesamten Verdauungstrakt und den Bauchbereich, der ja auch die physische Mitte unseres Körpers darstellt. Arbeitet der Verdauungstrakt gut, wird der Körper bestens versorgt. Das Ergebnis lässt sich sehen: Saftiges Fleisch, kräftiges Blut. Ein wohlgenährter und greifbarer Mensch. Die Milz ist die Urmutter in unserem System. Sie ist immer da, es steht immer etwas am Tisch, man bekommt immer etwas mit. Die Milz ernährt aber nicht nur die leibliche Hülle, sie versorgt auch Geist und Seele. Mit einem gut entwickelten Milz-Meridian sind wir fähig, uns selber Mutter zu sein und uns das zu geben, was jede Mutter ihren Kindern gegenüber empfindet: Liebe, Wärme und Akzeptanz. Das Lebensprinzip der Milz steht für bedingungslose Selbstliebe und Selbstgenuss. Der Milz-Meridian versüßt uns das Leben. Er ist wie eine gemütliche Küche, die uns immer Willkommen heißt.

Wer sich selber akzeptiert, wie er ist, wer sich selber liebt und genießt, der kann auch Geben, ohne dafür etwas zu wollen oder zu erwarten. Aus der Fülle einer kraftvollen Mitte entspringt das Bedürfnis, sich, seine Fähigkeiten und seine Gaben in die Welt einzubringen. Echte Fülle will ge- und verteilt werden, aus Freude am Schenken, aus Freude an der Vermehrung von Gutem und Schönem. Andere Menschen werden nicht als Konkurrenten gesehen, denen gegenüber man sich einen Vorteil verschaffen muss, sie sind vielmehr Verbündete auf der Reise durch das Leben, mit denselben Sehnsüchten und Wünschen. Sie alle sind Teil einer großen Familie, deren tragende Mitte die Erde ist. Mit ihnen kann man gemeinsam und gesellig sein. Auch dafür steht das Lebensprinzip der Milz: Es gibt gerne. Es mag Menschen. Es ist gesellig. Es schätzt das Miteinander.

Wirklich gute Verbindungen, egal ob in Partnerschaft, Freundschaft oder Arbeitswelt, sind allerdings nur dann möglich, wenn man es schafft bei sich zu bleiben. Hier zeigt sich die wahre Kraft der Mitte: Ein wenig ausgeprägtes Lebensprinzip der Milz destabilisiert das Zentrum und wir verlieren schnell einmal die Balance, selbst bei geringen Herausforderungen. Kehren wir nicht von selber wieder in unsere Mitte zurück, kann dies dazu führen, dass wir diese außerhalb von uns selbst zu suchen beginnen. Wir machen andere Menschen oder Tätigkeiten zu unserer neuen Mitte. Wir sind nicht mehr in uns zuhause. In der eigenen Mitte fehlt etwas. Um dieses Loch zu stopfen, fängt der Milz-Meridian gerne an zu geben, dieses Mal will er aber dafür etwas haben: Und zwar die Aufmerksamkeit und Liebe, mit der er sich selbst nicht mehr versorgen kann. Dann wird er zu einer Mutter, die alles für ihre Kinder tut, nur um von diesen gesehen und akzeptiert zu werden. Er opfert sich auf. Er macht sich abhängig. Er wird zum nimmermüden, teilweise aufdringlichen, letztendlich aber hilflosen Helfer, der weit davon entfernt ist, in sich selber zu ruhen.

Das Lebensprinzip der Milz ist das sich zuletzt entwickelnde Prinzip der ersten Meridian-Familie. Es folgt auf Lungen-, Dickdarm- und Magen-Meridian und hat einen integrativen Charakter: Es transformiert die Eigenheiten der ersten drei Meridiane in Fleisch und Blut. Die Milz macht greifbar. Sie kanalisiert in die Mitte. Sie festigt. Wie eine Mutter, die für Ruhe und Stabilität in einer Familie sorgt.

Der Milz-Meridian und der Körper

Das Hara und die Kraft des Zentrums

Der Buddha vereint viele Qualitäten in sich, die das Lebensprinzip der Milz widerspiegeln: Präsenz, Achtsamkeit, ein Ruhen in der Mitte, ein Ruhen in sich selbst. Die tiefe Verbindung mit dem eigenen Wesen kreiert in weiterer Folge eine tiefe Verbindung zu anderen Menschen, die Mitgefühl weckt und zum Ausdruck bringt. Der Buddha ist die Urmutter für spirituelle und seelische Belange. Nicht ohne Grund werden die meisten Buddhafiguren mit einem dicken Bauch abgebildet, viel dicker, als er im realen Leben jemals hätte sein können. Diese auffällige Leibesfülle des Buddhas hat aber weniger mit Dekadenz und einem zügellosen Hang zu üppigen Speisen zu tun, vielmehr soll sie das Übermaß an Energie und Kraft zum Ausdruck bringen, das der Erleuchtete in seinem Bauch aufgebaut hat. Ein derartiges Übermaß kann verteilt werden, an all diejenigen, die Hilfestellung suchen. Der Buddha gibt vom Zentrum aus. Dieses Zentrum wird in China Dantian und in Japan Hara genannt. Dantian bedeutet „Zinnoberfeld", Hara bedeutet „Bauch." Aber auch: „Quelle des Lebens".

Wer im Hara seinen geistigen Schwerpunkt hat, kann mental große Stabilität erlangen, die sich durch nichts erschüttern lässt.

Das Hara ist der physikalische Schwerpunkt im Körper und spielt in vielen asiatischen Künsten eine tragende Rolle, vor allem in der Kampfkunst. Weil ein zentrierter Körper mit starkem Schwerpunkt nicht so leicht aus der Balance zu bringen ist oder in Situationen, die ihn aus dem Gleichgewicht gebracht haben, schneller wieder zu seiner Mitte zurück findet. Dieses Prinzip gilt auch für die Psyche: Wer im Hara seinen geistigen Schwerpunkt hat, kann mental große Stabilität erlangen, die sich durch nichts erschüttern lässt. Das führt zu einer souveränen Gelassenheit, das führt zu einem tiefen inneren Frieden, das ist eine Frage des Fokus: Der psychische Schwerpunkt wandert mit der Aufmerksamkeit. Entweder verweilt diese gesammelt in der Mitte oder sie verlässt dieses Zuhause und zerstreut sich primär in der Außenwelt. Dann kann der Geist schnell einmal seine Balance verlieren, sollte der Wind des Lebens rauer wehen: Wir werden zu einem Baum, der seine ganze Kraft in den Zweigen hat, nicht aber im Stamm. Die Folge: Instabilität. Es gibt keinen rettenden Anker für umherschweifende Gedanken, keine Wurzeln für hochgehende Emotionen, keine beschützenden Wände für Ängste oder Sorgen. Man fällt schnell einmal um. Das kann passieren, wenn die Milzenergie schwach ist. Daher zielen die meisten Meditations- oder Yogatechniken explizit auf eine Stärkung des Hara ab. Im Zentrum herrscht Klarheit und Stille. Es ist der sichere Hafen für Aufmerksamkeit und Lebenskraft. Es steht für das kraftvoll integrierte Lebensprinzip der Milz.

Dieses Lebensprinzip hat es zur Zeit jedoch nicht leicht. Der natürliche Bauch ist aus unserer Kultur verschwunden. Wir verdrängen die satte Fülle der entspannten Mitte und begehen derart Harakiri am Wohlgefühl und am Sein. Wir durchschneiden und beschneiden unser Zentrum. Mit enger oder einengender Bekleidung. Mit Baucheinziehen. Mit einem ständigen Kampf, der uns von Werbung und Medien täglich und über alle zu Verfügung stehenden Kanäle aufoktroyiert wird: Flach ist gut, dick ist schlecht. Anspannung statt Entspannung. Sixpack statt innere Werte. Jugendliches Machertum statt Mitgefühl und Wohlwollen. Schein statt Sein. Äußere Form. Innere Leere. Es ist ein genauso bitterer wie verbitterter Kampf mit saurem Beigeschmack.

Die Milz liebt aber süß. Sie ist die sich selbst versorgende Urmutter mit der besten Muttermilch der Welt: So süß wie die Liebe. Liebe akzeptiert. Selbstliebe ist Selbstakzeptanz. Von dieser Süße des Lebens sind wir weit entfernt, wenn wir dauernd dem Gefühl erliegen, nicht schön, gut oder clever genug zu sein. Die Urmutter liebt ihre Kinder, wie sie sind. Und nicht, wie sie sein sollten. Die entscheidende Frage der Milz an unser Zentrum lautet: Kann ich mich annehmen, wie ich bin? Kann ich mir selber Liebe geben? Kann ich mir selber meinen Alltag, meine Tätigkeiten, meine Beziehungen versüßen? Falls nicht, wird diese fehlende Süße des Milz-Meridians gerne durch süße Nahrungsmittel kompensiert. Zucker: Nahrung für die darbende Seele. Wir versuchen die verlorene Mitte mit einem Übermaß an Süßigkeiten zu füllen und verlieren sie dabei umso mehr: Das Hara bläht sich auf, wird weich, schwammiges Übergewicht statt energiereicher Fülle. Voluminöse Schwimmreifen, um im Fluss des Lebens nicht unterzugehen, bis hin zur Fettleibigkeit. Die Krankheit Zuckersucht. Die Zuckerkrankheit: Diabetes. Nicht ohne Grund ist sie auf einem weltweiten Siegeszug. In der TCM ein Schwächezustand der Milz. Wir fallen auf den Bauch. Auf allen Ebenen.

Von dieser Süße des Lebens sind wir weit entfernt, wenn wir dauernd dem Gefühl erliegen, nicht schön, gut oder clever genug zu sein. Die Urmutter liebt ihre Kinder, wie sie sind. Und nicht, wie sie sein sollten.

Weil wir mit dem Hara unsere innere Stabilität, unser Zuhause und auch unser Bauchgefühl verlieren. Wir stehen neben uns. Wir sind nicht mehr bei uns. Wir sind ein bisschen verloren. Was hilft: Entspannen. Wer entspannt, kommt mehr zu sich. Wer mehr zu sich kommt, kann mehr entspannen. Keine unnötige Energie wird verschwendet, um unnötige Anerkennung oder oberflächliche Aufmerksamkeit zu erjagen. Die derart gesparte Energie kann sich ansammeln. Sie kann sich in der Quelle des Lebens sammeln, im Hara, das derart zum Ausdruck der inneren Erfüllung wird. Dafür steht das gut integrierte Lebensprinzip der Milz: Für einen energetisch prall gefüllten Bauch voller Schmetterlinge. Für eine starke und stabile Mitte.

Mit dem Milz-Meridian in Verbindung stehende Symptome:

Blähungen, Druckgefühl im Bauch, Verdauungsstörungen, Übergewicht, Untergewicht, Diabetes, Stoffwechselerkrankungen, Fettleber, psychische Instabilität...

Das Gewebe und die Festigkeit des Seins

Die Kraft der Mitte ist eine stabilisierende Kraft. Ist das Lebensprinzip der Milz und damit einhergehend die zusammenhaltende Qualität der Mitte schwach ausgeprägt, verliert die Peripherie an Festigkeit. Sie beginnt sich aufzulösen. In Bezug auf die Milz bemerkbar im Zustand unseres Gewebes, vor allem im Binde- und Muskelgewebe. Das Bindegewebe, wie der Name bereits verrät, hält den Körper sowie die Organe zusammen. Das Lebensprinzip der Milz ist ein Synonym für den gesamten Verdauungstrakt. Es versorgt und ernährt unseren Körper, so auch das Gewebe. In gutem Zustand ist dieses straff, lebendig und reaktionsfähig. Idealzustand: Kleines Kind. Knackig und zum Bersten mit Energie versorgt.

Das Gegenteil: Bindegewebsschwäche. Schlaffes und wässriges Gewebe, das seine Form verliert. Dadurch gerät das gesamten System aus der Form. Das einst kraftvolle und stützende Netz ist weich geworden. Das Haus des Körpers zerfällt. Die Wände bekommen Dellen. Die Mauern werden feucht. Sie verlieren an Farbe, an Putz. Instabilität. Überschwemmung. Die Folgen: Blaße, teigige Haut, leicht aufgedunsen. Krampfadern, weil die Blutgefäße auseinander gehen. Breiiger Stuhl, oft mit Nahrungsresten, weil dem Verdauungstrakt Kraft und Tonus fehlen, um den Nahrungsbrei ausreichend zu bearbeiten. Dazu Cellulite, gemeinhin Orangenhaut genannt. Ödeme. Oder Dehnungsstreifen. Leicht verformbares und empfindliches Gewebe.

Das führt bei Berührung schnell einmal zu Blutergüssen. Blaue Flecken auf der Haut als Spiegelbild dafür, wie leicht es ist, bei Personen mit einem Milz-Meridian im Leerezustand Eindruck zu hinterlassen. Schwaches Gewebe lässt sich leicht Prägen. Man kann ihm schnell einen Stempel aufdrücken. Das gilt auch für die Psyche: Wer nicht stabil in seinem Zentrum ruht, lässt sich leichter beeinflussen, lässt sich leichter prägen, lässt sich leichter einen Stempel aufdrücken.

Ist das Lebensprinzip des Milz-Meridians schwach ausgeprägt, kann dies dazu führen, dass sich nicht nur der Körper, sondern auch der Geist ohne großen Widerstand verformen lässt. Zurück zum Hara: Ein Zentrum, das nicht bewohnt ist, ist wie ein Haus, das nicht bewohnt ist. Beides kann besetzt werden. Und das schwache Gewebe tut sich schwer dagegen zu halten. Es hat seine Reaktionsfähigkeit verloren. Geringe Spannkraft. Geringe Widerstandskraft. Menschen mit einem schwachen Milz-Meridian übernehmen schnell die Meinung anderer. Sie sind nicht gefestigt in sich. Sie passen sich schnell an. Sie lassen sich leicht beeindrucken. Sie sind rasch beeindruckt. Und bei zu viel Druck brechen sie schnell einmal zusammen. Große Müdigkeit macht sich breit, geistig, emotional und körperlich.

Menschen mit einem schwachen Milz-Meridian übernehmen schnell die Meinung anderer. Sie sind nicht gefestigt in sich. Sie passen sich schnell an. Sie lassen sich leicht beeindrucken. Sie sind rasch beeindruckt.

Was tun? Mit Händen und Füßen wehren? Davon laufen? Das wird schwer. Weil auch die Muskeln ein Gewebe sind. Die Milz ernährt das Fleisch und die Extremitäten, sagt die TCM. Was damit gemeint ist: First things first. Zuerst wird die Energie für den zentralen Bereich des Körpers benötigt, die Organe wollen ausreichend versorgt sein. Sie sind überlebensnotwendig. Erst wenn ein Überschuss vorhanden ist, kann dieser an die Peripherie weitergegeben werden. Ein starker Milz-Meridian kann nicht nur dem Zentrum, sondern auch den Armen und Beinen kraftvolle und nährende Energie zu Verfügung stellen, sichtbar in deutlich ausgeprägter Muskulatur. Starke Waden. Starke Unterarme. Knackig und rundum gesund.

Ist der normalerweise für eine aufwärts gerichtete Energiebewegung verantwortliche Milz-Meridian schwach, verliert die Muskulatur, die ja auch ein Gewebe ist, ihre Spannkraft. Sie wird schwach, weich, träge, gibt sich mehr und mehr der Schwerkraft hin. Ein Kollaps. X-Beine. Plattfüße. Man klebt am Boden. Jeder Schritt ist anstrengend. Eine fortgeschrittene Schwäche des Milz-Meridians kann sogar zu Organsenkungen führen. Nichts bleibt mehr stabil auf seinem Platz. Das ist weit davon entfernt, was ein vitaler Milz-Meridian verkörpert: Zentriertheit. Fülle. Kraft.

Mit dem Milz-Meridian in Verbindung stehende Symptome:

Bindegewebsschwäche, Krampfadern, Ödeme, Cellulite, Neigung zu blauen Flecken, breiiger Stuhlgang, wässriger Durchfall, Organsenkungen, Müdigkeit, Plattfüße, X-Beine...

Der Milz-Meridian und die Psyche

Geben, Teilen und Abhängigkeit

Wer das Lebensprinzip der Milz gut entwickelt und integriert hat, ist sich selber die nährende Mutter. Das macht einen unabhängig und autark, vor allem im emotionalen Bereich. Wer sich selbst liebt und annimmt, braucht niemanden, der dies von außen tut. Man kann sich seine innere Fülle selber kreieren und bewahren. Das ist die Basis für freies Geben und Teilen. Weil Geben und Teilen aus einem Überschusszustand heraus passieren sollte: Nur dann wird nichts als Gegenleistung erwartet. Eine starke Milz resultiert in ehrlicher Selbstlosigkeit. Man ist zentriert genug, um das Selbst beim Akt des Gebens nicht zu verlieren. Daher muss man es nicht in den Mittelpunkt stellen.

Ein geschwächtes Lebensprinzip der Milz teilt ebenfalls gerne, wenn auch aus anderen Beweggründen: Es gibt, um Anerkennung zu erlangen. Es gibt in der Absicht, etwas zu bekommen. Das ist kein freies Geben. Das ist ein Deal, getrieben von dem tiefen Bedürfnis nach Zuneigung und Aufmerksamkeit. Das ist eine Sehnsucht, deren Wurzeln meist in frühen biographischen Erfahrungen zu finden sind. Meridiane sind Lebensprinzipien, die sich entwickeln. Meist geht es um eine Enttäuschung oder um eine Ablehnung von den Eltern in der Kindheit. Hat man nie Liebe und Bestätigung gespürt, erhalten oder vorgelebt bekommen, nagt das am Selbstwertgefühl. Angeknabberter Selbstwert führt zu Unsicherheit. Derart ist es schwer, kraftvoll in seiner Mitte zu ruhen, weil man diese überhaupt erst einmal aufbauen muss. Das Resultat: Der Milz-Meridian kann sich nicht voll entfalten. Er bietet keine Stütze, keinen Halt. Daher braucht man andere als Stütze und Halt. Man will gebraucht werden. Man hilft, damit einem geholfen wird. Das Helfen wird zum Zwang, zur Sucht, bis hin zur Selbstaufopferung.

Eine Schwäche im Lebensprinzip der Milz kann dazu führen, dass man im Bedürfnis die eigene Person durch ständiges Geben aufzuwerten, seine eigenen Wünsche, Ziele und Grenzen vernachlässigt. Trotzdem klebt man geradezu an den Personen, denen man durch ständige, teilweise schon aufdringliche Hilfestellung zumindest ein Quäntchen an Rückbestätigung abzuwringen versucht. Man macht andere Personen zu seinem Lebensmittelpunkt. Man macht andere Personen zu der Mitte, die einem selber fehlt. Man macht den Wert der eigenen Person abhängig von anderen. Man wird abhängig. Man überlastet sich, bis zur vollkommenen Blutleere. Der Milz-Meridian ist in der TCM unter anderem für die Blutbildung zuständig. Blut versorgt den gesamten Körper. Blut ist Lebenssaft. Der Saft des Lebens geht verloren, lässt man sich kontinuierlich von anderen aussaugen. Zurück bleiben hilflose Helfer im Burnout. Aufgeopfert, in der Märtyrerrolle.

Eine Schwäche im Lebensprinzip der Milz kann dazu führen, dass man im Bedürfnis die eigene Person durch ständiges Geben aufzuwerten, seine eigenen Wünsche, Ziele und Grenzen vernachlässigt.

Und wehe, man bekommt nichts retour! Dann kann sich das Blut rasch erhitzen. Innerlich brodelt ein Vulkan, der sich nicht verstanden und gesehen fühlt. Äußerlich wird das Lächeln jedoch aufrecht gehalten. Denn trotzdem will man entsprechen und lieb sein. Dampf wird nur hinter den Kulissen abgelassen. Man scheint heilig. Auch wenn man innerlich verbrennt. Was hilft: Ruhig Blut bewahren. Der Wunsch zu Teilen und zu Helfen ist ein genauso schönes wie tiefes menschliches Statement. Nur: Ein Brunnen muss voll sein, damit andere daraus schöpfen können. Ein gut entwickeltes Lebensprinzip der Milz weiß das. Jede Fluglinie weiß das: Im Fall eines Sauerstoffmangels, setzen Sie sich bitte zuerst selber die Sauerstoffmaske auf, bevor Sie anderen helfen. Sonst geraten Sie in Atemnot, sind womöglich niemanden mehr nützlich und letztendlich muss man sich sogar um Sie kümmern. Daher: Sich am besten selber eine liebende und achtsame Mutter sein. Das führt zu innerer Fülle und Zufriedenheit. Das führt zu einer Unabhängigkeit. So kann gerne geteilt und geholfen werden.

Achtsamkeit und im Kreis denken

Wer in sich ruht, ist in sich zuhause, ist zentriert, ist präsent und anwesend. Im Zentrum herrscht Klarheit und Ruhe: Das Auge des Hurrikans. Verlassen wir dieses, kann uns der Wirbelwind des Alltags gefangen nehmen, vor allem wenn es um die Fähigkeit geht, handlungsorientiert und zielgerichtet zu denken. Gedanken sind wie Wasser, ein kontinuierlicher nie endend wollender Fluss. Mit Konzentration und Achtsamkeit können wir diesen Fluss lenken, ihm eine Richtung geben. Ein gut entwickelter Milz-Meridian sorgt dafür. Fehlt uns diese Eigenschaft, tendieren wir dazu, uns immer wieder vom Strom der Gedanken mitreißen zu lassen. Wir werden von ihm überschwemmt. Wir können ihn nicht ordnen. Wir Grübeln, rund um die Uhr. Gefangen im Gedankenkarussell.

Grübeln erschafft Probleme im Kopf, die in der Realität meist gar nicht existieren. Man grübelt über dies und jenes, über die anderen, über sich selbst, über tausend Dinge, man grübelt des Grübelns wegen, ohne eine konkrete Lösung anzudenken: Warum? Warum? Warum nur? Der Magen-Meridian ist als Partnermeridian der Milz ebenfalls anfällig für einen nicht endend wollenden Mindfuck, der Magen fragt jedoch nach dem Wie. Das Denken des Magens ist punktuell. Das Denken der Milz zerfließt. Wie ein geschwächter Milz-Meridian das Körpergewebe nicht mehr zusammenhalten kann, kann er auch den Gedanken keine Struktur und Form verleihen. Das kostet auf die Dauer viel Energie, immerhin, das Gehirn läuft auf Hochtouren, findet aber keinen Ausweg. Grübeln versperrt die Sicht auf Handlungsoptionen. Grübeln kann zu Entschlusslosigkeit und Aufschieben führen. Das kann wiederum die Gefühle von Ohnmacht, Traurigkeit oder Wut begünstigen. Weil man nicht weiterkommt, weil man ständig auf der Stelle tritt. Und der Selbstwert? Der wird derart nicht gerade üppig genährt. Grübeln kann der Nährboden für Depression und Hilflosigkeit sein. Das dazugehörige Charakterprofil: Die klassische Opferrolle, die sich in Passivität und Bedürftigkeit suhlt.

Grübeln ist charakteristisch für einen Schwächezustand im Lebensprinzip der Milz. Weil klar ist: Grübeln führt zu nichts, außer weg vom eigenen Zentrum. Und der einzige Weg aus der Sackgasse des Grübels ist der Weg zurück ins Zentrum, ist Achtsamkeit. Wer achtsam ist, hat keine Zeit zum Grübeln. Achtsamkeit ist die wirksamste Opposition zu Hätte-Könnte-Sollte. Achtsamkeit bringt uns in den Moment. Achtsamkeit ist ein klarer Beobachter. Achtsamkeit kann den Strom der Gedanken unterbrechen. Achtsamkeit betrachtet die Gedanken wie einen Fluss und bestimmt selber, ob sie in diesem baden will oder nicht. Achtsamkeit ist Zentriertheit. Achtsamkeit ist die Kraft der Milz. Sie ermöglicht uns einen ruhigen aber wachen Geist, der sich schwer ablenken oder erschüttern lässt. Und da ist auch wieder der Buddha mit seinem dicken Bauch, mit seinem stabilen Schwerpunkt als Archetyp eines gut entwickelten Lebensprinzips des Milz-Meridians. Derart kann man voll und ganz im Moment, in Tätigkeiten, in anderen Personen aufgehen, ohne sich dabei zu verlieren.

Störungen im Milz-Meridian

- *Schwaches Gewebe, Neigung zu breiigem Stuhl, Wasseransammlungen*
- *Konzentrationsschwäche, Unachtsamkeit*
- *Müdigkeit, Schwere in den Gliedmaßen, Blutmangel*
- *Tendenz zu niedergedrücktem oder depressivem Gemüt*
- *Neigung zu Übergewicht, Stoffwechselerkrankungen, Diabetes*
- *Ständiges Grübeln, emotional und geistige Instabilität*

Harmonie im Milz-Meridian

- *Kraftvoller und gut genährter Körper, straffes Gewebe*
- *Gutes Körpergefühl, gutes Bauchgefühl*
- *Emotionale wie geistige Zentriertheit und Stabilität*
- *Achtsamens wie bewusstes Verhalten, Klarheit im Denken*
- *Selbstliebe, Selbstakzeptanz, Selbstgenügsamkeit*

- *Hohe Geselligkeit und soziale Kompetenz*
- *Fähigkeit zum Geben, Unterstützen, sich um andere sorgen*

Wie man das Lebensprinzip des Milz-Meridians stärken kann

Eigenliebe aufbauen

Nehmen Sie sich einmal pro Woche Zeit, um ein Rendezvous mit sich selbst zu planen. Versetzen Sie sich in eine andere Person: Was müsste diese tun, um Sie wirklich für sich zu gewinnen? Welcher Tag, welche Tageszeit liegt Ihnen? Was haben Sie gerne? Wie kann man Ihnen Zuneigung und Wertschätzung am besten vermitteln? Gestalten Sie dieses Rendezvous mit demselben Aufwand und mit der selben Aufmerksamkeit und Vorfreude, wie es eine Person machen würde, die Sie liebt. Kleiden Sie sich entsprechend. Sorgen Sie für die richtige Atmosphäre. Schenken Sie sich Aufmerksamkeit und Wohlwollen. Verwöhnen Sie sich. Tun Sie es. Genießen Sie es.

Meditation

Meditation ist der beste Weg, seine Mitte als stabiles Zentrum für Körper, Geist und Seele aufzubauen. Denken Sie an den Buddha. Setzen Sie sich einfach hin. Bringen Sie ihre Aufmerksamkeit in den Bauch, suchen Sie sich dort einen Fokuspunkt, wo Sie immer wieder zurück kehren können, falls Sie abzuschweifen beginnen. Das wird passieren, sehr oft sogar. Dann kehren Sie mit ihrer Aufmerksamkeit einfach wieder sanft und liebevoll in ihr Zentrum zurück. Meditation sollte täglich durchgeführt würden. Die beste Zeit ist der Morgen. Hier kann ein achtsames Fundament für den Tag gelegt werden. Hier kann man sich sammeln, bevor man sich in die Turbulenzen das Alltages begibt. Fünf Minuten reichen für den Anfang. Viel wichtiger als die Dauer ist die Kontinuität der Übung.

Verlauf des Milz-Meridians

Der Milz-Meridian beginnt am innenseitigen Nagelfalz der großen Zehe mit Milz 1. Anschließend verläuft der Meridian seitlich entlang der großen Zehe an der Grenzlinie von „weißem zu roten Fleisch" über das deutlich spür- und sichtbare Grundgelenk der großen Zehe. Kurz vor und nach diesem Gelenk befinden sich die wichtigen Milzpunkte Milz 2 und Milz 3. Anschließend folgt der Milz-Meridian dem ersten Mittelfußknochen, wieder entlang der Grenzlinie von „weißem zu roten Fleisch" bis zum nächsten Orientierungspunkt, der sich in einer Vertiefung an der vorderen unteren Grenze des Innenknöchels befindet: Milz 5.

Von Milz 5 ausgehend verläuft der Milz-Meridian weiter entlang des Vorderrandes des Innenknöchels und zieht anschließend zum Innenrand des Schienbeins, wo sich drei Daumenbreit senkrecht über dem Innenknöchel Milz 6 befindet. Der Milz-Meridian folgt nun dem Innenrand des Schienbeins bis zu Milz 9, der sich in einer Vertiefung am Unterrand des inneren Gelenkfortsatzes des Schienbeins befindet. Von Milz 9 ausgehend wendet sich der Milz-Meridian dem Innenrand der Kniescheibe (Patella) zu. Er folgt dem Innenrand der Patella bis zu Milz 10, der sich zwei Daumenbreit oberhalb des inneren Patellarand befindet. Weiter verläuft der Milz-Meridian in der anatomischen Furche zwischen zwei Strängen (M. rectus femoris, M. vastus medialis) des vierköpfigen Oberschenkelmuskels (M. quadriceps). Er folgt dieser Furche, beginnt aber im letzten Drittel des Oberschenkels, dort wo der Schneidermuskel (M. sartorius) den M. quadrizeps kreuzt, nach außen zu ziehen, bis zu Milz 12, der sich dreieinhalb Daumenbreit außerhalb der Körpermittellinie in der Höhe des Oberrandes der Schambeinkante befindet.

Von Milz 12 ausgehend zieht der Milz-Meridian noch weiter nach außen bis zu Milz 13, der sich 0,7 Daumenbreit oberhalb von Milz 12 und vier Daumenbreit außerhalb der Körpermittellinie befindet. Anschließend verläuft der Milz-Meridian gerade nach oben, vier Daumenbreit außerhalb der Körpermittellinie, bis er den Rippenbogen erreicht. Milz 16 liegt 1,5 Daumenbreit unterhalb des Knorpels der neunten Rippe. Von hier ausgehend zieht der Milz-Meridian weiter schräg nach außen und bewegt sich

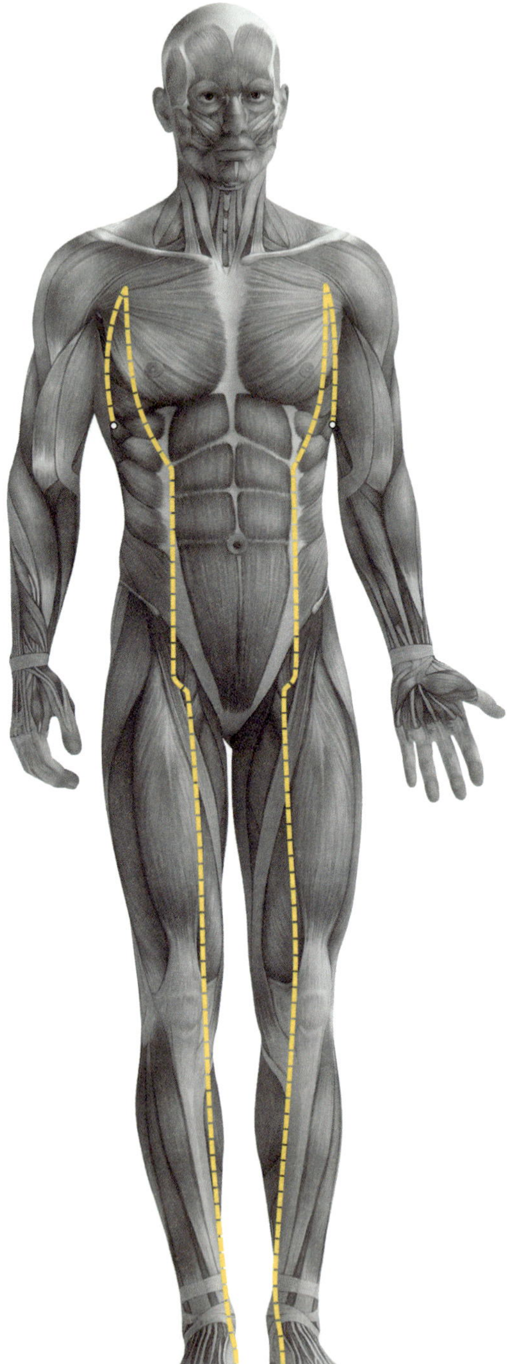

an der Grenze zwischen vorderem und seitlichem Brustkorb. Als nächster Orientierungspunkt dient Milz 17, der sich sechs Daumenbreit außerhalb der Mittellinie im fünften Zwischenrippenraum befindet.

Der Milz-Meridian zieht anschließend sechs Daumenbreit von der Mittellinie entfernt weiter nach oben bis zu Milz 20, der sich senkrecht unter Lunge 1 im zweiten Zwischenrippenraum befindet. Bei Milz 20 macht der Milz-Meridian eine Wendung und zieht zu Milz 21, der sich auf der mittleren Axillarlinie im sechsten Zwischenrippenraum befindet und den Endpunkt markiert.

Schlüsselzonen im Körper

Füsse & Beine

Die Füße und die Beine sind ein Spiegel, wie wir im Leben stehen. Die Frage an die Milz ist, ob wir zu uns selber stehen können, kraftvoll und stabil. Der Milz-Meridian kontrolliert mit seinem Verlauf die Beininnenseite. Bei einer Schwäche entlang des Meridians kann es hier zu einem Kollaps kommen: Gewebe, Muskeln, Stützapparat, Blutgefäße, alles weich und und ohne Kraft. Anstatt getragen zu werden, sacken wir zusammen und nach unten. Charakteristisch für eine Schwäche im Milz-Meridian sind Krampfadern, aber auch X-Beine. Den Knien fehlt es an Stabilität, dort wo sich der Punkt Milz 9 befindet, die „Quelle am Yin Hügel" oder „Yin Ling Quan". Die Yin-Qualität hat in der TCM immer eine bewahrende, nährende Kraft. Ohne dieser Kraft, zerfließt alles, die Quelle am Yin Hügel geht über, häufig finden sich daher auch Wasseransammlungen oder Schwellungen im Bereich des Knies, wenn der Milz-Meridian schwach ist. Aber auch chronisch degenerative Abnützungen im Innenmeniskusbereich zählen zu den Milzbeschwerden: Der Knorpel löst sich auf, die Milz hat ihn nicht ausreichend ernährt.

Die fehlende Stützkraft der Milz kann sich genauso im Knöchelbereich zeigen: Bei einer Milzschwäche knicken die Knöchel gerne nach innen ein. Etwas oberhalb des Knöchels befindet sich der Punkt Milz 6, „Treffpunkt der drei Yin" oder „San Yin Jiao". Ein guter Diagnosepunkt, um den Zustand des Yin im Körper abzulesen. Weiches Gewebe oder Wasseransammlungen rund um den Punkt können ebenfalls ein Hinweis sein, dass die Milz ihre Festigkeit verloren hat.

Besonders deutlich zum Ausdruck kommt dieser Zustand um den Punkt Milz 4, „Großvater und Enkelsohn" oder „Gong Sun". Dieser befindet sich auf der Innenseite des Fußgewölbes. Idealerweise stehen wir aktiv im Hier und Jetzt. Zwischen Vergangenheit und Zukunft. Zwischen Großvater und Enkelsohn. Genau in der Mitte. In unserer Mitte. Wir können uns frei bewegen, von der Vergangenheit lernen, in die Zukunft marschieren. Bei einer Schwäche der Milz sind die Füße jedoch platt. Die gesamte Fußsohle liegt beim Stehen flach am Boden auf. Wir kleben am Boden und haben mit dem Fußgewölbe auch jegliche Sprungkraft verloren. Trägheit und Schwere machen sich breit. Gehen bereitet Probleme. Vor allem auch, weil der Hallux Valgus ebenfalls ein weit verbreitetes Symptom bei Milzschwäche ist. Es zieht die Großzehe nach innen. Der Milz-Meridian kann nicht dagegen halten. Gerade dort, wo sich einer seiner wichtigsten Punkte befindet: Milz 3, „Höchstes Weiß" oder „Tai Bai". Denn ist die Milz stark, dann können wir mit ihr die höchsten Berge erklimmen, dort wie die Gletscher den Himmel küssen.

Hara

Der Bauch ist die Schlüsselzone des Milz-Meridians. Viele Akupunktur-Punkte weisen auf diese Bedeutung hin. Direkt im Bauchnabel befindet sich der Punkt Ren Mai 8, „Palast des Geistes" oder „Shen Que". Genau hier, in diesem Bereich, sollte der Geist, unser Fokus, zuhause sein, in der Mitte der Mitte. Zentriert. Etwas unterhalb von Ren Mai 8 befinden sich die Punkte Ren Mai 4 und Ren Mai 6. Ren Mai 4 ist das „Ursprungstor" oder „Guan Yuan". Ren Mai 6 das „Meer des Qi" oder „Qi Hai". Ist unser Bewusstsein tief im Hara verwurzelt, dann kehren wir zu unserem Ursprung zurück, wir treten wie durch ein Tor mit dem Kern unseres Wesens in Verbindung. Das gibt uns Kraft, das gibt uns Energie, das zeigt sich im Meer von Qi, dem Meer von Energie.

Umgekehrt kann es natürlich zu Problemen führen, wenn wir ein angespanntes Verhältnis zu unserer Mitte haben, dann kann dies zu einem Knoten im Bauch führen, was man an Milz 14, dem „Knoten im Bauch" oder „Fu Jie", deutlich wahrnehmen kann. Oder es gibt „Bauchleid" rund um Milz 16 oder „Fu Ai". Beide Punkte liegen ebenfalls im Bereich des Bauchnabels.

DER MILZ-MERIDIAN

Zugehöriges Element: Erdelement
Qualität: Yin
Organzeit: 9.00 – 11.00
Tierqualität: Schlange
Partnermeridian: Magen-Meridian
Zwillingsmeridian: Lungen-Meridian
Oppositionsmeridian: Dreifacher Erwärmer-Meridian

LUNGE, DICKDARM, MAGEN UND MILZ
Die 1. Meridian-Familie: Die Basisversorgung

In der TCM hat jedes Organ im Rahmen des Tagesablaufes eine Zeit, in der es besonders aktiv ist. Man spricht von dem Energiekreislauf, der mit der Lunge um drei Uhr morgens beginnt. Zwei Stunden lang befindet sich das jeweilige Organ dann in seiner Füllezeit, wo es mit besonders viel Energie versorgt wird. Die Zeit der Lunge geht bis fünf Uhr, es ist die Zeit des Tagesbeginns, des Neuanfangs. Auf die Lunge folgt der Dickdarm (5.00 bis 7.00), dann der Magen (7.00 bis 9.00), dann die Milz (9.00 bis 11.00). Kurz auf den Punkt gebracht: Wir stehen mit einem Gähnen auf (Lunge), gehen auf die Toilette (Dickdarm), nehmen ein Frühstück zu uns (Magen) und verdauen (Milz). Denn natürlich müssen wir dieses Programm aufgrund der Anforderungen der Realität komprimieren. Im asiatischen Raum werden jedoch bevorzugt in der Lungenzeit sanfte Körperübungen zur Stärkung und Erhaltung der Gesundheit absolviert und dass Kreislauf anregende Bewegung vor dem Frühstück einen wohltuenden Effekt für den gesamten Tag mit sich bringt, ist auch bei uns im Westen Common Sense, genauso wie die Bedeutung des morgendlichen Stuhlgangs. Aber wie auch immer man in den Tag startet, diese vier Meridiane hängen zusammen, sie repräsentieren das erste Quartal des großen Energiekreislaufes, sie zählen zur ersten Meridian-Familie und jede Meridian-Familie hat einen Schwerpunkt, zu dem alle Meridiane ihre jeweiligen Lebensprinzipien für ein großes und gut funktionierendes Ganzes beisteuern. Die zentralen Fragen der ersten Meridian-Familie lauten: Kann ich mich versorgen? Kann ich mich ernähren? Und zwar auf allen Ebenen: Materiell, emotional, geistig. Die erste Meridian-Familie steht schwerpunktmäßig mit den ersten drei Ebenen der Maslow'schen Bedürfnispyramide in Verbindung.

Noch fundamentaler ermöglichen uns diese vier Meridiane überhaupt erst ein Leben und ein Überleben: Um ein eigenständiges Lebewesen als solches zu definieren, braucht es zuerst einmal eine Grenze. Auf der Ebene einer Zelle wäre dies die Zellmembran. Ohne Membran keine Zelle. Für diese erste Grenzziehung sorgt der Lungen-Meridian. Eine Grenze darf allerdings nicht zu dicht sein. Um Leben zu gewährleisten, muss ein Austausch vorhanden sein. Die Lunge ermöglicht eine Öffnung dieser Grenze. Natürlich braucht die Zelle auch Energie. Die Grundlage dafür liefert der Magen-Meridian. Er besorgt, was notwendig ist und bereitet es auf. Die weitere Verwertung und das zu Verfügung zu stellen der Energie ist wiederum Aufgabe des Milz-Meridians. Der Dickdarm-Meridian kümmert sich um die Entsorgung des Abfalls. Eine überlebensfähige Einheit ist geschaffen.

Die zentralen Fragen der ersten Meridian-Familie lauten: Kann ich mich versorgen? Kann ich mich ernähren? Und zwar auf allen Ebenen: Materiell, emotional, geistig.

Diese vier Meridiane sind es auch, die sich unmittelbar nach der Geburt entwickeln, sie sind die ersten Meridiane, die in ihre Kraft kommen. Mit dem Lungen-Meridian und dem ersten Atemzug beginnt das selbstständige, von der Direktversorgung durch die Mutter getrennte Leben. Man ist nun auf seine eigene Energieversorgung angewiesen, diese gilt es sicher zu stellen. Relativ rasch wird auch der Dickdarm-Meridian aktiv, um das sogenannte Kindspech zu entleeren. Ein möglichst frühes Ausscheiden dieses ersten greifbaren Stoffwechselendproduktes, das meist schon innerhalb des ersten Tages passiert, ist ein Zeichen dafür, dass mit dem Verdauungstrakt des Babys alles in Ordnung ist. Der Magen-Meridian sorgt wiederum dafür, dass der hungrige Mund des Säuglings instinktiv zur Brust findet, saugen und schlucken kann. Zuguterletzt kommt dann noch die Milz mit ins Spiel, es geht um die Verwertung des Aufgenommenen, um dessen Transformation in Fleisch und Blut und das will gelernt sein.

Bis der Verdauungstrakt einigermaßen reibungsfrei funktioniert, kann es dauern. Wochen. Monate. Eingenommenes bleibt nicht drinnen, es wird Aufgestoßen oder Erbrochen, dann gibt es wieder Blähungen, Verstopfung und Durchfall, in Summe eine bunte und ständig wechselnde Mischung. Der Milz-Meridian braucht seine Zeit, bis er seine Kraft voll entfaltet hat.

Eltern wissen ein Lied davon zu singen. In dieser ersten Phase des Lebens dreht sich alles um die elementarsten Grundbedürfnisse. Das Gehirn des Säuglings ist mit nur wenigen evolutionär wichtigen Verhaltensmustern vorgeprägt, die sich alle den Meridianen der ersten Meridian-Familie zuordnen lassen. Es geht um Atmen, Essen, Schlafen, Ausscheiden. Aber auch um Sicherheit, Geborgenheit, Zuwendung und Liebe. Denn ein Baby benötigt genauso emotionale Nahrung, es benötigt Nahrung für die Seele. Berührung ist hier ein entscheidender Faktor. Berührung erfolgt über Hautkontakt und die Haut ist wiederum dem Lungen-Meridian zugeordnet. Berührung ist direkte Nahrung für das Lebensprinzip des Lungen-Meridians: Berührung nährt das Ja zum Leben. Kinder werden mit einem angeborenen Bedürfnis nach Bindung geboren. Das ist ein wichtiger Schlüssel für das Überleben, denn nur eine verlässliche Bindungsperson sichert die Existenz. Das Bindungssystem wird über körperliche oder emotionale Nähe gestärkt. Das kreiert Vertrauen und Urvertrauen: Das Ja zum Leben.

Ein Berührungsdefizit kann die physische, emotionale und geistige Entwicklung einschränken. So ist die Entfaltung der Meridiane auch zu verstehen: Sie sind wie Pflanzen. Bekommen sie optimale Bedingungen, können sie kraftvoll wachsen, den ihnen vorbestimmten Raum einnehmen und in weiterer Folge ihren Aufgaben und Funktionen reibungsfrei nachgehen. Wird die Entwicklung der Meridiane jedoch gestört oder finden sie suboptimale Bedingungen für ihre Entfaltung vor, dann können sich die entsprechenden Lebensprinzipien nicht in vollen Umfang ausformen und ein Defizit bleibt bestehen: Schwachstellen, die uns ein Leben lang begleiten können. Disharmonien in der ersten Meridian-Familie haben meist mit dem Gefühl zu tun, nicht genug zu bekommen, in wichtigen Lebensbereichen unterversorgt zu sein oder nicht über die Kraft zu verfügen, sich im Leben das zu holen, was einen zufrieden und glücklich macht. Bei einem Baby, das emotional nie genährt wurde, weil es vielleicht nicht erwünscht war, kann das Gefühl, nicht geliebt zu werden, im Erwachsenenalter zu einem treibenden Lebensmotiv werden und Kompensationsverhalten auf den unterschiedlichsten Ebenen

So ist die Entfaltung der Meridiane auch zu verstehen: Sie sind wie Pflanzen. Bekommen sie optimale Bedingungen, können sie kraftvoll wachsen, den ihnen vorbestimmten Raum einnehmen und in weiterer Folge ihren Aufgaben und Funktionen reibungsfrei nachgehen.

mit sich bringen. Fehlt hingegen das natürliche Gefühl für Grenzen, weil man unter anderem zu wenig berührt wurde um sich zu spüren und somit zu erfahren, kann man im späteren Leben zum Grenzgänger werden, der besonders intensive Reize und Erlebnisse braucht, um eine Bestätigung seiner Identität zu erlangen. Das alles muss nicht immer in einer schwerwiegenden und die Lebensqualität beeinträchtigenden Problemstellung resultieren, der Nährboden dafür ist aber alle mal gegeben. Was fest steht: Ein dynamisches und fruchtbares Gleichgewicht ist auf jeden Fall nicht vorhanden, wenn bei einem Rad mit vier Speichen drei zu locker sind und eine zu stark angezogen ist. Es läuft dann eben nicht ganz rund.

Jede Meridian-Familie hat einen engen Bezug zu unserer persönlichen Entwicklungsgeschichte und die erste Meridian-Familie entwickelt sich am stärksten innerhalb der ersten sechs bis zwölf Lebensmonate. Fangen die Zähne an durchzubrechen, beginnt sich das Kind im Raum zu bewegen, dann ist das Fundament für die erste Meridian-Familie gelegt. Bis dahin dreht sich alles mehr oder weniger um die Vorderseite des Körpers, die von Lungen-, Dickdarm-, Magen- und Milz-Meridian dominiert wird. Der Wechsel von einer Meridian-Familie in die nächste ist allerdings ein fließender Übergang, der von vielen individuellen Faktoren abhängt. Ist eine Meridian-Familie nicht ausreichend ausgereift, dann wirkt sich das auf die Weiterentwicklung aus. Man kann sich das wie bei einem Haus vorstellen. Die erste Meridian-Familie ist das Fundament. Ist das Fundament instabil, dann wird sich das bei allen weiteren Stockwerken früher oder später bemerkbar machen. Daher ist es wichtig – auch wenn sich Störungen oder Problemstellungen in anderen Meridianen zeigen – immer wieder einen Blick zurück auf das Fundament zu werfen. Immerhin: Die erste Meridian-Familie steht in der Organuhr und im Energiekreislauf an erster Stelle. Sie kann nur das weitergeben, was ihr möglich ist zu geben. Es liegt an uns, hier einen entsprechenden Überschuss zu kreieren: Mit der Entwicklung der jeweiligen Lebensprinzipien.

DER HERZ-MERIDIAN: Der leidenschaftliche Kaiser

Fragen für den Herz-Meridian

- *Kann ich mich leicht begeistern?*
  Kann ich leidenschaftlich und enthusiastisch sein?
- *Kann ich mich und andere inspirieren?*
  Kann ich mich schnell für etwas interessieren?
- *Kann ich gut kommunizieren?*
  Kann ich mich klar und deutlich ausdrücken?
  Fällt es mir leicht, Dinge an- und auszusprechen?
- *Werde ich schnell emotional?*
  Bringen mich Gefühl schnell aus dem Gleichgewicht?
- *Bin ich oft zerstreut oder vergesslich?*
  Lasse ich mich leicht ablenken?
  Fällt es mir schwer, längerfristig den Fokus zu halten?
- *Werde ich leicht nervös?*
  Beginne ich bei Stress schnell zu schwitzen?
  Kann ich gut und tief schlafen?

Das Lebensprinzip des Herz-Meridians

Das Herz gilt in der TCM als Kaiser der Organe. Auch in der westlichen Medizin steht es an der Spitze der Organhierarchie: Das Herz ist der Motor des Körpers. Es hält das System am laufen, es ernährt und versorgt alle anderen Organe über das Blut. Steht das Herz, steht alles. Ohne einen starken Kaiser zerfällt der Staat. In der TCM wird die ohnehin schon existentielle Rolle des Herzens noch weiter gesehen: Das Herz ist nicht nur die Basis unseres Lebens, es ist auch die Basis für unser bewusstes Erleben. Das Herz ist die Heimat unseres Geistes, in der TCM als Shen bezeichnet. Der Shen ist der Sitz unserer Wahrnehmungsfähigkeit. Der Shen ist die Instanz, die ein sich selbst erfahrendes Ich überhaupt erst ermöglicht. Der Shen ist der Kaiser, er steuert und lenkt. Ihm sind alle anderen Meridiane unterstellt. Die Funktion des Shen ist in der TCM so zentral wie die Rolle des Gehirns in der Biomedizin.

Der Shen ist der Sitz unserer Wahrnehmungsfähigkeit. Der Shen ist die Instanz, die ein sich selbst erfahrendes Ich überhaupt erst ermöglicht.

Ohne Shen wäre unser Körper nicht viel mehr als eine funktionelle Hülle, die mehr oder weniger gut ihr Programm abspult, basierend rein auf instinktiven Impulsen und Handlungen. Erst der Shen verleiht uns ein Herz und eine Seele. Er belebt uns. Er begeistert uns. Er repräsentiert unsere Begeisterungsfähigkeit. Er sorgt dafür, dass wir unser Leben herzhaft, beherzt und herzlich gestalten. Ist das Lebensprinzip des Herz-Meridians gut entwickelt, zeigt es sich in fröhlicher Leidenschaft, ungebremsten Enthusiasmus und immer wieder neuer Inspiration. Das hat großen Einfluss auf unser gesamtes System, denn ist der Boss gut gelaunt, überträgt sich das auf die Mitarbeiter, sprich auf die anderen Organe. Kein anderer Meridian kann uns so schnell mit Energie versorgen wie der Herz-Meridian. Egal wie gesund wir uns ernähren, wie viel Sport wir betreiben, ob wir meditieren, Yoga machen oder uns täglich konsequent mit der eigenen Entwicklung auseinander setzen: Das Herz muss dahinter stehen, sonst bringt das alles wenig, denn mit einem lustlosen Kaiser geht die Lebenslust schnell einmal flöten und mit ihr früher oder später auch die Gesundheit.

Der Auftrag des Herz-Meridians ist es, uns mit ganzem Herzen Tätigkeiten oder Menschen zu widmen, mit Freude und Engagement. Nur so kann sich unser Herz öffnen. Nur so wird unser Herz leicht und die innere Sonne beginnt zu strahlen. Das spürt und sieht man. Denn der Shen spiegelt sich in den Augen. Diese können leuchten, lachen, funkeln. Ein wacher und lebendiger Blick, der Lebenslust zum Ausdruck bringt. Und Klarheit. Weil auch eine ungetrübte Wahrnehmung Ausdruck eines gut entwickelten Herz-Meridians ist. Als Meridian des Feuerelements bringt der Herz-Meridian Licht ins Dunkel des Daseins. Der Herz-Meridian sieht. Im Außen wie im Inneren. Und nur wer mit dem Herzen sieht, sieht richtig, sieht tief und durchdringend. Ein starker Herz-Meridian gewährt uns Einsicht in das Leben, in uns selber und – im Idealfall – in die wahre Natur des Seins. Es ist diese Einsicht, die in weiterer Folge zu Klarheit führt. Klarheit im Geist. Klarheit in der Seele. Klarheit in der Sprache, denn bekanntlich trägt man das Herz auf der Zunge und unsere Fähigkeit sich klar und deutlich zu artikulieren, wird ebenfalls dem Herz-Meridian zugeordnet.

Und natürlich: Spricht man vom Herz-Meridian, dann muss man auch von der Liebe sprechen. Liebe hat jedoch viele Gesichter. Der Herz-Meridian kennt sie alle. Vom alles verzehrenden Feuer der Leidenschaft bis zur spirituellen Liebe: Die Fähigkeit unser Herz zu öffnen, steht oder fällt mit der Entwicklung des Herz-Meridians. Am anderen Ende der Skala schmollt das Herz aus Stein einsam und verdrossen vor sich hin. Die Seele kühlt aus. Der Kaiser verliert seine Kraft und mit ihm das gesamte System. Wie groß der Einfluss des Herz-Meridians ist, zeigt sich am deutlichsten in Phasen des Liebeskummers, in der die Welt ihre Farbe und ihren Sinn zu verlieren scheint. Ist das Lebensprinzip des Herz-Meridians schlecht entwickelt, kann dies zu einer latent depressiven Grundhaltung führen. Das innere Feuer ist verloschen. Einem gut entwickelten Lebensprinzip des Herz-Meridians fällt es hingegen leicht, sich immer wieder frisch zu verlieben. Am besten täglich und in das Leben selbst. Der Puls des Herzens schlägt mit dem Puls der Existenz im Einklang.

Der Herz-Meridian und der Körper

Das Gesicht, die Augen und die Zunge

Das Gesicht kann als direkter Spiegel der Herzenergie gesehen werden. In zwei Bereichen verdichtet sich der Ausdruck des Herz-Meridians besonders stark: In den Augen und in der Zunge. Mit den Augen stehen viele Meridiane in Verbindung, aber keiner drückt sich in ihnen so direkt aus wie der Herz-Meridian: Die Augen sind das Fenster der Seele, sie sind das Tor zu unserem Bewusstsein, sie sind die Scheinwerfer des Shen. Die Augen sind der ehrlichste Teil des Gesichtes. So sehr man auch um Contenance oder Pokerface bemüht sein mag: Ein Blick sagt mehr als tausend Worte. Kein Körperteil vermittelt eine so große Bandbreite an Gefühlen wie die Augen. Das hat mit der Sonderstellung des Herzens als Kaiser der Organe zu tun. Der Kaiser steht mit allen Organen in direkter Verbindung, der Kaiser weiß, wie es um seinen Staat bestellt ist. Er fühlt mit, er leidet mit, er freut sich mit. Er wirft ein Auge auf alle. Und alle werfen ein Auge auf ihn. Ob Angst, Trauer, Freude, Misstrauen, Zufriedenheit oder Ärger, alles spiegelt sich in den Augen, wie auch der Charakter des Kaisers: Augen können liebevoll, hart, sanftmütig, kraftvoll, begeistert oder abwesend wirken. Und manchmal auch komplett von Sinnen.

Eine stark entwickelte Herzenergie steht für die Fähigkeit, Dinge klar zu sehen, zu erkennen und zu verstehen.

Eine stark entwickelte Herzenergie steht für die Fähigkeit, Dinge klar zu sehen, zu erkennen und zu verstehen. Im Idealfall gibt es wenig bis keine Schuppen vor den Augen, die den Blick auf sich selbst und das Leben trüben könnten. Man geht mit offenen Augen durch die Welt. Derartige Menschen nehmen auch gerne Blickkontakt auf, weil ihr Herz offen ist. Sie suchen Verbindungen und freuen sich darüber. Sie sind kontaktfreudig. Das ist nicht immer angenehm, weil man sich von solchen Personen rasch einmal durchschaut fühlen kann. Reiner Blick, reines Herz, reiner Spiegel: Man sieht und erkennt sich selbst im Gegenüber. Ist einem das unangenehm, dann sollte man mehr Innenschau betreiben, denn ist das Lebensprinzip des Herz-Meridians schwach entwickelt, ist man oft auf einem Auge blind, wenn es um die eigenen Angelegenheiten geht.

Man kann es aber auch übertreiben mit der Innenschau. Dann kennt man sich vielleicht gut in seiner Innenwelt aus, ignoriert jedoch die Realität vor der Haustüre und möchte sich ungern mit dieser konfrontieren. Der Kaiser ist introvertiert und hat Angst auf die Straße zu gehen. Er beschäftigt sich vorwiegend mit sich selbst. Er versteckt sich am liebsten in seinem Schneckenhaus. Das Herz: Kontaktscheu und verschlossen, bis hin zu latent autistischen Zügen. Die Augen: Tendenz abwesend, Tendenz verunsichert, kein Leuchten, keine Strahlkraft, der Blick nach innen gerichtet. Man hat das Gefühl, dass diese Personen nicht ganz da sind, dass sie nicht wirklich am Leben teilnehmen. Keine Spur von Begeisterung. Kein Hauch von Leidenschaft. Was fehlt ist die Perspektive, der Blick nach vorne. Der Schüssel dafür heißt Vertrauen und Mut. Einfach ans Löwenherz fassen und sich öffnen.

Umgekehrt muss man den Geist oft ein bisschen mehr nach Hause bitten, tendiert er zum allzu fröhlichen Herumschweifen in der Ferne. Auch das kann ein Problem des Herz-Meridians sein: Eine zu starke Orientierung im Außen. Eine Extrovertiertheit, die als Schutz zu sehen ist. Man beschäftig sich mit allem Möglichen, nur nicht mit sich selbst. Fernblick, Weitsicht, Weitsichtigkeit: Das liefert zwar Einblick in viele fremde Gefilde, nur die eigene Heimat ist ein unbeschriebenes Blatt, mit allem, was sich da halt so tut, von weggedrückten Problemstellungen bis zu schlummernden Potentialen. Man ist betriebsblind. Man will nicht genau hinsehen, nicht in die Tiefe schauen. Man bevorzugt Oberflächlichkeit und Leichtigkeit. Man will ausweichen und abschweifen, sich ständig ablenken. Man erkennt diese Unruhe in den Augen, die Nervosität, die ständige Bewegung, die quasi heraustretenden Pupillen. Und dann gibt es noch die trüben Augen. Ebenfalls ein suboptimaler Zustand für den Shen. Weil das Bewusstsein Klarheit liebt und es durch die leicht verschleierten Augen alles wie durch einen Nebel sieht. Entsprechend unklar wird die Wahrnehmung: Verwirrtheit statt Fokus, Unschärfe statt Brillanz. Aus den Augen, aus dem Sinn. Ein Kaiser, der sich ein bisschen verloren hat und alles andere als präsent ist.

Ein gesundes Lebensprinzip des Herz-Meridians ermöglicht uns gleichermaßen Innenschau und Weitblick. Der Kaiser weiß genau, was im Keller seines Palastes und an den Grenzen seines Reiches passiert.

Ein gesundes Lebensprinzip des Herz-Meridians ermöglicht uns gleichermaßen Innenschau und Weitblick. Der Kaiser weiß genau, was im Keller seines Palastes und an den Grenzen seines Reiches passiert. Er hat den Überblick und wenig blinde Flecken. Das verleiht ihm die Fähigkeit, angemessen und angepasst zu reagieren. Zudem ermöglicht eine lebendige Herzenergie rasche Perspektivenwechsel, sie erlaubt uns Dinge mit anderen Augen zu sehen, Situationen aus einem anderen Blickwinkel zu betrachten. Eine lebendige Herzenergie steht auch für eine rege geistige Flexibilität.

Die Augen sagen also vieles über den Charakter des Kaisers. Die Zunge ebenso, denn auf dieser trägt man ja bekanntlich das Herz und eine Abzweigung des Herz-Meridians endet in der Tat in der Zungenspitze.

Unsere Fähigkeit zur Kommunikation wird direkt mit dem Zustand des Herz-Meridians in Verbindung gebracht. Kommunikation verbindet. Kommunikation schafft eine Brücke zwischen Menschen. Über Kommunikation drückt sich das Bewusstsein aus. Ein gut entwickeltes Lebensprinzip des Herz-Meridians zeigt sich in einer klaren, lebendigen und schönen Sprache: Ein direkter Spiegel der Klarheit, der Offenheit, der Freiheit und der Lebendigkeit des Geistes. Die Stimme wird getragen von Präsenz und Wachheit. Wir brauchen einen gesunden Herz-Meridian, um ausdrücken und mitteilen zu können, was uns am Herzen liegt. Ein starker Kaiser kann in allen Belangen und Lebenslagen transparent sein. Er sagt, was zu sagen ist, direkt und authentisch.

Unsere Fähigkeit zur Kommunikation wird direkt mit dem Zustand des Herz-Meridians in Verbindung gebracht. Kommunikation verbindet.

Umgekehrt kann ein schwach entwickeltes Lebensprinzip des Herzens dazu führen, dass man sich eher auf die Zunge beißt, als etwas zu sagen, so sehr es auch auf der Zunge liegen, mitunter sogar schon brennen mag. Anstatt den Worten freien Lauf zu lassen, werden sie im Zaum gehalten. Personen mit einer geschwächten Herzenergie sprechen wenig und ungern, sie sprechen mit schwerer Zunge, undeutlichen Worten und einschläfernder Monotonie. Sie hassen und meiden Kommunikation, sie bekommen Herzklopfen, wenn sie im Mittelpunkt stehen und etwas sagen müssen. Sie tun sich schwer zu vermitteln, wie es ihnen geht. Dabei wäre es gerade für diese Personen so wichtig, sich regelmäßig auszudrücken, denn was nicht ausgedrückt wird, baut innerlichen Druck auf und Druck schnürt das Herz ein. Hinter der Unfähigkeit zu offener und lebendiger Kommunikation verbergen sich meist Unsicherheit und Angst, wie uns auch ein Schock radikal die Sprache verschlagen kann. Nicht ohne Grund kann ein gutes Gespräch, in dem man sich alles von der Seele redet, eine äußerst heilsame Wirkung haben. Für das Lebensprinzip des Herz-Meridians ist es wichtig, regelmäßig sein Herz auszuschütten, um den auf ihn lastenden Druck loswerden zu können. Das befreit. Das klärt. Diese Klärung kann zu Klarheit führen und Klarheit tut dem Herzen gut.

Mangelnde Klarheit kann wiederum dazu führen, dass man mit gespaltener Zunge oder doppelzüngig spricht. Eine Störung im Herz-Meridian kann zu einer Realitätsverzerrung führen, weil die Wahrnehmung getrübt ist. Das Bewusstsein ist nicht stabil, nicht verankert, wie eine Flamme springt es wild durch die Gegend, lässt sich mal hier, mal dort nieder. Man weiß nie, woran man ist. Bei kleinen Kindern ist der Herz-Meridian oft noch fragil: In einem Moment sagen sie nein, im anderen ja. Und immer sind sie davon absolut überzeugt. Die Phantasie kann zur Realität werden und umgekehrt. Hier geht es nicht um Lügen. Hier geht es um das, was wir wahrnehmen. Das kommt auch bei Erwachsenen vor. Das macht sie schwer greifbar und noch schwerer ist es, Vertrauen ihnen gegenüber aufzubauen. Sieht man dies jedoch als eine Störung der Herzenergie, kann man ein solches Verhalten leichter annehmen.

Spracherwerbs- und Sprachentwicklungsstörungen stehen ebenfalls mit dem Lebensprinzip des Herz-Meridians in Verbindung, unabhängig, ob es sich dabei um beeinträchtigtes Sprachverständnis, einem zu geringen Wortschatz, Schwierigkeiten bei der Artikulation oder Unsicherheit bei der Anwendung von grammatikalischen Regeln handelt. Auch hier besteht eine enge Verbindung mit dem Shen. Herz und Hirn gehören in der Traditionellen Chinesischen Medizin zusammen und somit zählt zum Herz im weiteren Sinne auch die mentale Verarbeitungskapazität, vor allem in Bezug auf Verstand, Verständnis und Verständnisschwierigkeiten. Viele Sprachstörungen werden in der TCM daher über den Herz-Meridian behandelt.

Ein harmonischer Herz-Meridian sorgt für leuchtende Augen, klare Kommunikation und Lebendigkeit im Ausdruck. Er bringt das Gesicht zum Strahlen. Man sieht, dass es dem Kaiser gut geht.

Mit dem Herz-Meridian in Verbindung stehende Symptome:

Sehstörungen aller Art, übertrieben extrovertiertes oder introvertiertes Verhalten, Verwirrung, Unklarheit, undeutliche Sprache, Stottern, verzögerte Sprachentwicklung, Sprachverlust...

Eine Frage des Blutes

Das Herz als Kaiser der Organe erteilt seine Befehle über das Blut, sagt man in der TCM. Über das Blut erreicht es den noch so entlegensten Winkel seines Reiches. Das Herz braucht vor allem ruhiges Blut, um reibungslos seinen Aufgaben nachgehen zu können. Es ist das empfindsamste Organ überhaupt und lässt sich am leichtesten verletzen, am leichtesten berühren, am leichtesten bewegen, vor allem durch Gefühle. Unabhängig davon, ob es positive oder negative Emotionen sind, die an einen herangetragen werden oder durch eigene Reaktionen entstehen: Sie beeinflussen Blut und Herz schnell und direkt. Angst kann das Blut in den Adern zum Stocken bringen. Ärger bringt das Blut in Wallung oder gar zum Kochen. Freude kann das Herz zerplatzen oder zerspringen lassen. Herzflattern bekommen wir im Zustand überschwänglicher Auf- oder Erregung. Was springt und flattert, kann auch ins Stolpern kommen oder seinen Rhythmus verlieren. Das sollte dem Kaiser und dem Herzen nicht passieren. Der Kaiser ist der Boss. Er muss ruhig Blut bewahren.

Das Herz braucht vor allem ruhiges Blut, um reibungslos seinen Aufgaben nachgehen zu können. [...] Was springt und flattert, kann auch ins Stolpern kommen oder seinen Rhythmus verlieren.

Ein stark entwickeltes Lebensprinzip des Herz-Meridians zeichnet sich durch hohe emotionale und psychische Stabilität aus, durch die Fähigkeit, auch in schwierigen Situationen klar und konzentriert zu bleiben. Das Herzblut muss man sich wie die Kühlung eines Motors vorstellen. Funktioniert die Kühlung einwandfrei, dann kann man Vollgas geben, ohne das Werk zu gefährden. Ist zu wenig Kühlflüssigkeit vorhanden, dann beginnt diese bereits bei geringer Belastung zu kochen. Ein Schwäche im Herz-Meridian reagiert selbst bei kleinen Reizen schnell himmelhoch jauchzend oder zu Tode betrübt. Wir laufen leicht heiß, bemerkbar durch ständige Unruhe und Nervosität, mit einem gesteigerten Hang zur Hyperaktivität. Bereits bei geringer Herausforderung beginnt man zu zittern und zu schwitzen, bevorzugt dort, wo der Herz-Meridian seinen Ursprung hat: In den Achselhöhlen. Man ist labil, lässt sich von den kleinsten Kleinigkeiten ablenken und verfügt über eine Aufmerksamkeitsspanne auf Kleinkindniveau. In der Kommunikation kann man solchen Personen schwer folgen, weil sie die Tendenz haben, schnell zu sprechen und immer wieder den Faden zu verlieren. Nicht einmal in der Nacht kann der sensible Kaiser zur Ruhe kommen, der Schlaf ist tendenziell oberflächlich, unruhig und von vielen lebhaften Träumen geprägt. Das nagt zusätzlich an der Psyche, die sukzessive instabiler wird. Das kann zu erhöhter Schreckhaftigkeit bis hin zu Panikattacken führen.

In einem fortgeschrittenen Stadium einer Herz-Meridianschwäche verliert der Kaiser immer mehr seinen Fokus, er wird verwirrt, vergesslich und geistesabwesend. Die Wahrnehmung ist verzerrt, die Grenze zwischen Realität und Phantasie kann verschwimmen. Im schlimmsten Fall sucht sich der Shen einfach ein neues Zuhause, er verschwindet in einer Traumwelt oder ankert sich in einer anderen Persönlichkeit. Ob Manie oder Schizophrenie: Viele psychische Erkrankungen haben in der TCM ihre Wurzeln im Herz-Meridian. Umgekehrt kann durch eine Stärkung des Herz-Meridians die Psyche Ruhe und Gesundheit finden. Ruhiges Blut, ruhiger Shen, Klarheit und Aufmerksamkeit, das hat sich das Herz verdient.

Mit dem Herz-Meridian in Verbindung stehende Symptome:

> *Emotionale und psychische Instabilität, innere Unruhe, Nervosität, Hyperaktivität, Herumflattern, Herzryhthmusstörungen, Schlafstörungen, Verwirrtheit, Vergesslichkeit, übertriebene Schreckhaftigkeit, manisches Verhalten…*

Der Herz-Meridian und die Psyche

Inspiration, die Schöpfung und Begeisterung

Inspiration und Schöpferkraft sind die Essenz des Lebensprinzips des Herz-Meridians. Im Wort Inspiration steckt das lateinische „inspiratio", was sich mit Beseelung oder Einhauchen übersetzen lässt. Eingehaucht wird uns vom Herz-Meridian der „spiritus", der Geist, der begeistert. Inspiration und Schöpferkraft sorgen dafür, dass wir unser Dasein eigenständig, selbstbestimmt und frei gestalten können. Der Kaiser regiert nach seinen eigenen Vorstellungen, ist niemandem Rechenschaft schuldig, er verbiegt und beugt sich nicht. Er tut, worauf er Lust hat, er tut, was er wirklich tun will, er tut, um seiner Bestimmung zu folgen. Das Herz ist ein überschwänglicher Schöpfer, der leidenschaftlich im Leben steht und sich seine eigene Realität kreiert. Das Herz ist das Herz starker Persönlichkeiten, die sich von Konventionen und gängigen Vorstellungen wenig beeindruckt zeigen.

Ein gut entwickeltes Lebensprinzip des Herz-Meridians zeigt sich in gesteigerter Freude, in enthusiastischem Engagement und in ungewöhnlich intensivem Interesse für Themen, Handlungen und andere Menschen. Man befindet sich in einem Zustand schwärmerischer Erregung, der einem Kraft und großes Durchhaltevermögen verleiht. Inspiration und Begeisterung sind das Lebenselixier schlechthin und die stärksten Energiequellen, auf die wir zurück greifen können. Sie elektrisieren uns mit nie erlahmenden Impulsen. Sie lassen unser Herz schneller und höher schlagen. Das verleiht dem Verfolgen auch noch so großer Ziele eine gewisse Leichtigkeit. Echte Begeisterung ist eine aus den tiefsten Schichten der Persönlichkeit sprudelnde Motivation, die uns wie ein frischer Frühlingswind die Welt im Sturm erobern lässt. Echte Begeisterung übertrumpft Fleiß und Talent und sorgt für ein Energieniveau, das auch unliebsame Tätigkeiten leicht von der Hand gehen lässt. Was man mit Begeisterung und Leidenschaft macht, macht man gut und was man gut macht, fuhrt in den meisten Fällen auch zu Erfolg, egal worum es sich handelt. Man spielt seine eigenes Spiel, nach seinen eigenen Regeln. Man ist Schöpfer seiner Realität. Das ist Ausdruck einer starken Herzenergie.

Was man mit Begeisterung und Leidenschaft macht, macht man gut und was man gut macht, führt in den meisten Fällen auch zu Erfolg, egal worum es sich handelt.

Wer Dinge mit Leidenschaft angeht, ist normalerweise auch glücklicher, weil derartige Personen durch eine Identifikation mit ihrem Tun einen höheren Sinn darin erkennen können. Das sieht und spürt man: Es sind dies Menschen, die brennen, die leuchten, die strahlen, die Funken sprühen. Es sind Menschen, die vom Herzen lachen und ein großes Herz haben. Dementsprechend können sie auch für andere Platz in ihrem Herzen haben. Sie verfügen über Charisma und Magnetismus. Sie ziehen andere in ihren Bann, sie gewinnen leicht das Herz anderer, ihnen fliegen die Herzen regelrecht zu. Sie sind eine Inspirationsquelle, vor allem für diejenigen, in denen das Lebensprinzip des Herz-Meridians schwach entwickelt ist.

Fehlt der Funke der Inspiration und das Feuer der Begeisterung, dann spürt sich das Leben wie ein langer Winter an. Die Leichtigkeit des Sommers fehlt. Und mit ihm die Offenheit, die Sinnlichkeit, die Erregung. Alles ist grau, die Seele darbt vor sich hin, spaßbefreit, lustlos, sinnlos. Der

Kaiser ist nicht zuhause, der Geist auf Urlaub. Daher sucht man sich gerne einen Ersatz im Außen, um diesem sein Herz zu schenken. Eine schwache Herzenergie ist besonders anfällig dafür, sich mit dem Herzen wo anzuhängen, um das Feuer, das man in sich selber nicht entzünden kann, ins Haus zu holen. Solche Menschen brauchen Vorbilder und Helden, sie brauchen Inspirationsquellen und Kaiser, die ihnen sagen, wo es lang geht. Das geht aber nicht immer lange gut. Weil man dann nicht auf sein Herz hört, sondern auf das anderer. Weil man dem Licht anderer folgt, um sich in deren Glanz zu sonnen. Hat man sein Herz einmal verschenkt, hat man die bewusste Steuerung über sein Leben abgetreten. Man lässt sich leicht manipulieren und beeinflussen. Man ist nicht mehr Schöpfer, man ist Mitläufer. Man ist nicht mehr Herrscher in seinem eigenen Reich, man wird zum Beamten, der fremde Aufträge ausführt und abarbeitet. Man schwächt die eigene Identität. Man verliert das innere Feuer.

Hat man sein Herz einmal verschenkt, hat man die bewusste Steuerung über sein Leben abgetreten. Man lässt sich leicht manipulieren und beeinflussen.

Fehlt das innere Feuer als Benzin für die Seele, dann müssen Wille und Disziplin für die Aufrechterhaltung des Alltags einspringen und das kostet Kraft. Man ist nur halbherzig bei der Sache, man bekommt im Tun weniger retour als man investiert. Man macht, um zu erledigen und nicht, weil man Freude daran hat. Man wird rasch müde und leer, man verglüht, ohne jemals wirklich gebrannt zu haben. Aufgrund der ebenfalls unterschwelligen Inspiration fällt es in einem solchen Zustand zusätzlich schwer, neue Wege oder Lösungen zu finden. Man tappt im Dunkeln. Was fehlt ist das Licht des Herzens. Und die richtigen Fragen: Was macht mir Spaß? Was inspiriert mich?

Das sind genau die Qualitäten, die ein stark entwickeltes Lebensprinzip des Herz-Meridians charakterisieren: Dass das Leben als Spiel mit hohem Unterhaltungsfaktor gesehen wird. Dass man sich seine eigene Wirklichkeit kreieren kann, folgt man nur leidenschaftlich seinem Herzen. Folgt man beständig anderen, muss man sich sein eigenes Feuer zurück erobern. Am besten bei Tätigkeiten, die keinem höherem Zweck als der Leichtigkeit des Seins dienen. Ist der Funke wieder da, kann auch der Rest des Systems in Brand gesteckt werden.

Das Universum und die Liebe

Der Shen hat in der TCM zwei Gesichter: Er kann sich in Form des individuellen Bewusstseins manifestieren, das ist der Bereich der Ich-Wahrnehmung. Das individuelle Bewusstsein ist jedoch nur eine reduzierte Ausdrucksform des universellen Bewusstseins, in der TCM als Yuan Shen bezeichnet. Der Yuan Shen ist der Ozean. Der Shen ist die Welle. Die Welle hat Individualität, sie steht alleine, ist jedoch nur ein kleiner Teil des großen Ganzen und könnte ohne diesem gar nicht existieren. Die Welle ist Teil einer übergeordneten Einheit und wird von dieser genährt und getragen. Ein gut entwickelter Herz-Meridian resultiert in einem großen wie offenen Herzen und, damit einhergehend, in einem großen wie offenen Bewusstsein, das nicht bei der eigenen Nasenspitze endet. Der Herz-Meridian erlebt sich als Welle, hat aber eine Ahnung davon, dass er Teil eines Ozeans ist. Dieser Ahnung geht er gerne nach, weil er sie als latente, jedoch äußerst angenehme Sehnsucht verspürt, sich mit etwas Größerem verbinden zu wollen. Er weiß, dass es genau eine solche Verbundenheit braucht, um sich im Leben wirklich getragen und genährt zu fühlen, um zu tieferen Ebenen der Zufriedenheit und Sinnfindung vorzudringen. Der Herz-Meridian braucht einen Ozean, um sich voll entfalten zu können.

Ein gut entwickelter Herz-Meridian resultiert in einem großen, offenen Herzen und in einem großen wie offenen Bewusstsein, das nicht bei der eigenen Nasenspitze endet.

Ein schwach entwickeltes Lebensprinzip des Herz-Meridians betreibt die Suche nach diesem Ozean jedoch nur halbherzig und beendet sie meist in der Partnerschaft. Hier sind schnell Verbundenheits- und Einheitserfahrungen zu machen, vor allem zu Beginn. Im Zustand der Verliebtheit und im Moment des Orgasmus kann auch der eingeschränkteste Shen erfahren, was es bedeutet, wenn sich Raum und Zeit dehnen und sich zwei Wellen zu einem Ozean vereinen. Man wird zu einem Herz und zu einer Seele. Das ist der Anfang. Schafft man es dieses Gefühl zu stabilisieren und in eine fixe Beziehung zu retten, dann kann man durchaus mit einem anderen Menschen eine übergeordnete Einheit kreieren, die trägt, stützt und Sinn stiftet. Gemeinhin nennen wir diesen Zustand Liebe und die Liebe ist es auch, die unser Herz offen und weit werden lässt, sodass in ihm mehr Platz hat als das kleine Ich-bin-ich. Es empfiehlt sich jedoch sehr, die Suche nach dem Ozean hier nicht zu beenden.

Das Problem: Ein nicht voll entwickelter Herz-Meridian macht die Tür zum Herzen zwar auf, um die andere Person hinein zu lassen, dann wird aber sofort wieder zugemacht, am besten auch abgeschlossen, um ja sicherzustellen, dass diese Einheit und das Gefühl der Verbundenheit konserviert werden, bis dass der Tod euch scheidet. Man schließt das Gegenüber in sein Herz. Man schließt es ein. Ein riskantes Unterfangen. Denn hängt man zu sehr mit dem Herzen an etwas oder an jemanden, dann handelt es sich nicht um Liebe, sondern um Begierde. Man hängt fest. Dabei wir das Herz eng und man kann es sogar verlieren, beginnt sich der Ozean, dem man sich mit Leib und Seele verschrieben hat, in eine andere Richtung zu bewegen. Plötzlich heißt es Vorhang auf für das große Drama von Liebeskummer und Herzschmerz. Ein schwach entwickeltes Lebensprinzip des Herz-Meridians kann sich in übertriebener Eifersucht und manischem Besitzdenken ausdrücken. Damit einhergehend: Verlustangst und Misstrauen, Kontrollmechanismen, Zweifel und Hypersensitivität. Ohne Ozean kein Wasser und ohne Wasser keine Welle: Ohne dich kann ich nicht mehr leben, mein Sonnenschein, mein Herz, mein Alles. Man meint im Liebeskummer vernichtet zu werden und reagiert mit Angst, mit Panik, mit Zorn, mit Hass, mit Schmerz. Das Herz ist gebrochen und vergiftet. Das sind keine bloßen Redewendung. Es gibt tatsächlich ein Broken-Heart-Syndrom.

… und die Liebe ist es auch, die unser Herz offen und weit werden lässt, sodass in ihm mehr Platz hat als das kleine Ich-bin-ich.

Das Broken-Heart-Syndrom ist eine plötzlich auftretende Herzmuskelerkrankung, die durch großen emotionalen Stress ausgelöst wird. Das können Trennungen oder Todesfälle sein, Traumata oder existenzbedrohende Situationen. Betroffene haben ähnliche Symptome wie bei einem Herzinfarkt mit begleitender Herzschwäche. Der Unterschied: Das Broken-Heart-Syndrom heilt meist von selber wieder aus, je nach auslösendem Reiz und dessen Intensität binnen weniger Wochen. Ein gut entwickelter Herz-Meridian ist hier die beste Immunität. Denn er sieht in einer anderen Person nicht nur die Welle, er erkennt in ihr auch den Ozean. Er formt mit ihre eine Einheit, er liebt, er weiß aber auch, dass letztendlich jede Welle einmal brechen wird und wahrer Friede im Herzen nur dann entsteht, wenn er sich über die Beschränkungen von Raum und Zeit erhebt, wenn der Shen von Yuan Shen getragen wird.

Ein großes Herz zeichnet sich durch eine weise, in vielen Fällen auch spirituelle Grundhaltung aus, in der es von seinem Partnermeridian Dünndarm gestützt wird. Dann ist das Herz so groß, dass es sich mit dem Leben an sich verbunden fühlt, dass es sich vom Leben getragen fühlt. Es ist so groß, dass es immer etwas zu geben hat. Es ist verliebt in alle Aspekte des Seins, ob Freud, ob Leid. Es ist gelassen und duldsam und liebt der Liebe halber. Es ist sowohl Welle als auch Ozean: Die Vollendung der Entwicklung des Herz-Meridians.

Störungen im Herz-Meridian

- *Wenig Begeisterungsfähigkeit, wenig Lebenslust und Freude*
- *Ausdrucksschwierigkeiten, undeutliche oder unklare Sprache*
- *Verschlossenes Herz, emotional zurückhaltend, kann sich schwer öffnen*
- *Aber auch: Übersensibel, extrem emotional, sehr empfindlich*
- *Eifersüchtig, ängstlich, besitzergreifend in Beziehungen*
- *Hyperaktiv, unkonzentriert, nervös, vergesslich, verwirrt*
- *Kommt leicht ins Schwitzen, Tendenz zu Schlafproblemen*

Harmonie Im Herz-Meridian

- *Klar, fokussiert, konzentriert, schnelle Auffassungsgabe*
- *Eine Quelle der Inspiration für sich und andere. Enthusiastisch. Engagiert*
- *Sieht sich als Schöpfer im eigenen Leben. Spielt sein eigenes Spiel*
- *Emotional unabhängig und stabil. Kontaktfreudig und herzlich*
- *Charisma, magnetisierende Ausstrahlung, Kaiser*
- *Interessiert an einem tiefen Sinn im Leben und einem größeren Selbst- und Weltverständnis*

Wie man das Lebensprinzip des Herz-Meridians stärken kann

Die Lust am Spiel

Die Erfinder des Spiels Activity haben ein großes Verständnis für den Herz-Meridian gehabt. Es beinhaltet alles, was das Herz höher schlagen lässt: Auffassungsgabe, Kommunikation auf allen Ebenen, rege geistige und soziale Aktivität, Verbundenheit, Teamgeist. Hier zeigt sich schnell die Freiheit der Herzenergie. Mit Spielen kann man diese generell gut kultivieren. Das Herz mag Spaß und Leichtigkeit. Alle Kinder dieser Welt können sich nicht irren. Die Kindheit ist eine Zeit, in der die Herzenergie sehr dominant ist und mit nichts kann man Kinder so schnell begeistern wie mit Spielen. Auch wenn es für Sie banal und etwas zu simpel klingt: Fangen Sie vermehrt an zu spielen. Ein paar Faktoren sind zu beachten: Keine digitalen Spiele, keine Glücksspiele und auch Schach geht ein bisschen an der Thematik vorbei. Alles was interaktiv ist und Leute herzlich zusammenbringt ist ein guter Ansatz. Seien Sie nicht verkrampft. Unterhalten Sie sich einfach einmal.

Mittagsschlaf

Der Kaiser braucht seine Ruhe, um sich zu sammeln. Um die Herzenergie zu stärken, wirkt ein regelmäßiger Mittagsschlaf Wunder. Die Mittagszeit ist in der Organuhr die Zeit des Herz-Meridians. Hier kann man das Herz entlasten und besonders gut stärken. Die kleine Pause verbessert die Konzentration und das Gedächtnis, beides Aspekte des Herz-Meridians. Längerfristig soll die mittägliche Schlafration das Risiko für Herzerkrankungen um 30 Prozent senken. Vor allem wer zu einem etwas sensitiveren Herz neigt, sollte jede Möglichkeit nutzen, um die ausschweifende Energie des Shen zu sammeln. Wichtig: Nicht länger als 30 Minuten schlafen, sonst fällt das System in die Tiefschlafphase. Besser als das Bett ist eine Liege oder ein angenehmer Sessel. Den Raum nicht verdunkeln, so wachen Sie leichter wieder auf. Während der Arbeitszeit ist das alles unmöglich? Hände auf den Tisch, Kopf drauf, ein bisschen schlummern. Ist auch das nicht möglich? Am Wochenende gibt es keine Ausrede! Gute Nacht.

Verlauf des Herz-Meridians

Der Herz-Meridian entspringt im Zentrum der Achselhöhle in einer Vertiefung. Hier befindet sich Herz 1. Von Herz 1 verläuft der Herz-Meridian nahezu in einer geraden Linie in einer Vertiefung am inneren Trizepsmuskel (M. triceps brachii) hin zu Herz 3, der bei gebeugtem Ellenbogen am inneren Ende der Ellbogenfalte liegt. Von Herz 3 zieht der Meridian in einem leichten Bogen über die kleinfingerseitigen Muskeln des Unterarms. Je näher der Herz-Meridian sich dem Handgelenk nähert, desto mehr nähert er sich der Elle an und verläuft in der Mulde zwischen Elle und der Sehne des ellenseitigen Handbeugers (M. flexor carpi ulnaris), die hin zum Erbsenbein zieht. Etwas unterhalb des Erbensbeins befindet sich im Handgelenksspalt Herz 7.

Der Herz-Meridian zieht weiter über den Kleinfingerballen in Richtung Handinnenfläche, um dann der Rinne zwischen vierten und fünften Mittelhandknochen zu folgen. Am Rand des fünften Mittelhandknochens, dort wo der kleine Finger bei geschlossener Faust zu liegen kommt, befindet sich Herz 8. Der Meridian folgt weiter dem fünften Mittelhandknochen und verläuft dann am kleinen Finger auf der Innenseite bis zu Herz 9, der sich im daumenseitigen Nagelwinkel des kleinen Fingers befindet.

Schlüsselzonen im Körper

Achselhöhle

In der Vertiefung im Zentrum der Achselhöhle beginnt der Herz-Meridian mit Herz 1, „Ji Quan“ oder „Höchste Quelle“. An den Achselhöhlen erkennt man rasch, wie es um die Herzenergie steht: Ist das Herz ruhig und stabil? Ist es nervös und unsicher? Der Herz-Meridian zählt zum Feuerelement,

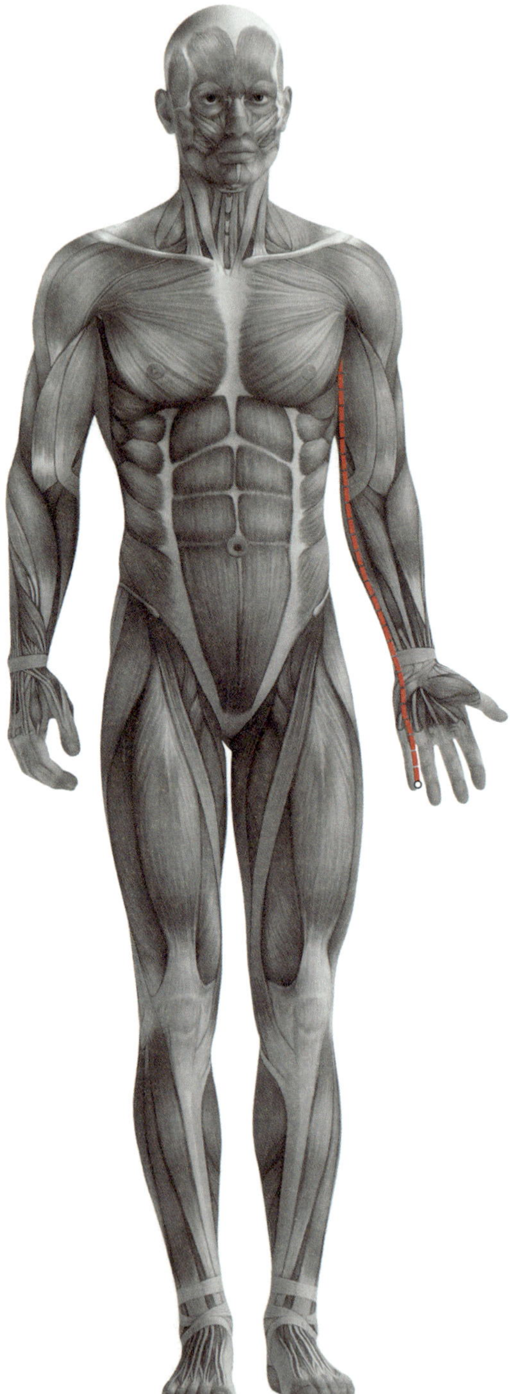

das sich bei Störungen gerne durch Hitzesymptome ausdrückt. Wir fangen an zu schwitzen, teilweise äußerst intensiv. Das Herz ist aufgeregt. Die Achselhöhlen sind ein sehr intimer Körperbereich, wie auch das Herz ein sehr intimes Organ ist. Es ist unangenehm, wenn sich riesige, feuchte Flecken rund um Herz 1 zu bilden beginnen. Und es ist oft auch unangenehm, die Achselhöhlen zu öffnen, weil dies ein Zustand ist, in dem der Herz-Meridian äußerst verwundbar ist. Nicht ohne Grund heißt es: Arme hoch, wenn wir jemanden entblößen oder entwaffnen wollen. Arme hoch und gemütlich hinter dem Kopf verschränkt lassen wir normalerweise nur in Situationen zu, in denen wir uns sicher und entspannt fühlen. Das demonstrative Verschränken der Arme hinter den Kopf kann oft auch als Machtdemonstration gesehen werden: Schau her, mein Herz ist so stark, ich muss es nicht verstecken, ich bin die „Höchste Quelle". Umgekehrt verschließt und schützt man das Herz, indem man die Arme vor dem Brustkorb presst: Kein Zugang zu Herz 1, kein Zugang zum Anfang des Herz-Meridians. Man verschließt die Quelle des Herzens.

Hände

Neben Gesicht, Augen und Zunge sind die Hände eine weitere wichtige Schlüsselzone des Herzens. Wie das Herz können die Hände hart oder weich, lebendig oder müde sein. Wir können jemanden die offene Hand reichen oder jemanden mit der Faust in das Gesicht schlagen. Mit dem Öffnen und Schließen der Hände öffnen und schließen wir auch das Herz. Ein kräftiger Herz-Meridian versorgt die Hände mit viel Energie, was sich in Wärme und Weichheit ausdrückt. Fehlt diese Energie, dann bleiben die Hände kalt. Eine Schwäche des Herzens kann sich auch in Unruhe und Nervosität äußern, was in den Händen über Zittern und Schwitzen zum Ausdruck kommt. Der wichtigste Punkt um das Herz zu beruhigen befindet sich im Handgelenksspalt: Herz 7, „Shen Men" oder das „Tor des Bewusstseins", weil man mit diesem Punkt den Shen, das Bewusstsein direkt adressieren kann. Er eignet sich hervorragend, um den Geist zu beruhigen, ob bei Angstzuständen oder Stress. Der Herz-Meridian endet im kleinen Finger, den sensibelsten von allen Fingern, auch das ein Spiegel der feinfühligen Herzenergie. Bei den japanischen Yakuza war es lange Zeit Sitte, sich bei einem Fehler selber ein Glied des kleinen Fingers abzuschneiden und dem Vorgesetzten zu überreichen. Als Zeichen, dass man mit einem Teil des Herzens seine Schuld gesteht.

Der Herz-Meridian

Zugehöriges Element: Feuerelement
Qualität: Yin
Organzeit: 11.00 – 13.00
Tierqualität: Pferd
Partnermeridian: Dünndarm-Meridian
Zwillingsmeridian: Nieren-Meridian
Oppositionsmeridian: Gallenblasen-Meridian

DER DÜNNDARM-MERIDIAN: Die trennende Klarheit

Fragen für den Dünndarm-Meridian

- *Habe ich einen Zugang zu Spiritualität?*
  Fühle ich mich in etwas Größeres eingebettet?
  Fühle ich mich von etwas Größerem gestützt und getragen?
- *Kann ich eine tiefe Verbundenheit zu anderen Menschen oder dem Leben spüren?*
- *Verfüge ich über eine gute Auffassungsgabe?*
  Kann ich schnell denken, lernen und auf den Punkt kommen?
- *Fühle ich mich schnell geistig überfordert?*
  Bin ich manchmal verwirrt und verliere die Orientierung im Leben?
- *Kann ich Wichtiges von Unwichtigem in meinem Leben trennen?*
- *Trenne ich oft zwischen Gedanken und Gefühlen?*
  Fühle ich mich manchmal isoliert und nicht verstanden?
- *Bin ich oft überkritisch und urteile vorschnell in Kategorien?*

Das Lebensprinzip des Dünndarm-Meridians

Die Aufgabe des Dünndarms in der TCM: Er trennt das Reine vom Unreinen. Das Reine wird aus dem Nahrungsbrei aufgenommen und integriert. Das Unreine wird weitergeleitet, um ausgeschieden werden zu können. Das entspricht im vereinfachten Sinn dem Verdauungsprozess auf körperlicher Ebene. Der Dünndarm-Meridian ist aber für Höheres geschaffen. Er ist verantwortlich für die Trennung des Reinen vom Unreinen auf allen Ebenen. Das macht den Dünndarm-Meridian zum spirituellsten aller Meridiane, denn er trennt eine getrübte Sichtweise von reiner Wahrnehmung. Er trennt die Illusion von der Erkenntnis: So kann die wahre Natur des Seins erkannt und erfasst werden.

Das Lebensprinzip des Dünndarm-Meridians öffnet uns für die höheren Dimensionen und den tieferen Sinn im Leben. Ohne Dünndarm-Meridian fehlt uns der Bezug zum Mystischen, zu einem unsichtbaren Mehr, zu einer allem übergeordneten und alles durchdringenden Instanz. Der Dünndarm-Meridian ermöglicht es uns, über die eigene Nasenspitze hinauszusehen und sich als Teil eines größeren Ganzen zu erleben. Das resultiert in dem Gefühl tiefer Verbundenheit mit anderen und dem Leben selbst. Man wächst und wächst, bis man über sich hinaus gewachsen ist. Fehlt dieser Aspekt, dann kann trotz größter materieller Fülle, trotz Freiheit und Selbstverwirklichung, trotz Gesundheit und Zufriedenheit eine innere Leere an der Seele nagen. Man kann am Gipfel des Lebens stehen, aber wie geht es weiter? Was kann denn noch kommen? Das Lebensprinzip des Dünndarms liefert die Antworten.

Der Dünndarm-Meridian ermöglicht es uns, über die eigene Nasenspitze hinauszusehen und sich als Teil eines größeren Ganzen zu erleben.

Die Trennfunktion des Dünndarm-Meridians ist aber auch für den ganz normalen Alltag von entscheidender Bedeutung: Als Partnermeridian des Herzens sorgt der Dünndarm ebenso für Klarheit. Die Klarheit des Herzens ist weich und liebevoll, die des Dünndarms messerscharf und präzise. Sie steht für Geistesgegenwart, eine rasche Auffassungsgabe und ein direktes Urteilsvermögen. Ein gut entwickeltes Lebensprinzip des Dünndarms kann sofort trennen, was ihm wichtig ist und was nicht. Das resultiert in einer hohen Alltagseffizienz: Man kann Prioritäten erkennen, setzen und dran bleiben. Man verzettelt sich nicht, man zerstreut sich nicht, man kommt ohne Umschweifen auf den Punkt, manchmal vielleicht etwas zu direkt und zu hart, wenn es um den zwischenmenschlichen Bereich geht, denn eine Störung im Dünndarm-Meridian kann sich durch latente Besserwisserei und überkritisches Denken äußern. Man trennt mit seinen Gedanken anstatt zu verbinden. Man unterliegt der Gefahr der Betriebsblindheit, weil man keine Reflexion zulässt, bis hin zur Verblendung, weil man so sehr trennt, dass man nur mehr eine einzige Wahrheit sehen kann: Die Eigene.

Diese Trennung kann zu einer latenten Verunsicherung führen, da man sich ständig isoliert und nirgendwo richtig zugehörig fühlt. Man tendiert zum notorischen Einzelgänger, der sich unverstanden und ungeliebt fühlt.

Zusätzlich trennt der Dünndarm bei einer Fehlfunktion die Gedanken von den Gefühlen und die Gefühle von den Gedanken. Man fragmentiert sich und sein Leben, bis man einen Haufen an Einzelbereichen vorliegen hat, die keine Verbindung zueinander haben. Man sieht den Wald vor lauter Bäumen nicht mehr. Ein gut entwickeltes Lebensprinzip des Dünndarms sieht nicht nur den Wald, es sieht auch die Erde, in der er verwurzelt ist, den Himmel, der ihn mit Wasser versorgt, die Lebewesen, die in ihm wohnen. Das führt zu einer tiefen Gelassenheit, weil man von dem starken Gefühl getragen wird, mehr zu sein, als nur dieser eine Wald, mehr als nur die momentane Schnittstelle von einem Bewusstsein und einem Körper. Solche Personen müssen nicht permanent ihre persönliche Bedürfniserfüllung oder ihr Ego in den Vordergrund drängen, sie können sich leise hinten anstellen und wirken. Sie können ihr Tun und ihr Streben einem größeren Ganzen unterordnen und dabei Erfüllung finden. Sie können sich selber transzendieren.

Das Lebensprinzip des Dünndarm-Meridian ist ein äußerst wichtiger Baustein im Leben. Erst die Integration einer spirituellen Dimension kann uns zu wirklicher Zufriedenheit und Gesundheit führen. Ohne Dünndarm-Meridian werden wir nur an der Oberfläche des Seins kratzen.

Der Dünndarm-Meridian und der Körper

Die Kraft im Inneren

Der Nahrungsbrei verweilt viele Stunden im bis zu sechs Meter langen Dünndarm, wo an die 90 Prozent der Nährstoffaufnahme stattfindet. In der TCM ist es die Aufgabe des Dünndarms, die sogenannten kostbaren Essenzen zu extrahieren und unser System damit zu versorgen. Das Reine wird aufgenommen. Das Unreine weiter transportiert. Eine solide Trennfunktion resultiert in Vitalität, einer körperlichen Robustheit und einem starken Immunsystem. Problematisch wird es, wenn der Dünndarm zu viel oder zu wenig trennt, wenn ihm die Klarheit diesbezüglich fehlt. Das führt zu einer Schwäche in seinem Resorptions- und Assimilationsvermögen. Sprich: Der

Dünndarm tut sich schwer aus dem Nahrungsbrei das heraus zu filtern und zu integrieren, was der Körper braucht. Er ist schnell einmal überlastet mit diesem Auftrag, das beeinträchtigt die Verdauung: Blähungen, Völlegefühl und Durchfall können die Folge sein. In ausgeprägten Fällen kann dieser Zustand zu Malabsorption und Mangelerscheinungen führen. Das System ist geschwächt: Es gewinnt zu wenig Energie und muss auf seine Reserven zurückgreifen.

Ein schwacher Dünndarm-Meridian kann aus dem Strom der Informationen und Emotionen, die auf ihn einwirken, nicht das herausfiltern, was wirklich relevant und brauchbar ist.

Auf psychischer Ebene verhält es sich ebenso: Ein schwacher Dünndarm-Meridian kann aus dem Strom der Informationen und Emotionen, die auf ihn einwirken, nicht das herausfiltern, was wirklich relevant und brauchbar ist. Unwichtiges wird für wichtig und Wichtiges wird für unwichtig erachtet. Solche Personen können Probleme mit mentalen Verarbeitungsprozessen haben und sich dementsprechend schwer tun, Ordnung und Struktur in ihre Gedankenwelt zu bringen. Die Folge: Blähungen im Kopf, Völlegefühl im Kopf, geistiger Durchfall. Anders ausgedrückt: Verwirrung, Nervosität, Konzentrationsprobleme oder Vergesslichkeit. Zudem kommt: Versagt der Filter Dünndarm, dann ist man dem Bombardement der modernen Informationsgesellschaft hilflos ausgesetzt. Man ist zu schwach, um etwas dagegen zu setzen. Man ist anfällig dafür, hoffnungslos im Social Media Strudel zu versinken, man konsumiert täglich Unmengen an kleinen bis kleinsten Informationshappen, die ohne wirklichen Nährwert das System passieren, schafft es aber nicht mehr, ein ganzes Buch zu lesen, weil man den Fokus einfach nicht länger als ein paar Minuten aufrecht halten kann. Man zerstreut sich bei jeder Gelegenheit mit jeder erdenklichen App und digitale Spiele auf Kinderniveau sind willkommen. Mehr verträgt der schlaffe Dünndarm nicht mehr.

Eine weitere Störung des Dünndarm-Meridians äußert sich in einer übertriebenen Trennfunktion. Dann reagiert der Dünndarm übersensibel, dann trennt er zu stark und weist schnell einmal etwas ab, ob bestimmte Lebensmittel oder bestimmte Inhaltsstoffe, ob Milch, Gluten oder Fructose. Er kann mit diesen Stoffen nichts anfangen, sie weder aufnehmen noch verwerten. Er reagiert allergisch und hitzig, wird er mit ihnen konfrontiert: Die

Basis für viele chronisch entzündliche Darmkrankheiten (CED) ist gegeben. Die meisten dieser Störungen sind angeboren, verschlimmern sich jedoch, wenn das System unter Stress gerät und der Dünndarm auf geistiger Ebene mit Resorption und Assimilation überfordert ist: Dann bleibt dem Lebensprinzip noch weniger Energie, die es in den Verdauungstrakt investieren kann. Ein kleiner Teufelskreis: Schwäche im Dünndarm führt zu Schwäche der psychischen Verarbeitungskapazität, führt zu schnellerer Überlastung, führt zu einer weiteren Reizung im Dünndarm, führt zu einer weiteren Schwäche. Was hilft: Ruhe und Klarheit im Lebensstil. Ruhe und Klarheit in der Ernährung. Eine klare Trennung was gut für einen ist und was nicht.

Ein gesund funktionierendes Lebensprinzip des Dünndarm-Meridians sorgt für Kraft und Gelassenheit im Verdauungsprozess und im mentalen Bereich. Es weiß genau, was es aus dem zu verarbeitenden Angebot herausfischen muss, um davon zu profitieren. Überhaupt: Es lässt belastende Faktoren gar nicht herein. Der Dünndarm-Meridian kann auch als Torwächter gesehen werden. Er weißt ab, was er als nicht brauchbar erachtet. Das kann er sich auch leisten, weil er aus wenig viel machen kann. Personen mit einer starken Dünndarmenergie sind extrem gute Futterverwerter und extrem gute Denker. Sie tun sich leicht damit, in komplexen Vorgängen rasch die Essenz erfassen und sie zu verarbeiten. Sie wissen, was aufgenommen und weitergeleitet werden muss. Das verleiht ihnen Klarheit: Im Bauch, im Kopf, im Leben.

Mit dem Dünndarm-Meridian in Verbindung stehende Symptome:

Verdauungsstörungen, chronisch entzündliche Darmkrankheiten (Morbus Chron, Colitis ulcerosa...), Malabsorption, Nahrungsmittelallergien und -intoleranzen (Zöliakie, Laktose, Fructose...), Mangelzustände, Müdigkeit, Immunitätsschwäche...

Die Sache mit den Leitungen

Bei manchen Personen trennt der Dünndarm-Meridian zu übereifrig und rigide. Bei anderen zu wenig und unüberlegt: Weil er sich nicht sicher ist, was rein oder unrein ist, lässt er lieber alles rein und nimmt alles auf. Diese undifferenzierte Aufnahme führt zu einer Überschwemmung des Systems, zu einer Überforderung des Verdauungstraktes. Der Dünndarm schluckt alles, verwertet es aber nicht. Ein hoffnungslos überforderter Komposthaufen baut sich im Inneren des Bauches auf. Es kommt zu einem Stau, zu Gärung, zu Fäulnis. In der TCM spricht man von toxischer Überlastung: Trüber Nahrungsmüll statt reiner Nahrungsessenz. Dieser Müll ist dafür verantwortlich, dass wichtige Leitungen im System verstopft werden können.

Man kann sich das so vorstellen: In einem Zentralheizungssystem zirkuliert nicht Wasser, sondern eine Brühe mit zahlreichen Verunreinigungen. Es ist nur eine Frage der Zeit, bis sich die Leitungen dieses Systems verlegt haben. Das Zentralnervensystem inklusive Gehirn entspricht den Leitungen. Für die Reinheit der Flüssigkeit ist der Dünndarm verantwortlich. Ist die Dünndarmenergie geschwächt und trennt sie nicht ausreichend zwischen Klarem und Unklarem, dann kann sich Stoffwechselmüll aus einem miserablen Verwertungsprozess ansammeln. Über Jahre und Jahrzehnte baut sich derart eine tickende Zeitbombe auf. Ob Schizophrenie oder Manie, ob Parkinson oder Alzheimer: Ein Problem der Leitungen, verlegt, verätzt, vergiftet, sagt die TCM. Der Ursprung liegt im Dünndarm, sagt die TCM. Nur: Sind die Leitungen bereits derart verunreinigt, ist es meist schon zu spät. Vorbeugen ist hier die beste Alternative, auch das ist eine Aufgabe des Lebensprinzips des Dünndarm-Meridians: Das Unreine vor der Tür zu halten. Seine Klarheit hilft, ein bewusstes Leben zu führen, weil er weiß, dass jede Auswirkung ihre Ursache hat. Er verfügt über ein äußerst gesundes Urteils- und Beurteilungsvermögen.

Der Dünndarm schluckt alles, verwertet es aber nicht. Ein hoffnungslos überforderter Komposthaufen baut sich im Inneren des Bauches auf.

Eine starke Dünndarmenergie resultiert in einer klaren Lebensführung, die nicht rigide bestimmten Regeln oder Richtlinien folgt, sondern auf Einsicht und Erkenntnis basiert. Man schätzt Gesundheit und Vitalität und vermeidet konsequent Einflüsse, die davon weg führen. Disziplin und Konsequenz gehen leicht von der Hand, ob es sich dabei um Ernährung, Bewegung oder mentalem Fokus handelt. Man trennt sich von unnötigem Ballast, der dem Verfolgen längerfristiger Ziele im Weg steht. Eine Störung im Dünndarm-Meridian agiert hier gänzlich anders, weil sie nicht weiß, wo und wie sie eine Trennlinie ziehen soll: Das Chaos regiert, im Bauch, im

Kopf, im Kühlschrank, im eigenen Zuhause. Das Lebensumfeld als Spiegel das Darms: Unordnung überall, der zwanghaft ansammelnde und anhäufende Messie lässt grüßen. Er kann sich von nichts trennen, sukzessive bauen sich Müllberge in den unterschiedlichsten Wirkungsbereichen auf, die er gar nicht einmal bemerkt. Nicht nur Gegenstände werden gehortet, auch Aufgaben oder soziale Verpflichtungen sammeln sich an und stauen sich. Die bewusste Handlungsfähigkeit schwindet immer mehr, wird erdrückt durch Tonnen von unnötigem Gerümpel, die Leitungen des Lebens sind verstopft, ein gesundes Urteils- und Beurteilungsvermögen ist nicht mehr vorhanden, das verunreinigte Bauchhirn Dünndarm hat die Klarheit im Kopf lahm gelegt. Das Bewusstsein ist vernebelt, Durchblick unmöglich.

In der TCM gibt es ein Bildnis, das den Dünndarm als die gelben Quellen im Erdinneren sieht. Gelb ist die Farbe des Erdelements, des Elements der Mitte. Und dann befinden sich diese Quellen auch noch im Erdinneren, in der Mitte der Mitte quasi. Bei großen Problemen wendet man sich an diese, weil dort die Ahnen mit all ihrem Wissen und all ihrer Weisheit wohnen. Symbolisch ist gemeint: Bei wichtigen Fragen nicht nur auf den Kopf, sondern auch auf den Bauch hören. Der Bauch ist die Mitte und dort nimmt der Dünndarm einen zentralen Bereich ein. Nicht ohne Grund wird der Dünndarm auch Bauchhirn genannt. Selbst die optische Ähnlichkeit mit dem Gehirn ist augenscheinlich. Ist das Lebensprinzip des Dünndarm-Meridians gut entwickelt, dann weiß der Bauch eher als der Kopf, was gut für einen ist und was nicht. Und der Bauch lässt uns das auch wissen, in Form einer guten Intuition und einem guten Gefühl sich selber gegenüber. Man macht weniger Blödsinn, der einem selber Schaden zufügt. Man hält instinktiv die Leitungen rein. Das ist die Basis für eine bewusste Lebensführung und längerfristige Gesundheit, die ja bekanntermaßen im Darm sitzt.

Nicht ohne Grund wird der Dünndarm auch Bauchhirn genannt. Selbst die optische Ähnlichkeit mit dem Gehirn ist augenscheinlich.

Mit dem Dünndarm-Meridian in Verbindung stehende Symptome:

Psychische Unruhe, Verwirrung, Entwicklungsstörungen, Geisteskrankheiten, Persönlichkeitsspaltung, Messie-Syndrom, Sprachstörungen, neurodegenerative Erkrankungen wie Alzheimer oder Parkinson...

Der Dünndarm-Meridian und die Psyche

Klar, unklar, wirr und warr

Zum Lebensprinzip des Dünndarms gehört das Trennen des Reinen vom Unreinen. Das Resultat: Klarheit. Man kann sich das so vorstellen: Ein Wasserglas ist voller Schlamm. Durch diese Trübung lässt sich kaum etwas darin erkennen. An sich wäre das Wasser klar, wäre es nicht derart verunreinigt. Der Dünndarm trennt die trüben Anteile vom reinen Wasser, er ist der ultimative Filter, in der Wahrnehmung, im Denken, in der Analyse. Und plötzlich hat man den Durchblick und kann erkennen, weil auch das Bewusstsein von seiner Natur her klar ist, würde es nicht ständig durch all die tausend und mehr Einflüsse getrübt, die der Alltag so mit sich bringt. Der Dünndarm schafft hier Ordnung.

Ist der Dünndarm-Meridian gestört, dann fehlt ihm diese Eigenschaft. Der Verstand kann nicht zwischen wichtigen und unwichtigen Impulsen und Inputs unterscheiden. Er kann schwer einen Gedanken vom anderen, ein Gefühl vom anderen unterscheiden. Zudem: Gedanken werden mit Gefühlen, Gefühle mit Gedanken verwechselt. Auch Realität und Phantasie können sich vermischen. Ein Wirrwarr entsteht im Kopf, Verwirrung macht sich breit, Konfusion. Mit weit reichenden Konsequenzen: Dieses chaotische Durcheinander trübt das Bewusstsein. In der TCM werden viele kognitive Fähigkeiten direkt mit dem Dünndarm-Meridian in Verbindung gebracht. Eine Störung im Meridian kann sich in Schwierigkeiten beim Lesen, Schreiben, Hören, Lernen oder Begreifen manifestieren. Viele Formen von Entwicklungsverzögerung oder geistiger Behinderung haben ihre Wurzeln im Bauchhirn Dünndarm. In weniger ausgeprägter Form zeigt sich eine Dünndarm-Schwäche in Orientierungslosigkeit, Desorganisation oder latenter Benommenheit. Man ist nicht ganz da. Man weiß gar nicht, wo man wirklich ist, mit seinen Gedanken, mit seiner Wahrnehmung. Man tut sich schwer mit Erfassen und Verstehen.

Man wirkt ein bisschen wie eine vom Leben überraschte Kuh auf zwei Beinen. Der Alltag wird zum Hürdenlauf, selbst kleine Aufgaben können schnell zur großen Herausforderung werden. Man ist leicht überlastet, geistig müde und erschöpft. Der Fokus geht flöten, man kann sich schwer konzentrieren, die Produktivität leidet. Mehr als fünf Minuten Aufmerksamkeit sind nicht drinnen, dann braucht es wieder eine Ablenkung, den hastigen Blick auf das Telefon oder das zigte Abrufen der e-Mails, in der Hoffnung, dass sich eine weitere dazu gesellt haben könnte, die lohnenswerte Abwechslung verspricht. Besonders schwierig sind Selbst-, Zeit- und Prioritätenmanagement. Man tut sich schwer damit, sein Leben zu ordnen und zu organisieren. Man ist in einem Dschungel geraten und hat den Überblick verloren.

Ganz anders agiert hier ein starker Dünndarm-Meridian. Der Geist spielt auf Samurai-Niveau. Er sieht präzise, was ist, ungetrübt, kristallklar und schnell. Situationen und Erlebnisse werden nicht durch Emotionen oder eingeprägte Verhaltensmuster reflexartig bewertet, sondern bewusst und umfassend erfasst. Auf Basis dieser Wahrnehmungsfähigkeit kann der Dünndarm-Meridian gut unterscheiden, was für ihn wichtig und richtig ist. Die gewonnenen Informationen werden verarbeitet und entsprechende Schlüsse daraus gezogen: Die Voraussetzung für ein klares Urteil und klare Entscheidungen. Das wiederum führt zu Klarheit im Tun und Handeln. Man spricht Klartext. Den Worten folgen übereinstimmende Taten, eine hohe Kongruenz zwischen Innen und Außen ist gegeben: Walk as you talk. Straight forward. Unerschütterlich. Der Dünndarm-Meridian ist auch der Meridian der Ausdauer. Kein anderer Meridian verleiht uns ein derart starkes Durchhaltevermögen und eine derart deutliche Zielorientierung. Er ist der Marathon-Meridian.

Der Dünndarm-Meridian ist auch der Meridian der Ausdauer. Kein anderer Meridian verleiht uns ein derart starkes Durchhaltevermögen und eine derart deutliche Zielorientierung.

Der Prozess des Trennens kann natürlich auch auf die Spitze getrieben werden: Dann wird nur mehr in Kategorien gedacht und die Welt in Schwarz oder Weiß eingeteilt. Es gibt keine Abstufungen, keine Graubereiche, kein sowohl als auch, nur Schubladen, die keine Verbindung miteinander haben. Das Wichtigste: Ja keine Vermischung von Gefühlen und Gedanken. Die Energie bleibt im Kopf stecken, Emotionen werden nicht zugelassen. Solche Menschen tun sich schwer, sich sozial zu integrieren oder wirkliche Bindungen einzugehen, weil sie wenig kompromissbereit sind und alles der Vernunft unterwerfen. Sie wirken auf andere Menschen kalt, hart, abweisend. Ein allzu eifriger Dünndarm ist ein sehr direkter Weg in Richtung Unzufriedenheit. Das Leben: Zerdenkt. Zerlegt. Zerissen. Es fehlt die Weichheit, die Lebenslust, die Unvernunft.

Dabei ist es gerade das Lebensprinzip des Dünndarm-Meridians, das für tiefen geistigen Frieden und innere Ruhe sorgen kann. Eine starke Dünndarmenergie kann aus dem Gedankenkarussell aussteigen, sie lässt sich nicht von Ängsten aus der Vergangenheit und Sorgen in Richtung Zukunft ablenken oder beeinflussen. Dieser Weg der Klarheit führt immer auch zu sich selbst. Und im nächsten Schritt über sich selbst hinaus.

Spiritualität und Transzendenz

Spiritualität ist ein menschliches Grundbedürfnis. Es gibt kein Volk, keine Gesellschaft, die nicht in irgendeiner Form einen Glauben oder eine Religion hervorgebracht hat. Spiritualität basiert auf dem unterschwelligen Gefühl, dass es im Leben und auf dieser Welt noch mehr geben könnte, etwas, das sich nicht ganz fassen und ergründen lässt. Selbst Personen, die mit Spiritualität vermeintlich nichts anfangen können, kennen dieses Gefühl und verspüren hin und wieder diese Sehnsucht der Seele, manchmal in der Natur, manchmal in der Stille, manchmal nach besonders intensiven Ereignissen, immer dann, wenn sich die eigenen Grenzen zu lockern und zu erweitern beginnen. Spiritualität kann als der Wunsch gesehen werden, sich mit etwas zu verbinden, das größer ist als man selbst. Das Lebensprinzip des Dünndarms sorgt für den Anschluss unter der richtigen Nummer.

Der Dünndarm trennt, das ist seine Funktion. Es ist aber auch seine Funktion, sich von der Illusion der Trennung zu trennen, die wiederum Ausdruck einer Störung im Dünndarm-Meridian ist. Denn trennt dieser zu stark, dann trennt man sich vom Leben, von anderen Menschen, vom Austausch, von der Verbundenheit. Das Resultat ist ein zu starker Fokus auf sich selbst, auf das Ego, wie es in vielen spirituellen Traditionen genannt und als Wurzel des Übels erkannt wird: Wer sich nur mit sich selber identifiziert, wer nur sich selber sieht, ist im Endeffekt alleine. Man ist die Sonne im Mittelpunkt des eigenen Sonnensystems und sehr verliebt in das eigene Licht, die damit einhergehenden Schatten weitgehend ignorierend. Dreh-

und Angelpunkt des Weltbilds sind die, natürlich unantastbaren, eigenen Gedanken und Überzeugungen. An diesen will man festhalten, koste es was es wolle. Die bevorzugt gewählte Strategie eines gestörten Dünndarms: Sich ein Konstrukt aufzubauen, in dem man sich ständig selbst bestätigt, weil es eben sonst nichts gibt, über das man sich definieren könnte. Alles, was dieses Konstrukt bedroht, gilt als Gefahr und wird bekämpft. Je größer das Ego, desto größer die Angst, dieses zu verlieren. Was aber zwangsläufig geschehen wird, spätestens zum Zeitpunkt des Todes. Der Buddhismus sieht in diesem übertriebenen Anhaften an dem Selbstbild die Wurzeln allen Leides. Das Heilmittel: Einsicht und Erkenntnis. Wer sorgt dafür? Der Dünndarm-Meridian!

Ein gut entwickeltes Lebensprinzip des Dünndarm-Meridians verleiht uns die Fähigkeit zu erkennen, dass wir alle mehr oder weniger im selben Boot sitzen.

Ein gut entwickeltes Lebensprinzip des Dünndarm-Meridians verleiht uns die Fähigkeit zu erkennen, dass wir alle mehr oder weniger im selben Boot sitzen: Alle Menschen wollen glücklich sein, alle Menschen wollen wachsen. Jeder sucht sich diesbezüglich seinen Weg, manche davon erscheinen skurril, andere führen niemals zum Ziel. Der Dünndarm sieht nicht die Wege. Er sieht den Menschen, der sie geht, er sieht, was ihn bewegt, was er sucht, was er wirklich will, ob Kampfpilotin oder Bademeister. Je klarer der Dünndarm-Meridian, desto klarer die Einsicht, bis hin zu dem Punkt, dass uns das tiefe Bedürfnis nach Zufriedenheit alle verbindet, dass wir nicht alleine mit dieser Sehnsucht sind, dass sich jeder Geborgenheit und Liebe wünscht. Je klarer der Dünndarm, desto stärker diese Verbundenheit, nicht nur zu anderen Menschen, sondern auch zur Natur, denn es ist ebenso eine Illusion, sich von dieser getrennt zu erleben.

Wir brauchen reine Luft zum Atmen, wir brauchen reines Trinkwasser zum Trinken, wir brauchen ein Klima, in dem sich Nahrungsmittel anbauen lassen, wir brauchen eine intakte Umwelt zum Überleben und wir sind wesentlich mehr Teil derjenigen, als wir gemeinhin glauben. Der Dünndarm-Meridian erkennt das, er fühlt sich als Teil des riesigen Ökosystems Erde, er fühlt sich der Natur zugehörig, er sieht diese weder als Feind noch als Selbstbedienungsladen. Daraus resultiert ein achtsames und verantwortungsvolles Verhalten, das Menschen mit einer starken Dünndarmenergie auszeichnet. Sie können sich kümmern. Sie können weit über ihre Nasenspitze hinaus denken. Und: Sie denken das nicht nur, sie fühlen das auch und verstehen es auf einer tiefen Bewusstseinsebene. Sie transzendieren die engen Grenzen der Ichbezogenheit. Sie finden einen Sinn jenseits der individuellen Entwicklung. Das ist eine spirituelle Grundhaltung.

Auf Basis dieser kann ein gut entwickeltes Lebensprinzip des Dünndarms kategorisierendes, urteilendes oder stereotypisierendes Verhalten ablegen. Es macht sich frei. Es kann die persönliche Bedürfniserfüllung und Nutzenmaximierung hintanstellen. Es kann ein hohes Engagement für andere oder höhere Ziele jenseits des persönlichen Selbsts anstreben. Es kann sich selbstlos für die Allgemeinheit und für soziale Gerechtigkeit einsetzen, weil es sich mit der gemeinschaftlichen, ganzheitlichen Entwicklung der Welt verbunden fühlt. Diese Verbundenheit trägt dazu bei, sein Dasein als sinnvoll zu empfinden und zu erfahren.

Ein Mangel an dieser Erfahrung ist eine Schwäche des Dünndarm-Meridians: Man hat das unbestimmte Gefühl, dass einem etwas fehlt, auch wenn alle persönlichen oder materiellen Bedürfnisse weitgehend befriedigt sind. Dieses fehlende Etwas kann sehr am Lebensglück nagen, weil Sinn und Seele darben. Das beste dabei: Man muss es nicht außerhalb suchen. Man findet es in sich selbst. Die Krönung dieser Suche: Sich nicht nur mit anderen Menschen, mit der Menschengemeinschaft an sich, mit der Natur, mit allen Lebewesen verbunden zu fühlen, sondern mit etwas, das niemand wirklich beim Namen nennen kann, mit der Kraft, die als Tragfläche für alle sichtbaren und nicht sichtbaren Erscheinungen gilt. Die Religionen verwenden dafür den Begriff der Gottheit. In der TCM spricht man vom Tao. Vielleicht hilft es, an dieser Stelle einfach von Magie zu sprechen. Wer einmal mit klarer Dünndarmenergie in den nächtlichen Sternenhimmel geblickt hat, bekommt eine Ahnung davon.

Störungen im Dünndarm-Meridian

- *Fühlt sich oft isoliert, allein und wenig verbunden*
- *Lässt sich leicht verwirren und ist schnell orientierungslos*
- *Fühlt sich oft benommen und dumpf im Kopf*

- *Schwierigkeiten beim Trennen und Verbinden von Gedanken und Gefühlen*
- *Kann nicht gut unterscheiden und Prioritäten setzen*
- *Ist oft überkritisch, besserwisserisch und denkt gerne in Schubladen*
- *Tendenz zu Nahrungsmittelallergien und -unverträglichkeiten*
- *Egozentrik aus einer Unsicherheit heraus*

Harmonie im Dünndarm-Meridian

- *Kann gut über sich und sein Weltbild hinausblicken*
- *Kann sich mit einem größeren Sinn und größeren Aufgaben verbinden*
- *Fühlt sich ins Leben eingebettet und getragen, hat einen Zugang zu Spiritualität*
- *Kann sozial und nachhaltig handeln und agieren*
- *Kann schnell, scharf und klar Denken, auf den Punkt kommen und Prioritäten setzen*
- *Kann gut lernen, erfassen und integrieren*

Wie man das Lebensprinzip des Dünndarms stärken kann

Journaling

Journaling bedeutet das Aufschreiben von Gedanken, Gefühlen und Erlebnisse, es ist quasi eine Art Tagebuch. Der Unterschied: Journaling folgt einer fixen, sich wiederholenden Routine. Das hilft dem Kopf, Ordnung und Struktur zu finden. Damit einhergehend schafft Journaling Klarheit. Das mag der Dünndarm. Wichtig ist: Schreiben Sie mit der Hand! Wenn wir mit der Hand schreiben, werden deutlich mehr Bereiche im Gehirn stimuliert, was zu einer viel stärkeren Vernetzung der Informationen führt. Was wir mit der Hand geschrieben haben, verstehen wir besser. Weiters: Führen Sie das Ritual immer zur gleichen Zeit aus. Bewährt haben sich Morgen und Abend. Drei Minuten reichen aus. Definieren Sie für einen gewissen

Zeitraum drei Fragen, denen Sie nachgehen wollen. Als Beispiel: Worüber haben Sie sich heute gefreut? Worüber haben Sie sich geärgert? Für was sind die dankbar? Sie können sich beliebige Schwerpunkte wählen. Wichtig ist die Routine. Sie finden am Markt auch viele Journaling-Tagebücher zu unterschiedlichen Lebensbereichen, mit vorgegeben Fragen und vorgegebener Struktur. Das kann eine Einstiegshilfe sein. Der Dünndarm mag diese Übung auf jeden Fall sehr.

Sich verbinden

Suchen Sie sich jeden Tag einem Menschen, mit dem Sie diese Übung durchführen. Das muss niemand sein, den Sie kennen. Das kann jede Person sein, der Sie im Laufe des Tages begegnen, ob in der Arbeit, auf der Strasse. Wichtig: Wählen Sie nach dem Zufallsprinzip und nicht nach Vorlieben oder Abneigungen. Ein Trick diesbezüglich: Definieren Sie eine Uhrzeit, als Beispiel 8:15. Genau zu diesem Zeitpunkt machen Sie die Übung mit der nächst stehenden Person. Betrachten Sie diese Person weniger mit den Augen als mit dem Herzen. Sammeln Sie ihren Fokus im Brustkorbbereich und „erspüren" Sie diese Person. Ein Mensch, genau wie Sie. Ein Mensch, der einfach nur versucht in seinem Leben glücklich zu sein, der seine Persönlichkeit ausdrücken will, der nach Sinn und Geborgenheit strebt. Dieser Mensch macht es auf seine Art und Weise, so wie Sie es auf ihre Art und Weise machen. Im Kern haben Sie jedoch genau denselben Wunsch, genau dieselbe Motivation. Nur die Umsetzung sieht anders, vielleicht sogar völlig unterschiedlich aus. Aber es vereint Sie mehr, als Sie trennt. Versuchen Sie diese Verbundenheit zu spüren. Jeden Tag einmal.

Verlauf des Dünndarm-Meridians

Der Dünndarm-Meridian beginnt mit Dünndarm 1 an der Außenseite des kleinen Fingers in dessen Nagelwinkel und zieht an der Außenkante des kleinen Fingers an der Grenze von „weißem und rotem Fleisch" weiter bis zu Dünndarm 3, der am Ende der Beugefalte liegt, die durch das Schließen

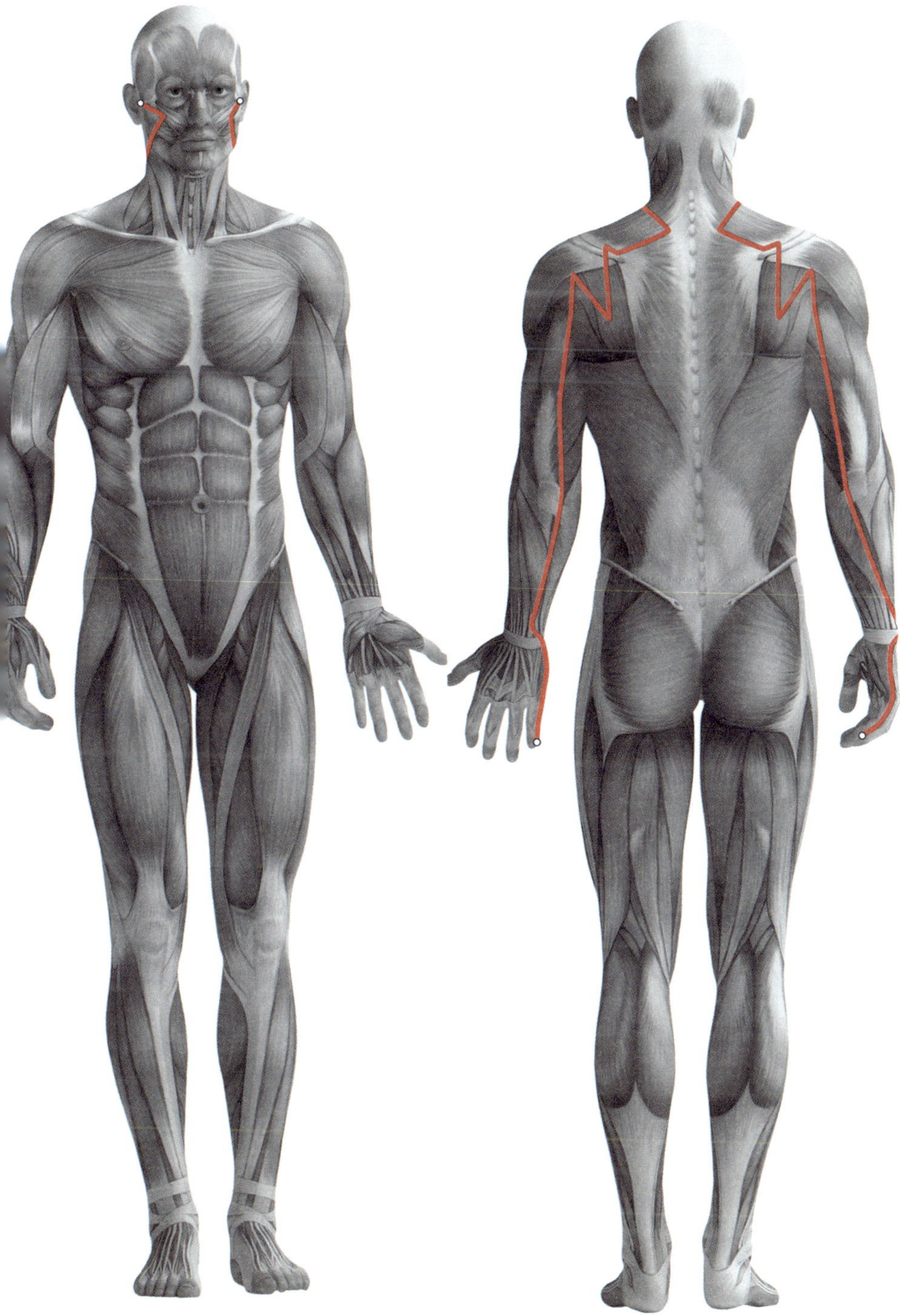

der Faust in diesem Bereich entsteht. Weiter geht es entlang der Handkante bis zu Dünndarm 4, der sich zwischen dem Grundgelenk des fünften Mittelhandknochens und dem Erbsenbein (Os pisiforme) in einer Vertiefung befindet.

Der Meridian überspringt den knöchernen Fortsatz der Elle (Processus styloideus) und verläuft knapp an der Oberseite der Elle weiter bis zu Dünndarm 8, der sich auf der Rückseite des Ellenbogens in einer Vertiefung zwischen dem Olecranon und dem inneren Knochenvorsprung des Oberarmknochens (Epicondylus humeri) befindet. Weiter geht es über den inneren Trizepskopf in Richtung Schulter bis zu Dünndarm 9, der sich einen Daumenbreit über der Achselfalte befindet. Der Meridian zieht dann bis zum Unterrand der Schulterblattgräte (Spina scapulae), wo sich senkrecht über der Achselfalte der Punkt Dünndarm 10 befindet.

Von Dünndarm 10 verläuft der Dünndarm-Meridian zur Mitte des Schulterblattes, wo sich Dünndarm 11 befindet. Von Dünndarm 11 zieht er nahezu senkrecht in Richtung Schulter, überquert die Schulterblattgräte, wo sich in der Grube (Fossa supraspinata) oberhalb der Schulterblattgräte Dünndarm 12 befindet. Am inneren Ende der Fossa supraspinata liegt Dünndarm 13, von wo der Dünndarm-Meridian in Richtung des siebten Halswirbels zieht. Zwei Daumenbreit neben dem Dornfortsatz des siebten Halswirbels befindet sich Dünndarm 15.

Von Dünndarm 15 verläuft der Dünndarm-Meridian über den unteren Anteil des Nackens nach vorne, wobei er den Trapezmuskel (M. trapezius) überquert, dann entlang der Seite des Halses nach oben zieht, den Kopfnicker (M. sternocleidomastoideus) kreuzt und zu Dünndarm 17 zieht. Dünndarm 17 befindet sich hinter dem Kieferwinkel am Vorderrand des M. sternocleidomastoideus auf einer Senkrechten unter dem Ohrläppchen. Im weiteren Verlauf überquert der Dünndarm-Meridian den Unterkieferknochen und zieht auf der Seite des Gesichtes unterhalb des Jochbeins nach vorne, wo sich auf der Linie des Augenwinkels Dünndarm 18 befindet. Von Dünndarm 18 zieht er entlang des unteren Jochbeinrandes zurück zum Ohr, wo sich der Endpunkt Dünndarm 19 in einer Vertiefung befindet, die sich bei leicht geöffnetem Mund ertasten lässt.

Schlüsselzonen im Körper

Unterbauch

Im Unterbauch, drei Daumenbreit unterhalb des Nabels, liegt der Punkt Ren Mai 4, „Guan Yuan“ oder „Tor des Ursprungs-Qi“. In diesem Bereich befindet sich auch die Bauchdiagnosezone für den Nieren-Meridian. Hier zeigt sich die enge Verbindung zwischen Dünndarm und Nieren, denn Ren Mai 4 ist der Alarmpunkt des Dünndarms. Dünndarm und Nieren haben beide viel mit dem Ursprungs-Qi zu tun. Die Nieren speichern es, der Dünndarm produziert es durch die Extraktion der reinen Essenzen aus dem Nahrungsbrei. Im Bereich von Ren Mai 4 kann man gut feststellen, wie voll oder leer der Speicher ist, wieviele Reserven an Energie der Körper wirklich besitzt. Ist dieser Bereich leer, dann sind die Ressourcen knapp: Ein Alarmzeichen, dass der Dünndarm seiner Aufgabe nicht wirklich nachkommen kann und zu wenig Essenz beim Verdauungsprozess assimiliert. Die Nieren bekommen nichts, was sie speichern können.

Es kann auch sein, dass ein geschwächtes Lebensprinzip des Dünndarms dazu führt, dass man sich von seinem Bauch trennt, dass man rein aus dem Kopf heraus lebt und sich nicht mit seinen Gefühlen oder seiner wahren Mitte in Verbindung bringen will. Auch in diesem Fall wird der Bereich geschwächt und leer wirken, weil er keine Aufmerksamkeit und keine Energie bekommt. Umgekehrt kann es natürlich auch sein, dass man bei Ren Mai 4 auf eine Fülle trifft. Diese Fülle ist aber meist Ausdruck einer Schwäche: Der Dünndarm trennt zu wenig, er nimmt alles unreflektiert auf, es kommt zu einer Überschwemmung des Systems, zu Stauungszuständen. Die Nieren werden von dieser Flut erdrückt, das Lebensprinzip der Nieren wird gestört. Es wird schwer sein, die Nierenfragen „Wer bin ich“ und „Was will ich“ zu beantworten, wenn die Klarheit des Dünndarms fehlt und damit einhergehend eine Trübung des Bewusstseins stattfindet. Ren Mai 4 ist ein hervorragender Punkt, um in beiden Fällen diesen für den Dünndarm-Meridian wichtigen Bereich zu stärken.

Schulterblatt

Das Schulterblatt ist Ursprung der sogenannten Rotatorenmanschette. Es handelt sich dabei um eine aus vier Muskeln bestehende Muskelgruppe, die mit einer gemeinsamen Sehnenkappe den Oberarmkopf beinahe vollständig umschließt. Eine wichtige Aufgabe der Rotatorenmanschette ist die Stabilisierung des Schultergelenks, denn das Schultergelenk bietet zwar viel Bewegungsspielraum, ist aber aufgrund der schwachen knöchernen Führung wesentlich labiler als zum Beispiel das Hüftgelenk. Die Freiheit des Schultergelenks spiegelt die freie Beweglichkeit des Herzens und des Geistes, denn Hand aufs Herz, über die Arme und Hände drücken wir uns aus, wir sprechen mit den Händen, nehmen uns Dinge ans Herz, wir umarmen, gestalten, formen. Das entspricht der Qualität des Feuerelements, zu dem auch der Dünndarm zählt. Seine Aufgabe in Bezug auf das Schultergelenk: Klar zu sein, wann und wo man sich öffnen oder schließen soll.

Eine zu große Offenheit hat mit der Schwäche der Trennfunktion des Dünndarm-Meridians zu tun: Man öffnet sich unreflektiert allem und jedem gegenüber, lässt alles an sich heran, man kann sich nicht wirklich wehren. Oft geht dies mit einer Hyperflexibilität des Schultergelenks einher. Umgekehrt kann das Schultergelenk sehr verschlossen und der Bewegungsspielraum eingeschränkt sein, wenn die Rotatorenmanschette unter Zug und Spannung steht, was man im Form von Schulterschmerzen oft deutlich zu spüren bekommt. Hier ist die Trennfunktion des Dünndarms überlastet. Er trennt zu sehr und verschließt sich vor zu vielen Dingen.

In der Mitte des Schulterblattes liegt der Punkt Dünndarm 11, „Tang Song" oder „Himmlische Zuordnung". Dünndarm 11 drückt aus, ob wir uns dem Himmel zuordnen können, ob wir fähig sind, wirkliche Verbindungen einzugehen, ob wir offen genug sind, um mit unserem Bewusstsein nicht nur unser Ego zu ordnen, sondern ob wir es auch ausdehnen und andere Dinge umfassen können.

Handkante

Der Dünndarm beginnt mit seinem Verlauf am kleinen Finger und kontrolliert die Handkante. Die Handkante verfügt über große Kraft, wenn es um Trennen geht. Mit einem Handkantenschlag können Ziegel oder Steine gespalten werden. Die Handkante ist der Bereich der Hand, der konzentrierte Klarheit zum Ausdruck bringt. In diesem Bereich befindet sich auch der Punkt Dünndarm 3, „Hou Xi“ oder „Hinterer Fluss“, der gerne bei Störungen entlang des gesamten Dünndarm-Meridians verwendet wird.

Der Dünndarm-Meridian

Zugehöriges Element: Feuerelement
Qualität: Yang
Organzeit: 13.00 – 15.00
Tierqualität: Ziege
Partnermeridian: Herz-Meridian
Zwillingsmeridian: Blasen-Meridian (Tai Yang)
Oppositionsmeridian: Leber-Meridian

DER BLASEN-MERIDIAN: Aktivität, Reinigung und Regeneration

Fragen für den Blasen-Meridian

- *Kann ich leicht aktiv werden? Komme ich schnell in Schwung?*
- *Kann ich in Ruhephasen entspannen?*
  Kann ich mich sammeln und regenerieren?
- *Fällt es mir leicht, zwischen An- und Entspannung zu wechseln?*
- *Kann ich für etwas kämpfen, wenn es darauf ankommt?*
- *Verfüge ich über ein stabiles Nervenkostüm?*
  Kann ich eiserne Nerven und Gelassenheit an den Tag legen?
- *Laufe ich vor vielen Dingen davon oder stecke einfach den Kopf in den Sand?*
- *Kann ich Gefühle zulassen und zeigen?*
  Kann ich gut mit Stress und emotionalen Druck umgehen?
- *Habe ich eine sensible Blase?*
  Leide ich oft unter Harnwegsinfekten?

Das Lebensprinzip des Blasen-Meridians

Ohne Blasen-Meridian geht gar nichts. Ohne Blasen-Meridian wären wir ein Rad ohne Räder, ein Triebwerk ohne Brennstoff, ein Sattel ohne Pferd: Wir kämen nicht vom Fleck, wir würden uns nicht bewegen, wir würden am Boden kleben, regungslos, bewegungslos, Dornröschen im Tiefschlaf. Der Blasen-Meridian küsst uns wach, denn das Lebensprinzip des Blasen-Meridians steht für Aktivität. Der Blasen-Meridian ist der Pusher in uns, der Antreiber, der dafür sorgt, dass wir den Hintern von der Couch bekommen und tun, tun, tun... Der Blasen-Meridian ist der Schlüssel, den wir zum Anlassen des Motors Mensch benötigen. Der Blasen-Meridian ist die Instanz, die dafür sorgt, das Kerosin durch das Blut fließt.

Natürlich: Mit dem Schlüssel lässt sich der Motor auch wieder abstellen, das ist wichtig, weil Einschalten schön und gut, aber einen überaktiven Dauerbetrieb hält selbst die beste Konstruktion mit den besten Materialien nicht ewig durch. Irgendwann ist Schluss und zur Aufgabe des Lebensprinzips des Blasen-Meridians gehört es ebenso, rechtzeitig vom Gaspedal zu steigen und die Geschwindigkeit zu drosseln, sollten wir wieder einmal zulange oder zu intensiv oder zu schnell unterwegs gewesen sein und uns nicht mehr einbremsen können. Der Blasen-Meridian sorgt nicht nur für die notwendigen Ruhepausen im Leben, er sorgt vor allem dafür, dass wir in diesen wirklich entspannen und regenerieren können.

Ist das Lebensprinzip des Blasen-Meridians gut entwickelt, dann ermöglicht es uns, mühelos zwischen Aktivität und Erholung zu wechseln, je nachdem, was die jeweilige Situation gerade erfordert. Wir können rasch Spannung aufbauen und rasch Entspannung zulassen. Der Blasen-Meridian achtet darauf, dass wir im Fluss und nicht in einem Betriebsmodus hängen bleiben, unabhängig davon, was die Umstände gerade von uns verlangen. Eine Störung im Lebensprinzip des Blasen-Meridians kann dazu führen, dass man in Freiräumen nicht abschalten oder bei Anforderung nicht aktiv werden kann. Stress wird in die Freizeit mitgenommen, Inaktivität an den Arbeitsplatz geschleppt, die Nacht wird zum Tag und der Tag wird zur Nacht. Das kann zu Reibereien und Turbulenzen führen. Reibung führt früher oder später immer zu Hitze und Abfallprodukten: Um diese zu klären, brauchen wir ebenfalls den Blasen-Meridian.

Ist das Lebensprinzip des Blasen-Meridians gut entwickelt, dann ermöglicht es uns, mühelos zwischen Aktivität und Erholung zu wechseln.

In der TCM ist der Blasen-Meridian für die Reinigung des Systems zuständig. Zusammen mit den Nieren werden Stoffe, die den Organismus belasten oder die der Organismus nicht mehr braucht, herausgefiltert und ausgeschieden. Wie immer, gibt es in der TCM keinen Unterschied zwischen Materie und Energie: Eine zu hohe Konzentration an Harnsäure im Blut kann genauso gefährlich für das System sein wie toxische Emotionen im Übermaß. Toxische Emotionen sind jene, die unsere bewusste Verarbeitungskapazität überschreiten und uns quasi vergiften können. Die Blase dient hierbei als Sammel- und Ausscheidungsinstanz. Sie ist das Überlaufbecken für emotionale Überspannung: Sie bewahrt uns davor heiß zu laufen, indem sie für einen kontinuierlichen Filter- und Ausscheidungsprozess sorgt. Sie hält uns und unsere Emotionen im Fluss.

Einen weiteren Teilbereich seiner Aufgaben teilt der Blasen-Meridian mit dem Nieren-Meridian. Blase und Niere zählen beide zum Wasserelement. Das Wasserelement ist das Element der Willenskraft, die von Blase und Niere unterschiedlich zum Ausdruck gebracht wird. Der Nieren-Meridian steht für eine Willenskraft, die tief aus dem Wesenskern entspringt, die stark von inneren Bildern und Motiven aktiviert wird. Die Willenskraft des Blasen-Meridians ist im Vergleich dazu eher oberflächlicher Natur. Sie agiert um ihrer selbst Willen. Sie will mit dem Kopf durch die Wand, ob es Sinn macht oder nicht. Wie ein Reiter ohne Gefühl und Gnade kann sie unser System bis zur Erschöpfung und darüber hinaus antreiben. Dieser Wille steht für Kampf und Konfrontation. Ist das Lebensprinzip des Blasen-Meridians gut entwickelt, dann können wir diese Ressource bei großen Herausforderungen oder in Krisenzeiten abrufen. Bei einer Schwäche im Blasen-Meridian reagieren wir hingegen selbst bei geringer Belastung mit Flucht oder Resignation.

Das Lebensprinzip des Blasen-Meridians stellt uns unter Strom. Haben wir zu wenig davon, kommen wir nie richtig in die Schwünge. Ein Übermaß lässt uns hingegen schnell durchbrennen. Die richtige Balance zu erkennen und zu bewahren, zeichnet einen gesunden Blasen-Meridian aus.

Der Blasen-Meridian und der Körper

Das Yin und Yang des Nervensystems

Der Blasen-Meridian folgt in seinem Verlauf den wichtigsten Abschnitten des Zentralnervensystems, seinen größten Einflussbereich hat er auf den Kopf und die Wirbelsäule, auf das Gehirn und das Rückenmark. Der Blasen-Meridian repräsentiert das aus zwei Gegenspielern bestehende vegetative Nervensystem, das ein wunderbares Spiegelbild der Prinzipien von Yin und Yang in unserem Körper ist. Der Sympathikus fährt das System hoch, macht es leistungsfähig, er steht für den Aspekt des Blasen-Meridians, der uns aktiviert, in Bereitschaft versetzt und tun lässt. Der Sympathikus steuert unser Yang. Der Parasympathikus bringt den Organismus in den Entspannungszustand, er sorgt dafür, dass wir uns regenerieren und neue Energie tanken können. Sind wir müde oder erschöpft, sendet der Parasympathikus dem Körper Signale, dass er sich erholen soll, vor allem auch mit und im Schlaf. Der Parasympathikus wird zu Recht als der „Herr der Nacht“ bezeichnet. Der Parasympathikus steuert unser Yin. Ist das Lebensprinzip des Blasen-Meridians gut entwickelt, dann kann unser System fließend von einem Zustand zum anderen wechseln, je nachdem was es gerade benötigt. Bei einer Störung des Lebensprinzips kann es sein, dass wir schwerpunktmäßig in einem Zustand verweilen, mit weitreichenden Konsequenzen.

Der Parasympathikus bringt den Organismus in den Entspannungszustand, er sorgt dafür, dass wir uns regenerieren und neue Energie tanken können.

Der Sympathikus bereitet unseren Organismus auf körperliche und geistige Leistungen vor. Wird er aktiv, schlägt das Herz kräftiger und schneller, die Atemwege erweitern sich, gespeicherte Energie wird frei gesetzt, die Muskelkraft erhöht sich, der Blutdruck steigt, um das System vermehrt mit Blut versorgen zu können. Gleichzeitig werden andere Körperprozesse zurück gefahren, die diesem Aktivierungszustand nicht dienlich sind, wie zum Beispiel Verdauung oder Harndrang. Der eigentliche Zweck dieser Funktion: Im Falle von Gefahr soll schnelle Flucht oder schnelle Verteidigung erfolgen können. Dieser Mechanismus ist ein Gruß aus der Urzeit, wo wir noch mit realen Gefahren konfrontiert wurden und auf diese physisch reagieren mussten.

Das Problem: Die Zeiten haben sich geändert, der Automatismus ist geblieben. Klopft Stress an die Tür, wirft sich der Sympathikus dagegen und bringt die Maschine Mensch auf Hochtouren. Ein Cocktail an Hormonen baut sich auf, Adrenalin, Noradrenalin, Cortisol, das Nervensystem arbeitet am Anschlag, alles schön und gut, solange man diese Überaktivierung wieder abbauen kann. Rannte man anno dazumal vor der Bedrohung Säbelzahntiger davon, wurde der Stress über die intensive Bewegung eliminiert.

In modernen Alltag wird dieser Abbaumechanismus jedoch zu selten oder nicht immer im ausreichenden Maß angewandt. Der Stress bleibt im System, bis er uns krank macht. Wie groß der Einfluss des Blasen-Meridians auf unseren Organismus ist zeigt sich daran, dass er als einziger Meridian Zustimmungspunkte zu allen anderen Organen und Regulationsmechanismen des Körpers aufweist.

Eine Störung des Blasen-Meridians drückt sich zuerst in seinen Schlüsselzonen aus. Entlang seines Verlaufes kommt es zu Spannungssymptomen, im Nacken, entlang der Wirbelsäule, im Kreuzbereich. Da der Stromschalter permanent eingeschaltet ist, kann der Schlaf oberflächlich und unruhig werden, einhergehend mit vermehrtem Schwitzen. Der Appetit leidet, der Darm ist sensibel, die Blase sowieso. Der Blutdruck klebt an der Decke, längerfristig sind auch Herz- und Kreislauferkrankungen nicht ausgeschlossen. Es ist die Aufgabe des Lebensprinzips des Blasen-Meridians zu erkennen, wann eine Drosselung des Systems notwendig ist und welchen Anteil man selber dazu beiträgt, Stress als übertriebene Überlastung zu empfinden.

Ist das Lebensprinzip des Blasen-Meridians gut entwickelt, besteht ein feines Gespür für die Grenzen der physischen und psychischen Leistungsfähigkeit.

Ist das Lebensprinzip des Blasen-Meridians gut entwickelt, besteht ein feines Gespür für die Grenzen der physischen und psychischen Leistungsfähigkeit. Man versteht es, sich bei Belastung hervorragend zu managen. Man weiß um die Notwendigkeit von Pausen und Regeneration. Man schafft es noch, den Schalter von Sympathikus auf Parasympathikus zu legen. Dieser kümmert sich dann um Erhaltung, Wiederherstellung und den Aufbau körpereigener Reserven. Er verlangsamt den Puls, senkt den Blutdruck und stimuliert den Darmtrakt, um Nahrung zu verarbeiten und Abfallprodukte zu beseitigen. Die daraus gewonnene Energie wird dem System zu Verfügung gestellt, im tiefen wie erholsamen Schlaf.

Natürlich kann auch der Parasympathikus das Pendel in seine Richtung ausschlagen lassen. Dann hängen wir mehr oder weniger kontinuierlich in den Seilen und kriegen den Hintern gar nicht mehr in die Höhe. Körper und Geist in Apathie. Was fehlt ist der Strom, die Bereitschaft, für etwas zu kämpfen oder im Fall zu flüchten. Ein gut entwickeltes Lebensprinzip des Blasen-Meridians erlaubt es uns, uns bestmöglich an die jeweiligen

Herausforderungen des Lebens anzupassen. Für die Gesundheit unseres Systems ist das Gleichgewicht von Yin und Yang, das Gleichgewicht von Sympathikus und Parasympathikus, entscheidend. Derart bleiben wir im Fluss, wir bleiben im Flow.

Mit dem Blasen-Meridian in Verbindung stehende Symptome:

> *Verspannungen, Nackenschmerzen, Kreuzschmerzen, Schlafstörungen, vermehrtes Schwitzen, erhöhter oder erniedrigter Pulsschlag, Blutdruckschwankungen, erhöhter Blutdruck, niedriger Blutdruck, Müdigkeit, Verdauungsstörungen, Reizdarm, Verstopfung, Reizblase...*

Der Goldene Strahl

Die Aufgabe der Blase ist die Abwasserentsorgung. Gemeinsam mit den Nieren bildet sie die Kläranlage und den Reinigungsservice des Körpers und eliminiert herausgefilterte und nicht mehr verwertbare Stoffwechselprodukte über den Urin. Wie immer wird in der TCM nicht zwischen Physis und Psyche unterschieden: Auch die Seele kreiert ihre das System belastende Abfallprodukte. In diesem Fall sind es vor allem Emotionen, die uns zu überschwemmen drohen, die wir aufgrund ihrer hohen Intensität nicht mehr verarbeiten können und daher rasch wieder los werden sollten. Wann immer zu viel Druck auf dem System lastet, die Blase badet diesen aus.

Der Blasen-Meridian hat diesbezüglich eine entscheidende Regulationsfunktion: Er gilt als wichtiger Beschützer des Herzens, das besonders sensibel auf hohe Gefühlsintensitäten reagiert. Der Blasen-Meridian ist der Blitzableiter des Kaisers, er ist das Überdruckventil, das ihn vor Überlastung schützt. Das Herz soll sich nicht zu sehr aufregen, tut es das, reagiert die Blase und leitet den emotionalen Overflow via Urin aus: Wir machen uns bei panischer Angst oder Schock in die Hose. Wir müssen uns bei starker innerer Nervosität mehrmals die Stunde entleeren. Oft muss der Druck aber gar nicht so groß oder intensiv sein und es reichen geringe Belastungen, um Dauergast auf der Toilette zu werden: Das Lebensprinzip der Blase zeigt an, wie viel psychischen Druck wir aushalten und wie wir mit diesem Druck umgehen. Der Blasen-Meridian kann als Aufgangbecken und der Urin als Abwasser der Seele gesehen werden.

Ist die Blase voll, macht es Sinn, diese zu entleeren, einfach los und geschehen zu lassen, bevor es einen Rückstau gibt. Das gilt auch für den Bereich der Emotionen. Ist das Lebensprinzip des Blasen-Meridians gut integriert, dann haben wir keine Angst davor, großen Gefühlen freien Lauf zu gewähren, wir halten sie nicht unnötig zurück bis es einen Rückstau gibt: Wir können weinen, wenn uns etwas berührt, wütend sein, wenn uns etwas ärgert, uns freuen, wenn uns etwas begeistert. Man bleibt situativ im Fluss, wie ein kleines Kind, dass Gefühle und Pipi einfach ihre Wege gehen lässt. Der Unterschied: Ein starker Blasen-Meridian kann bewusst kontrollieren und bewusst die Kontrolle abgeben. Er kann seine Emotionen managen. Ein gestörter Blasen-Meridian hat Probleme mit diesem kontrollierten Kontrollverlust und versperrt seine Unsicherheit hinter einem gewaltigen Staudamm. Man versucht sich mit aller Gewalt zusammen zu reißen, auch wenn einem nur mehr zum Heulen ist. Man versucht cool zu bleiben, auch wenn es das Herz zu zerreißen droht. Die Angst sich gehen zu lassen sitzt tief. Der freie Fluss der Emotionen versiegt, sie sammeln sich an, sie stauen sich.

Ein starker Blasen-Meridian kann bewusst kontrollieren und bewusst die Kontrolle abgeben.

Dabei kann ein Ausbruch der Gefühle eine genauso befreiende Wirkung wie das vollständige Entleeren der Blase haben. Es braucht einfach eine regelmäßige reinigende Katharsis der Seele, sonst baut sich innerlich ein gewaltiger Druck auf und ein trüber Tümpel an kochendem Seelenwasser entsteht. Die zurück gehaltenen Emotionen brodeln unter der Oberfläche, kommen aber nicht heraus. Der Spiegel auf körperlicher Ebene: Die Blasenentzündung. Es besteht das brennende Bedürfnis, einen inneren Druck loszuwerden, man schafft es aber nicht. Der Harndrang ist da, trotzdem werden nur geringe Mengen Urin ausgeschieden, tröpfchenweise und unter Schmerzen. Drängendes wird zurück gehalten. Brennendes wird zurück gehalten. In der Blase wie in der Seele.

Ausdruck eines schlecht entwickelten Lebensprinzip des Blasen-Meridians kann auch sein, dass man sich gar nicht zurückhalten kann. Die Blase ist schwach, sensibel und lässt sich leicht reizen. Man kann keinerlei seelischen Druck aushalten und bewältigen. Man ist extrem Nahe am Wasser gebaut, ein kleiner Schubs und alles fließt, eine Sturzflut, die einen gegen den eigenen Willen mitreißt. Man verpisst sich emotional, wenn es zu dicht wird. Eine belanglose Zwischenprüfung reicht aus und man muss in der Nacht zehnmal aufstehen, um sich zu erleichtern. Ein wichtiges Meeting und man muss dieses im Stundentakt verlassen. Geringe Stresstoleranz und schwach ausgeprägte Selbstkontrolle können auf Störungen im Blasen-Meridian hinweisen.

Höchste Zeit das Lebensprinzip des Blasen-Meridians zu entwickeln: Ist es stark, dann bleiben wir gefühlsmässig nicht nur im Fluss, wir können diesen auch je nach Anforderung lenken. Wir bleiben klar und lassen uns von Emotionen weder wegspülen noch verschmutzen.

Mit dem Blasen-Meridian in Verbindung stehende Symptome:

Blasenentzündung, vermehrter Harndrang, verminderter Harndrang, Harnverhalt, Inkontinenz, Schwäche im Beckenboden, Bettnässen...

Der Blasen-Meridian und die Psyche

Kämpfen und Flüchten

Der eng mit dem autonomen Nervensystem in Verbindung stehende Blasen-Meridian steuert nicht nur auf der physischen Ebene unseren Kampf- und Fluchtmechanismus, er verleiht uns auch die psychische Fähigkeit, für etwas zu kämpfen oder die Flucht anzutreten, je nachdem. Das Lebensprinzip des Blasen-Meridians brauchen wir dann, wenn es eng wird oder wir etwas unbedingt erreichen wollen. Es ist nicht die Aufgabe des Blasen-Meridians nach Sinn oder Unsinn einer Aktion zu fragen, es ist nicht seine Aufgabe, die Ziele mit den inneren Werten abzugleichen, es ist seine Aufgabe, uns mit dem notwendigen Kampfgeist zu versehen. Er bündelt Ressourcen, Willenskraft und die Fixierung auf das gewünschte Ergebnis, er baut Spannung auf, er macht uns bereit. Der Blasen-Meridian weiß: Manchmal hilft kein Kompromiss, manchmal hilft nur die Flucht nach vorne, manchmal muss man um jeden Preis dranbleiben. Es lohnt sich, für die eigenen Träume zu kämpfen. Es lohnt sich, für die Liebe des Lebens zu kämpfen. Immer öfters muss man auch um den Arbeitsplatz kämpfen. Und werden wir mit schweren Krankheiten konfrontiert, dann braucht es ebenfalls einen Kampfgeist von überaus sturer Natur. Hier hilft der Blasen-Meridian, uns mit aller Kraft und mit aller Macht durchzukämpfen. Dabei verleiht er uns Ausdauer und eiserne Nerven. Er lässt uns nicht im Stich.

Ist das Lebensprinzip des Blasen-Meridians schwach entwickelt, dann verlieren wir sofort die Nerven, sollten große Herausforderungen oder wichtige Ziele an die Tür klopfen. Wir flüchten lieber, als uns zu stellen. Wir agieren und reagieren auf der Basis von Unsicherheit und Angst. Im schlimmsten Fall kann das gesamte Leben zu einer einzigen Flucht verkommen. Wir geben auf, wir geben uns auf, bevor wir noch wirklich mit irgendetwas richtig begonnen haben: Flucht vor dem Alltag, Flucht vor Konfrontation, Flucht vor Nähe, Flucht vor den eigenen Wünschen, Flucht vor den eigenen Bedürfnissen, Flucht vor sich selber. Man macht sich bei jeder Gelegenheit energetisch in die Hose. Oder man erstarrt, man verliert seine Bewegungsfähigkeit. Man ändert nichts, man tut nichts, man steckt den Kopf in den Sand und hofft, dass man einfach übersehen und das Leben die Wogen schon wieder richten wird. Ein schwacher Blasen-Meridian führt zu einer schreckhaften und äußerst zögerlichen Grundhaltung, die Probleme oder Konflikte so lange negiert, bis man einfach darüber stolpern muss.

Ein gut integriertes Lebensprinzip des Blasen-Meridians weiß, wann es genug ist und das System eine Pause braucht.

Ab und an macht es jedoch durchaus Sinn, die Beine in die Hand zu nehmen und zu flüchten. In einer Ellenbogengesellschaft, die auf Kampf und Verdrängung setzt, wo Stress zur Mode und Burnout zur Modekrankheit geworden ist, ist es sogar gesund, immer wieder einmal Zuflucht zu nehmen, sich Auszeiten zu gönnen, sich rar zu machen. Ein gut integriertes Lebensprinzip des Blasen-Meridians weiß, wann es genug ist und das System eine Pause braucht. Hinter mir die Sintflut. Ich verpiss mich mal: Es ist wichtig, hin und wieder die Dinge einfach liegen und die Welt sich weiter drehen zu lassen. Eine Störung im Blasen-Meridian mag das weder glauben noch akzeptieren. Sie kämpft, um des Kampfes Willen. Sie macht uns zur Kampfmaschine, die über Leichen geht, die ohne Rücksicht auf sich selbst oder andere, ohne Rücksicht auf Verluste auf ihr Ziel fokussiert ist, koste es was es wolle, Aufgeben ausgeschlossen, auch wenn man sich dabei selber aufgeben muss, weil man das Ruder nicht mehr in der Hand hat, sondern ein wild gewordener Blasen-Meridian. Solche Personen sehen alles sportiv, sehen alles als Wettbewerb, sie sehen in alles und jedem Konkurrenz und wollen immer gewinnen. Natürlich hängen Selbstwert und Seelenheil unmittelbar damit zusammen. Wer bremst, verliert. Daher: Entspannung unmöglich. Was noch verloren geht: Flexibilität. Man versucht ständig den Fluss des Lebens übers Knie zu brechen, anstatt sich ihm hinzugeben und sich einmal treiben zu lassen.

Ein gut entwickeltes Lebensprinzip des Blasen-Meridians weiß, wann es Zeit ist zu kämpfen, es weiß, wann es den Kampf sein lassen muss und es weiß auch, dass vor gewissen Dingen zu flüchten oft die einzige vernünftige Antwort ist, weil alles andere nur Energie und Zeit verschlingen würde. Das führt zu einer Art souveräner Gelassenheit, in der man die Dinge auch auf sich zukommen lassen kann.

Stressresistenz, Resilienz und Gelassenheit

Die Entwicklung und Integration des Blasen-Meridians lässt sich daran erkennen, wie wir mit Stress umgehen. Stress kann als das subjektive Empfinden gesehen werden, dass die eigenen Ressourcen knapp bemessen sind oder nicht ausreichen, um eine bestimmte Situation zu bewältigen. Dieses Empfinden hängt stark von der individuellen Wahrnehmung und Bewertung der Herausforderung ab. Was die eine Person an ihre Grenzen bringt, ist für die andere eine spannende Herausforderung. Ein vitaler Blasen-Meridian bewältigt selbst größte Hürden, er steht für eine hohe Stressresistenz: Man ist belastbar, widerstandsfähig und bricht bei Druck nicht gleich zusammen. Man bleibt im Fluss und versteht es, sich je nach Anforderung zu regulieren, aufs Gas zu steigen, wenn es notwendig ist, zu entspannen, wenn es möglich ist. Stresssymptome werden nicht oder später ausgelöst, weil man nicht das Gefühl hat, dem Stress hilflos ausgeliefert zu sein. Man ist resilient.

Resilienz beschreibt die Fähigkeit eines Materials nach Störungen, die von außen kommen, wieder in seine ursprüngliche Form zurückzuspringen. Der Begriff basiert auf dem Lateinischen „resilire" und bedeutet „abprallen, zurückfedern". Resilienz verleiht uns die Gabe mit Störungen oder

Veränderungen konstruktiv umzugehen. Resilienz ermöglicht es uns, trotz gravierender Belastung oder widriger Lebensumstände gesund zu bleiben oder sogar noch stärker zu werden. Ein gut entwickeltes Lebensprinzip des Blasen-Meridians zeigt sich in hoher Resilienzfähigkeit, da es die meisten dafür notwenigen Eigenschaften verwaltet und steuert, von der Willenskraft über den Kampfgeist bis zur Regeneration.

Ein schwacher Blasen-Meridian reagiert hingegen schnell übertrieben, klopft Stress an die Tür: Kleinigkeiten regen auf, das Gefühl der Überforderung tritt schnell ein, die Frustrationstoleranz ist gering. Belastung ist nur sehr schwer auszuhalten. Der Gemütszustand ist alles andere als krisenfest und ausgeglichen. Man kämpft gegen Windmühlen und flüchtet vor Mäusen. Man schmeißt rasch das Handtuch. Das Nervenkostüm ist hauchdünn gestrickt. Dementsprechend ist man schnell genervt, nervös, unruhig, mit einem Wort: Gestresst. Einmal ausgelöst, sitzt der Stress fest im Nacken und lässt nicht mehr los, selbst wenn sich die Umstände schon lange geändert haben. Man befindet sich rund um die Uhr in einem angespannten Zustand. Man hat die Fähigkeit verloren, von selber wieder in seine ursprünglich Form zurück zu finden. Man ist das Gegenteil von resilient: Man ist sehr wenig belastbar.

Ein gut entwickeltes Lebensprinzip des Blasen-Meridians ist für den modernen Alltag eine Notwendigkeit. In Zeiten die immer schneller, immer herausfordernder und immer unsicherer werden, braucht es eine hohe Stresstoleranz und eine hohe Resilienzfähigkeit, um ausgeglichen über die Runden zu kommen.

Störungen Im Blasen-Meridian

- *Tendenz zur Überaktivität oder Apathie*
- *Lässt sich sehr leicht stressen und aus der Ruhe bringen, ist schnell einmal überlastet*
- *Wirft schnell die Nerven weg, kann sich Herausforderungen nicht wirklich stellen*
- *Tendenz zu nervöser Blase, nächtlichem Harndrang, Blasenentzündung etc…*
- *Kann schwer entspannen, zur Ruhe kommen und regenerieren*

- *Ist nah am Wasser gebaut, kann sich oft nicht zurück halten oder tut sich schwer damit, Gefühle zuzulassen*

Harmonie Im Blasen-Meridian

- *Höhe Belastbarkeit, hohe Stresstoleranz*
- *Kann sich Anforderungen gut anpassen und trotzdem gelassen bleiben*
- *Großer Kampfgeist, wenn dies notwendig ist, gepaart mit Nerven aus Stahl*
- *Hohes Resilienzvermögen*
- *Hat keine Angst davor, Gefühle und Schwäche zuzulassen*

Wie man das Lebensprinzip des Blasen Meridians stärken kann

Stresstoleranz Erhöhen

Will man das Lebensprinzip des Blasen-Meridians stärken, zahlt es sich aus, an der eigenen Stresstoleranz zu arbeiten. Hier gibt es keinen Schlüssel, der das Tor zu mehr Gelassenheit direkt öffnet. Vielmehr ist eine erhöhte Stresstoleranz das Ergebnis einer Summe von Faktoren. Nehmen Sie sich zwei Wochen Zeit, um diesbezüglich eine Basis zu legen. Folgende Maßnahmen haben sich dabei sehr bewährt: Setzen sie Prioritäten! Das klingt banal, in der Praxis konsequent durchgesetzt hilft diese Maßnahe jedoch sehr. Trennen Sie das Wichtige vom Unwichtigen. Reduzieren Sie das Wichtige um 50%. Ist das erledigt: Gönnen Sie sich eine Pause! Auch das ist wichtig. Verbringen Sie diese am besten mit Atemübungen in Form einer kurzen Meditation. Der Atem beruhigt den Körper, die Meditation den Geist. Versuchen Sie in diesen 14 Tagen mehr zu schlafen. Die reguläre Schlafzeit um nur 30 Minuten zu verlängern hilft. Und sollten Sie in dieser Zeit nicht schlafen können: Bleiben Sie einfach im Bett. Wieder gilt: Atmen und meditieren. Zum Programm zählt: Machen Sie jeden zweiten Tag Yoga. Yoga ist hervorragend geeignet, um das autonome Nervensystem zu balancieren. Und zu guter Letzt: Lassen Sie die Hosen runter, wenn es eng wird, und bitten Sie um Hilfe und Unterstützung. Natürlich: Es gibt noch viel mehr Maßnahmen, um die Stresstoleranz und Resilienz zu erhöhen. Nehmen Sie sich einfach einmal ernst und ziehen Sie das, was auch immer ihnen am besten gefällt, für zwei Wochen durch. Der Blasen-Meridian wird es ihnen danken.

Weinen Sie

Ein jüdisches Sprichwort besagt: „Was Seife für den Körper ist, sind die Tränen für die Seele." Auch hier kommt der reinigende Aspekt des Blasen-Meridians zum Ausdruck. Wir weinen immer dann, wenn uns Emotionen zu Überschwemmen drohen, egal ob Trauern, Freude, Schmerz oder Wut. Tun Sie es! Nutzen Sie einfach die nächste Gelegenheit und lassen Sie ihre Gefühle frei fließen. Sie werden sehen: Es tut gut, nichts wird passieren. Jeder emotionale Ausbruch kann den Gefühlshaushalt stabilisieren, indem seelische Spannungszustände gelöst werden. Sich mit Emotionen zu zeigen, ist letztendlich auch ein Zeichen von Stärke. Und wenn es mit dem Weinen nicht klappt: Jede Regung ist recht und wertvoll genug, um gezeigt zu werden. Bleiben Sie im Fluss!

Verlauf des Blasen-Meridians

Der Blasen-Meridian entspringt in einer Vertiefung leicht oberhalb des inneren Augenwinkels mit Blase 1. Er verläuft weiter in Richtung Augenbraue, wo sich am inneren Ende der Augenbraue Blase 2 befindet, und zieht von hier aus über die Stirn gerade nach oben bis leicht innerhalb des Haaransatzes, wo er bei Blase 3 seinen Verlauf leicht ändert und circa eineinhalb Daumenbreit nach außen bis zu Blase 4 wandert. Von Blase 4 ausgehend verläuft der Meridian parallel einer gedachten Mittellinie folgend über den Kopf und den Hinterkopf bis zu Blase 10, der sich am Ansatz des Trapezmuskels (M. trapezius) am Hinterkopf befindet, etwas weniger als eineinhalb Daumen von der Mittellinie entfernt. Bei Blase 10 teilt sich der Blasen-Meridian in zwei Äste auf.

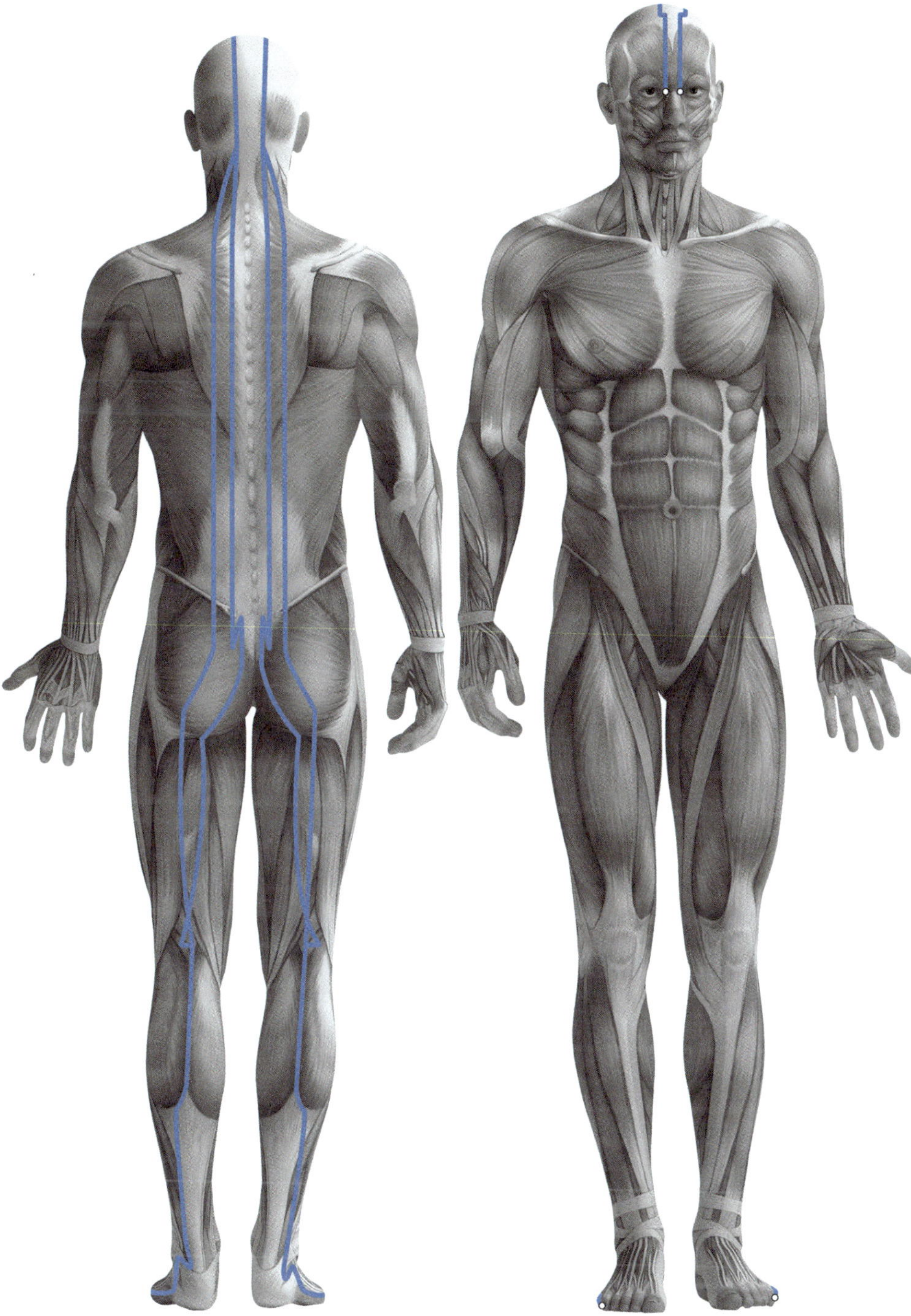

Der innere Ast zieht von Blase 10 nach außen bis hin zu Blase 11, der sich eineinhalb Daumenbreit neben der Mittellinie des Rückens auf der Höhe des Dornfortsatzes des ersten Brustwirbels befindet. Von Blase 11 verläuft der Blasen-Meridian in einer geraden Linie eineinhalb Daumenbreit parallel entlang der Mittellinie bis zu Blase 30, der sich auf der Höhe des vierten Sakrallochs (Kreuzbein) befindet. Von dort macht er einen Zacken nach oben bis zu Blase 31, direkt im ersten Sakralloch gelegen. Weiter verläuft der Blasen-Meridian den Sakrallöchern folgend und dann entlang des Steißbeins, wo er gegen dessen Ende nach außen in Richtung Glutealfalte zu ziehen beginnt. Der nächste wichtige Orientierungspunkt ist Blase 36, der sich unterhalb des Sitzbeinhöckers (Tuber ischiadicum) in der Mitte der Glutealfalte befindet. Von Blase 36 ausgehend verläuft der Blasen-Meridian in der Mitte der Rückseite des Oberschenkels zwischen zwei deutlich tastbaren Muskelsträngen (M. biceps femoris, M. semitendinosus) bis in die Kniekehle, wo er zuerst leicht nach außen zu Blase 39 zieht, der sich am Außenrand der Kniegelenksfalte befindet. Von dort zieht er zu Blase 40, direkt in der Mitte der Kniegelenksfalte gelegen. Bei Blase 40 treffen innerer und äußerer Ast wieder zusammen.

Der äußere Blasenast zieht von Blase 10 ausgehend zu Blase 41, der sich auf der Höhe des zweiten Brustwirbels und drei Daumenbreit neben der Mittellinie befindet. Von Blase 41 verläuft der Blasen-Meridian in einer geraden Linie drei Daumenbreit parallel entlang der Mittellinie bis zu Blase 54, der auf der Höhe von Blase 30 liegt. Von Blase 54 zieht der äußere Ast in einem sanften Bogen bis zu Blase 40.

Ein gut integriertes Lebensprinzip des Blasen-Meridians weiß, wann es genug ist und das System eine Pause braucht.

Von der Kniekehle verläuft der Blasen-Meridian mittig zwischen den Köpfen des Zwillingswadenmuskels (M. Gastrocnemius), wo sich am unteren Ende der beiden Köpfe Blase 57 befindet. Der Blasen-Meridian folgt weiter dem M. gastrocnemius an dessen äußeren Rand, zieht dann weiter nach außen entlang der aus der Wadenmuskulatur entspringenden Achillessehne bis zu Blase 60, der sich in der Mitte zwischen Achillessehne und dem Außenknöchel befindet. Circa eineinhalb Daumen senkrecht unter Blase 60 liegt in einer Vertiefung am Fersenbein Blase 61. Anschließend zieht der Blasen-Meridian wieder leicht nach oben zu Blase 62, am unteren

Rand des Außenknöchels gelegen. Von Blase 62 zieht der Blasen-Meridian zu Blase 63, der sich in einer Vertiefung auf der Außenkante des Fußes direkt nach dem Fersenbein befindet. Weiter geht es entlang der Außenkante des Fußes an der Grenze von „weißem zu roten Fleisch" über Blase 64 (direkt nach dem Grundgelenk des fünften Mittelfußknochens) bis zum Endpunkt Blase 67 im äußeren Nagelwinkel der kleinen Zehe.

Schlüsselzonen im Körper

Kopf & Nacken

Der Blasen-Meridian beginnt oberhalb des inneren Augenwinkel mit dem Punkt Blase 1, „Jing Ming" oder „Augenglanz". Blase 1 hat einen direkten Bezug zu den Tranendrusen und zeigt die Verbindung des Blasen-Meridians mit dem freien Fluss unserer Emotionen an. Der freie Fluss des Blasen-Meridians hat seine erste Schlüsselstelle wiederum im Nacken. Im Nacken setzt sich Stress besonders gerne fest. Eine stark verspannte oder schmerzende Nackenmuskulatur ist oft das Resultat von zu langem Sitzen in Verbindung mit zu viel Druck oder Übermüdung. Direkt am Übergang des Kopfes zur Wirbelsäule, am Hinterhauptrand, befindet sich Blase 10, „Tian Zhu" oder Himmelspfeiler. Zum einen kann die Halswirbelsäule als Pfeiler gesehen werden, die den Himmel stützt. Zum anderen können Stress und Druck dazu führen, dass wir den Kopf vom Körper entkoppeln. Wir nehmen bei großer Belastung unsere Bedürfnisse nicht mehr war, wir verdrängen Müdigkeit und Unwohlsein, wir spüren uns nicht mehr. Körper und Geist, getrennt, der Bereich um Blase 10, knüppelhart, alles staut sich im Kopf. Mit Blase 10 können wir die Verbindung wieder öffnen und den Anschluss an den Himmel herstellen.

Rücken

Der gesamte Rücken wird stark vom Blasen-Meridian kontrolliert. Hier zeigt sich seine Übereinstimmung mit dem vegetativen Nervensystem, das ebenfalls, vom Zentralkanal der Wirbelsäule ausgehend, den gesamten Körper enerviert. Nicht ohne Grund finden sich in diesem Abschnitt des Blasen-Meridians Zustimmungspunkte zu allen Organen und Funktionskreisen. Ein Spiegel dafür, dass eine Dysbalance im vegetativen Nervensystem einen Einfluss auf das gesamte System haben und die Ursache für viele Störungen auf organischer oder geistiger Ebene sein kann. In Summe befinden sich in diesem Abschnitt über 40 Akupunkturpunkte, eine ähnlich dichte Konzentration an Punkten gibt es auf keinem anderen Meridian.

Zudem ist der Rücken auch ein Spiegel, wie wir mit Druck und Spannung umgehen. Er zeigt an, ob wir schnell einmal mit dem Rücken zur Wand stehen, weil uns das notwendige Rückgrat fehlt, um aufrechte Haltung zu bewahren. Sind wir überlastet, sorgt das Lebensprinzip des Blasen-Meridians nicht für den notwenigen Ausgleich, dann kann uns dieser Druck das Rückgrat brechen. Oder wir verbiegen uns, um ja keinen Schlag ins Kreuz zu erhalten. Eine harmonische Blasenenergie sorgt hingegen für Rückenwind und einen breiten wie starken Rücken, den andere gerne hinunterrutschen können, weil man derart sicher vor niemanden den Rücken krumm macht. Der Blasen-Meridian hält uns den Rücken frei. Und der ganze Rückenbereich ist empfindlich auf Störungen im Blasen-Meridian: Die meisten Rückenschmerzen werden in der TCM auch direkt über den Blasen-Meridian behandelt.

Der Blasen-Meridian

Zugehöriges Element: Wasserelement
Qualität: Yang
Organzeit: 15.00 – 17.00
Tierqualität: Affe
Partnermeridian: Nieren-Meridian
Zwillingsmeridian: Dünndarm-Meridian
Oppositionsmeridian: Lungen-Meridian

DER NIEREN-MERIDIAN: Das Potential entfalten

Fragen für den Nieren-Meridian

- *Weiß ich genau, wo meine Talente und Stärken im Leben liegen?*
  Weiß ich, wer ich bin und was ich will?
- *Habe ich genügend Selbstvertrauen?*
  Fühle ich mich wertvoll?
- *Habe ich den Mut, mich in Unsicherheiten zu begeben?*
  Kann ich Risiken eingehen?
- *Verfüge ich über ein hohes Maß an Willenskraft und Antrieb?*
- *Verfüge ich über Urvertrauen?*
  Kann ich anderen Menschen vertrauen?
- *Zweifle ich oft an mir?*
  Fühle ich mich oft unsicher und ängstlich?

Das Lebensprinzip des Nieren-Meridians

Wozu bin ich hier? Was ist meine Aufgabe? Was ist meine Mission? Große Fragen, die große Antworten benötigen. Das Lebensprinzip des Nieren-Meridians liefert sie: Es geht den Dingen auf den Grund, es prüft leidenschaftlich auf Herz und Nieren, bis es weiß, was wirklich Sache ist, vor allem, wenn es um das eigene Potential und die damit einhergehenden Entwicklungsmöglichkeiten geht. In der TCM werden die Nieren gerne mit einem Samenkorn verglichen. Das Samenkorn beinhaltet alle Informationen, die die daraus entstehende Pflanze zu ihrer vollen Entfaltung benötigt, ob Gänseblümchen oder Palme. Entscheidend ist, was man ist, denn für jeden Samen gibt es bessere oder schlechtere Standorte. Ein Gänseblümchen wird sich am tropischen Strand bei Sand und Hitze kaum seinen Möglichkeiten entsprechend entwickeln, ebenso wenig die Palme im Norden Sibiriens. Die Natur regelt das schlau und wächst Fehlbesetzungen einfach aus.

Im Leben ist das nicht so einfach. Ob im Beruf, in Beziehungen oder in der Freizeit: Das in uns schlummernde Potential geht nicht immer auf, weil falscher Ort, falsche Umstände, falsche Vorhaben. Das Lebensprinzip der Niere weiß jedoch genau, was in ihm steckt. Es weiß, was es braucht, um das Maximum aus sich herauszuholen. Es verfügt über die Kraft, den Mut und den Willen, die entsprechenden Maßnahmen zu setzen und mit Konsequenz zu verfolgen. Es beantwortet die Fragen, die uns wirklich an die Nieren gehen: Wer bin ich? Was will ich? Wie erreiche ich meine Ziele?

Jeder Mensch hat Stärken, Talente und Neigungen. Diese zeigen sich oft schon in der frühen Kindheit. Hier beginnt sich das Lebensprinzip der Nieren zu entwickeln, hier kann es gefördert oder gestört werden. Bekommen Kinder die notwendige Aufmerksamkeit, Zuwendung und Anerkennung von ihren Bezugspersonen, dann fühlen sie sich und ihre Fähigkeiten gesehen, bestärkt und lernen diesen immer mehr zu vertrauen. Das gibt Sicherheit. Derart kann sich sukzessive ein gesundes Selbstvertrauen aufbauen, die Grundlage, um später selbstbewusst und kraftvoll auf eigenen Füßen durch das Leben zu gehen, um zu sich selbst und seinen Möglichkeiten zu stehen. Genau aus diesem Grund beginnt der Verlauf des Nieren-Meridians bei den Füßen.

Selbstvertrauen ist ein wesentlicher Aspekt des Nieren-Meridians und die Basis für viele weitere Qualitäten, die eng mit den Nieren in Verbindung stehen.

Selbstvertrauen ist ein wesentlicher Aspekt des Nieren-Meridians und die Basis für viele weitere Qualitäten, die eng mit den Nieren in Verbindung stehen. Wer sich vertraut, traut sich auch mehr. Wer sich vertraut, ist fähig, etwas zu wagen, etwas zu riskieren, sich in Unsicherheiten zu begeben. Man hat und zeigt Mut. Man springt ins kalte Wasser, weil man weiß, dass man schwimmen kann und nicht gleich untergehen wird. Eine Qualität, die zwingend notwenig ist, will man sein volles Potential freisetzen. Auf dem dabei zu gehenden Weg muss man sich treu bleiben, wenn es Gegenwind gibt oder unbekanntes Terrain vor einem liegt. Mit Angst kommt man da nicht weit. Weil Angst lähmt. Angst kommt vom indogermanischen „anghu“: Beengend. Angst engt ein. Angst zermalmt Träume, Hoffnungen, Sehnsüchte und Wünsche. Angst lässt zweifeln, vor allem an sich selbst. Angst, Unsicherheit und Selbstzweifel sind Ausdruck eines schwach entwickelten Lebensprinzips der Nieren und zwei äußerst hemmende Faktoren, wenn es um Wachstum und Entwicklung geht. Neben Mut braucht es für diesen Prozess auch große Willenskraft. Diese wurzelt ebenfalls in den Nieren und steht auf wackeligen Beinen, wenn ihr von permanenten Zweifeln der Boden unter den Füßen weggezogen wird.

Willenskraft ist die Fähigkeit, sich selber zu steuern. Wer seine Willenskraft richtig einzusetzen vermag, kann sich mobilisieren, für sich wichtige Ziele anstreben und diese mit Hartnäckigkeit letztendlich erreichen. Man kann selbst etwas bewirken. Man erreicht Selbstwirksamkeit und Selbstbestimmung: Mit Vertrauen, Mut und Willenskraft ist man auch den größten Herausforderungen gewachsen, man kann seine Bestimmung leben. Tut man das nicht, wird man bestimmt. Vom Leben, von anderen Personen, von Zufällen, vom Schicksal. Statt zu agieren, kann man nur mehr reagieren. Man wird zur Palme, angepflanzt wider Willen in Sibirien, Entfaltungsmöglichkeit gegen Null. Schwäche statt Stärke im Lebensprinzip der Nieren. Weit davon entfernt, die Person zu sein, die man sein könnte.

Der Nieren-Meridian und der Körper

Einen Standpunkt haben und durchstehen können

Der Nieren-Meridian beginnt an den Füßen. Es braucht Mut und Willenskraft, sich auf die eigenen Beine zu stellen. Aber nur so können wir längerfristig in dem Fuß fassen, was unserem Potential entspricht: Einer Mission, die unserem Wesenskern, unserer Persönlichkeit, unseren Fähigkeiten und unseren Talenten entspricht, bis wir schließlich auf vertrauten Füßen stehen und die Anforderungen des Lebens aus dem Stand heraus meistern: Leichtfüßig und ohne große Anstrengung. Charakterprofil: Gelassener Profi. Kompetent. Selbstbewusst. Mit seiner Materie vertraut. Keine Spur von Unsicherheit, kein Hauch von Selbstzweifel. Derart lässt sich auf großem Fuß leben, weil man den eigenen Wert zu schätzen weiß und sich nicht unter seinem Preis verkauft. Ein hoher Selbstwert ist ein hoher Marktwert, im Beruf, im zwischenmenschlichen Bereich, in der generellen Lebenspositionierung. Wie ein Baum, der am richtigen Standort im richtigen Klima und bei bester Pflege äußerst ertragreich ist, kann ein starker Nieren-Meridian für eine Fülle in allen Lebensbereichen sorgen. Die äußere Fülle ist dabei Ausdruck der inneren Fülle, die dadurch entsteht, dass man genau „sein Ding" macht und es verkörpert. Erfolg, indem man sich selber folgt.

Urvertrauen heißt, auch anderen und der Welt vertrauen zu können, nicht blind, sondern bewusst.

Die Füße können als Wurzeln des Körpers gesehen werden. Mit ihnen vertreten wir nicht nur unseren Standpunkt, wir wurzeln mit ihnen auch in der Existenz. Kräftige Sprunggelenke verleihen Stabilität. Eine gute Durchblutung der Füße sorgt für Lebendigkeit, Wärme und Gefühl. Man weiß, wo man im Leben steht. Wer fest und tief verwurzelt ist, nährt nicht nur sein Selbstvertrauen, sondern ebenso sein Urvertrauen. Urvertrauen heißt, auch anderen und der Welt vertrauen zu können, nicht blind, sondern bewusst. Das resultiert in einer optimistischen und lösungsorientierten Grundeinstellung: Eine unabdingbare Voraussetzung, um sich voll und ganz auf etwas einlassen zu können, auf langfristige Ziele, im Beruf oder in der Partnerschaft. Man kann jederzeit „all in" gehen: Die Fähigkeit zu starkem Commitment ist Ausdruck eines starken Nieren-Meridians. Man hat keine Angst davor, sich mit Leib und Seele etwas zu verschreiben, weil diese Hingabe nicht gleichzusetzen ist mit sich jemanden vor die Füße werfen, sondern Ausdruck eines bewussten Willensakts ist. Sollte man trotzdem einmal stolpern, hat man genügend Selbstbewusstsein, um wieder auf den eigenen Füßen zu landen.

Bei einem schwach entwickelten Lebensprinzip der Nieren besteht jedoch die Gefahr, sich immer wieder selber ein Bein im Leben zu stellen, weil man viel zu schnell kalte Füße bekommt, sollten spannende Herausforderungen an die Tür klopfen. Aus Unsicherheit tritt man lieber auf der Stelle, anstatt sich in Bewegung zu setzen, um seinen Zielen zu folgen, um seine Möglichkeiten zu verfolgen. Oder man knickt bei Stress schnell einmal ein, weil aufgrund der schwachen Wurzeln keine Standfestigkeit vorhanden ist. Man ist in Summe wenig belastbar, weswegen man größeren Aufgaben gerne aus dem Weg geht. Wenig Bereitschaft ist vorhanden, auch einmal ins kalte Wasser zu springen. Man duscht lieber warm und zuhause. Im Worst Case dominiert eine subtile, aber ständig präsente Angst vor dem Leben, genährt von starken Selbstzweifeln. Angst ist die Emotion, die in der TCM direkt mit den Nieren in Verbindung steht und es gibt keine Phobie, die nicht mit dem Nieren-Meridian zu tun hat, ob Ablutophobie (Angst vor dem Waschen/Baden) oder Zemmiphobia (Angst vor Nacktmullen).

Die Tendenz zu Instabilität zeigt sich auch im weiteren Verlauf des Nieren-Meridians, vor allem in den Knien. Diese werden ebenfalls schnell weich oder beginnen zu zittern, drohen Schritte aus der Komfortzone heraus. Bei einer Schwäche im Nieren-Meridian geht man vor den Anforderungen des Lebens leicht in die Knie oder beugt sich schnell dem Willen anderer. Weil man keinen wirklichen Standpunkt vertritt, ist man leicht manipulierbar. Statt sich selber Halt zu geben, hält man sich gerne an anderen Menschen fest. Das gibt Sicherheit und Orientierung. Das führt aber auch zu Verlustangst, Eifersucht und Festhalten, weil man sich davor fürchtet, mit dem Entschwinden der anderen Person auch sich selbst zu verlieren. Vor allem in Beziehungen kann dies zu einem übertrieben starken Klammerverhalten führen. Um ja nichts zu riskieren, lässt man sich hin und wieder sogar mit den Füßen treten. Man ist weit davon entfernt die Person zu sein, die man sein könnte.

Schwache Wurzeln und ein schwacher Stamm können der Nährboden für viele Probleme in den vom Nieren-Meridian beeinflussten Körperregionen sein, von empfindlichen, kalten Füßen über Ödeme oder Instabilität im Knöchelbereich bis zu chronischen Knieproblemen. Umgekehrt sorgt ein gut entwickeltes Lebensprinzip der Nieren für Kraft und Energie genau in diesen Zonen. Damit einhergehend die psychischen Entsprechungen: Man weiß wo man steht, man weiß was man will, man hat die Kraft zu sich zu stehen.

Mit dem Nieren-Meridian in Verbindung stehende Symptome:

Kalte Füße, Schweißfüße, überempfindliche Füße, Instabilität in den Sprunggelenken, Instabilität in den Knien, viele Formen von Knieproblemen, Ödeme im Fußgelenks- oder Kniebereich, Angststörungen...

Der Zahn der Zeit

Zurück zum Samenkorn: Die Nieren speichern unser gesamtes Potential. In der TCM spricht man von der Essenz oder Jing. Diese Essenz ist unser Treibstoff, unser Superbenzin, unsere zu Verfügung stehende Lebensenergie. Ist sie verbraucht, sterben wir. Daher geht es in der TCM und in vielen asiatischen Gesundheitsphilosophien vor allem um die Pflege, den Erhalt und die Kultivierung des Jing. Die Nieren kann man auch als Konto sehen und die Essenz als Startkapital. Von Beginn an mit mehreren Millionen an Jing ausgestattet, kann man sich viel leisten, kann man ungesund leben, kann man sich Exzessen unterschiedlichster Art hingeben: Man verfügt über Vitalität und Reserven, ohne sich besonders darum kümmern zu müssen. Es sind dies genau jene Personen, die immer als Paradebeispiel dafür herhalten müssen, dass man trotz eines Lotterlebens vital alt werden kann. Danken sollte man den Eltern, weil diese das Jing-Konto mit einem derartigen Überschuss gefüllt haben. Starke und gesunde Eltern, bei der Zeugung jung und am Höhepunkt ihrer Kraft, das sind ideale Vorraussetzungen für einen zufrieden stellenden Kontostand in den Nieren.

Die Nieren speichern unser gesamtes Potential. In der TCM spricht man von der Essenz oder Jing.

Die westliche Wissenschaft spricht diesbezüglich von der Macht der Gene. Gemeint ist mehr oder weniger dasselbe, auch, dass man durch den Lebensstil auf diese Einfluss nehmen kann. Wer mit einem kleineren Startpaket ausgestattet wurde, muss dementsprechend besser haushalten oder mehr dazuverdienen, durch vernünftige Ernährung, regelmäßige Bewegung, eine entspannte Geisteshaltung und vor allem mit Tätigkeiten, die einen erfüllen. So verbraucht man weniger Energie und muss nicht so stark auf seine Essenz zurück greifen. Ein sparsamer Lebensstil spart und schützt vor zeitigem Bankrott. Es sind dies Personen, die mehr auf ihre Gesundheit achten müssen.

Aber ob viel oder wenig Essenz, Staatsfeind Nummer Eins ist durch Unsicherheit ausgelöster Stress. Für die Nieren kann schon ein geringer Mangel an Selbstbewusstsein zu permanent vorhandener Unsicherheit führen: Man ist sich seiner selbst nicht sicher. Geplagt von Zweifeln wird der Alltag zu einem hohen Stressfaktor. Stress adressiert primär den Blasen-Meridian, der durch seine Aktivierung Energie vom Nieren-Meridian abzieht. Der Modus: Kampf oder Flucht. Wir sind angespannt. Überspannt. Überlastet. Die Konzentration der Stresshormone nimmt sukzessive zu. Das knabbert an der Essenz. Was die Chinesen bereits vor mehr als zweitausend Jahren wussten, ist nun auch wissenschaftlich Common Sense: Langanhaltender und intensiver Stress schwächt den Körper und das Immunsystem. Stress lässt uns schneller altern. Wie auch ein etwas zu exzessiver Lebensstil, eine Überdosis von Vergnügungen jeglicher Art, ob Fressen, Saufen, Drogen oder Sex. Auch das verschlingt Energie. Wie auch schwere Krankheiten oder andere existentielle Krisen. Und die Nieren als Verwalter der Essenz kontrollieren im Körper all jene Bereiche, an denen sich physischer Verfall zu zeigen beginnt.

Besonders empfindlich sind die Substanz der Zähne und die Haare. An beiden nagt der Zahn der Zeit gerne und eindringlich. Der Zustand der Zähne war seit jeher ein Gradmesser für unsere physische Kreditwürdigkeit und dass man bei intensiver Belastung Haare lassen muss oder sich graue Haare wachsen lässt, haben viele schon am eigenen Leib erfahren. Natürlich, im hohen Alter, wenn der Kontostand der Nieren am Abnehmen ist, büßen diese Zeichen von Energie und Kraft so oder so ihre Lebendigkeit ein, das ist normal. Aber wenn Stress, Exzess oder Krisen die Essenz verzehren, kann dieser Prozess bereits wesentlich früher einsetzen.

Langanhaltender und intensiver Stress schwächt den Körper und das Immunsystem. Stress lässt uns schneller altern.

Was lässt uns im Alter noch im Stich? Die Ohren, die in der TCM als Spiegelbild der Nieren gesehen werden. Daher die Abbildung aller Buddhafiguren mit fast schon elefantenartig vergrößerten Ohren, als Ausdruck eines Übermaßes an Essenz und Potential. Und die Ohren reagieren sehr empfindlich auf Stress: Tinnitus, Gehörsturz oder abnehmendes Hörvermögen gehen häufig mit intensiven Belastungsphasen einher, alles Ausdruck einer Schwächung der Nierenenergie. Schwache Nieren haben auch einen Einfluss auf unsere Zeugungsfähigkeit: Die Fortpflanzungsorgane werden direkt vom Nieren-Meridian kontrolliert. Verfügt er über wenig Essenz, kann er den Unterleib nicht optimal versorgen. Die Folgen: Unfruchtbarkeit, Impotenz, verfrühter Wechsel, ein Verlust des sexuellen Antriebes. Überhaupt: Der gesamte Beckenboden spiegelt die Kraft des Nieren-Meridians. Daher beginnt dieser auch zu schwächeln, wenn die Essenz am Abnehmen ist, er schließt dann nicht mehr richtig, die Symptome reichen von mildem Nachtröpfeln beim Urinieren bis zu schwerer Inkontinenz.

Und zu guter Letzt wird es so richtig substantiell, es geht um Gehirn und Knochen. Mit dem Schwund der Essenz verlieren die Knochen ihre Dichte und das Gehirn büsst seine Leistungsfähigkeit ein. Osteoporose, teilweise schon vor dem dreißigsten Lebensjahr. Gedächtnislücken, Vergesslichkeit, die Kapazität und die Funktionalität der grauen Maße schrumpfen. Umgekehrt zeigt sich ein guter Umgang mit der Essenz der Nieren in einer physischen Vitalität bis in das hohe Alter: Es gibt Personen, die auch mit siebzig oder achtzig Jahren noch alle Zähne, Haare und eine starke Libido besitzen, die biologisch wesentlich jünger wirken als ihr reales Alter es vermuten lassen würde. Haben wir die Essenz durch einen unglücklichen Lebensstil allerdings zu früh verprasst, dann wirken wir weit älter, als wir auf dem Papier sind: Live fast, die young.

Die Nieren als Speicher der Essenz haben also einen großen Einfluss auf das gesamte System. Am besten bewahrt und kultiviert man seine Energie, wenn man sich an dem orientiert, was das Lebensprinzip der Nieren vermitteln will: Sein Potential zu leben. Ernährung, Bewegung, Yoga, Meditation, alles schön und gut, aber hat man eine Position im Leben gefunden, die wirklich zu einem passt, die positiv herausfordert, das Beste aus sich zu machen, dann befindet man sich die meiste Zeit in einem Flow-Zustand und wer im Flow ist, braucht weniger Energie. Oft bekommt man sogar mehr Energie retour, als man investiert hat. Bei einem Anti-Flow-Zustand gibt es hingegen permanente Reibung auf allen Ebenen. Das kostet Energie. Das hält nicht jung. Das macht alt.

Mit dem Nieren-Meridian in Verbindung stehende Symptome:

Müdigkeit, vorzeitiges Altern, Zahnprobleme, Haarausfall, vorzeitiges Ergrauen der Haare, Gedächtnisprobleme, Tinnitus, Gehörsturz, abnehmendes Hörvermögen, Probleme mit der Knochendichte, Unfruchtbarkeit, verfrühter Wechsel, Impotenz, mangelhafte Libido, Inkontinenz…

Der Nieren-Meridian und die Psyche

Authentizität, Autonomie Und Partnerschaft

Ist das Lebensprinzip des Nieren-Meridians gut entwickelt, dann ist man vor allem eines: Authentisch. Man weiß, wer man ist und man weiß, was man ist. Man kennt sich, hat sich akzeptiert und angenommen, mit seinen Stärken, mit seinen Schwächen, mit seinen Unzulänglichkeiten, mit seinen Talenten. Deswegen muss man sich auch nicht verstellen: Man hat es nicht nötig, etwas vorzutäuschen oder vorzuspielen. Man kann es sich leisten, aus dem Spiel der Oberflächlichkeit und der Masken auszusteigen. Man macht sein Ding, man lebt sein Ding, man ist eins mit sich selbst, egal was andere davon denken. Das führt zu Glaubwürdigkeit und Aufrichtigkeit. Diese Aufrichtigkeit zeigt sich auch in der Haltung. Man zeigt Haltung. Man hat ein gerades Rückgrat, man hat Rückgrat, man hat Rückhalt in sich selbst. Die Wirbelsäule wird in der TCM ebenfalls vom Nieren-Meridian gestützt. Wer unsicher ist und an sich zweifelt, wird sich viel eher verkrümmen oder buckeln, um anderen zu gefallen oder ja nicht aufzufallen. Man gibt vor, etwas zu sein, was man nicht ist, weil man Angst hat, nicht akzeptiert zu werden, in einen Konflikt zu geraten oder Widerstände herauf zu beschwören. Ein Kniefall vor sich und dem Leben. Ein Schwäche im Lebensprinzip des Nieren-Meridians.

Ist das Lebensprinzip des Nieren-Meridians gut entwickelt, dann ist man vor allem eines: Authentisch. Man weiß, wer man ist und man weiß, was man ist.

Authentische Menschen äußeren ihre Meinung klar und direkt, weil sie nicht davon abhängig sind, dass sie jemand bestätigt. Sie sagen, was Sache ist, ohne diese mit einer Wertigkeit zu verknüpfen. Sie haben eine Meinung und stehen dazu ohne kalte Füße zu bekommen. Ein stark entfalteter Nieren-Meridian hat keine Künstlichkeit oder Effekthascherei notwendig. Er kann es sich leisten, natürlich und einfach zu sein. Er folgt seinem eigenen Weg mit dem Ziel, sein Potential freizusetzen. Dieser Weg kann ihn auch in die Grenzbereiche von Regeln und Normen bringen. Stehen gesellschaftliche Konventionen der eigenen Entfaltung im Weg, dann bleiben selbstbewusste Nieren auf ihrem Kurs, weil sie die Kraft haben, Schwierigkeiten durchzustehen. Statt Trends, Meinungen oder Modeerscheinungen zu folgen, bleiben sie ihrer eigenen Linie treu.

Das macht sie zu Vorangehern, zu Pionieren, zu Vorreitern, zu Vorbildern. Das alles führt zu einem hohen Maß an Autonomie und Souveränität. Ein gut integriertes Lebensprinzip des Nieren-Meridians sorgt dafür, dass man alleine glücklich sein kann. Man braucht keine anderen Menschen, um sich zu definieren. Lieber bevorzugt man tiefe und wertvolle Kontakte, auch wenn es nur wenige sind. Umgekehrt führt eine Schwäche im Lebenprinzip der Nieren dazu, dass man sich dauernd von anderen bestätigen lassen muss, weil man nicht wirklich auf den eigenen Beinen steht. Das kann für Problemstellungen sorgen, vor allem im partnerschaftlichen Bereich, der viel mit den Nieren zu tun hat. Immerhin treten die Nieren als paarförmig angelegtes Organ auf. Und der Nieren-Meridian kontrolliert den gesamten Fortpflanzungsbereich inklusive Sexualität.

Ein gut integriertes Lebensprinzip des Nieren-Meridians sorgt dafür, dass man alleine glücklich sein kann. Man braucht keine anderen Menschen, um sich zu definieren.

Je mehr man sein Potential im Leben umsetzt, desto vollständiger wird man als Person. Wird vieles nicht gelebt, was in einem schlummert, sind andere Personen die ideale Projektionsfläche dafür. Sie können ergänzen, was uns fehlt. Ein geschwächtes Lebensprinzip des Nieren-Meridians sucht bevorzugt nach diesen Ergänzungen. Was dazu führt, dass man das Gegenüber sehr rasch „braucht“, weil sonst etwas „fehlt“ und fehlt dann wirklich einmal etwas, dann hat man etwas „verloren“: Nämlich sich selber. Die Angst vor einem derartigen Verlust kann dazu führen, dass man seine Seele verkauft, sich als Gänseblümchen ausgibt, obwohl man eine Palme ist. Authentizität und Autonomie werden am Altar des Kompromisses geopfert. Derart wird man jedoch eingehen statt aufzublühen. Das ist der sicherste Weg in eine Abhängigkeit, die längerfristig wenig konstruktiv ist.

Das Lebensprinzip der Nieren weiß, dass einem nichts genommen werden kann, was man in sich selbst verwirklicht hat. Es ist die Basis für Freiheit im Leben und in der Partnerschaft.

Antrieb, Willenskraft und Geld

In der TCM stehen Antrieb und Willenskraft eng mit den Nieren in Verbindung. Starke Nieren, starker Antrieb, starke Willenskraft. Das stimmt schon. Aber es geht um mehr. Es geht um die Frage der richtigen Motivation. In der Motivation verbirgt sich das Motiv: Wer ein inneres Bild hat, auf das er zusteuern möchte, der ist motiviert, der ist engagiert, der hält durch, der will es auch schaffen. Je klarer dieses innere Bild ist, desto größer ist die antreibende Kraft, die daraus resultiert. Das Lebensprinzip der Nieren repräsentiert unser Potential, unsere Möglichkeiten, unsere Talente. Es steht für unsere inneren Werte, für das, was uns im Leben wirklich wichtig ist. Ein Motiv, das auf unseren inneren Werten und unserem Potential aufbaut, ergibt Sinn. Es kreiert Herausforderungen, die man um ihrer selbst Willen erledigt, weil sie stimmig sind, weil sie uns zu unserer Bestimmung führen. Das resultiert in einer überaus starken, direkt dem Wesenskern entspringenden Motivation. Entsprechender Antrieb und Willenskraft sind die Folge.

Dazu zählt auch die Fähigkeit, Klarheit in Bezug auf ein längerfristiges Ziel zu haben und sich nicht ständig in Kleinigkeiten oder Nebengeräusche zu verzetteln. Ein gut integriertes Lebensprinzip der Nieren weiß, welcher Weg zu gehen ist und mögen manche Kreuzungen noch so interessant erscheinen, man kann der Versuchung widerstehen, vorzeitig abzubiegen oder eine Pause einzulegen. Man kann kurzfristiges Vergnügen der längerfristigen Zufriedenheit unterordnen. Man lenkt, anstatt sich abzulenken. Auch das kann als starke Willenskraft gesehen werden, als das Vermögen zum Bedürfnisaufschub, als intelligenten Umgang mit den eigenen Ressourcen. Ein starker Nieren-Meridian kann gut mit seiner Energie haushalten und investiert sie dort, wo längerfristig die größte Rendite zu erwarten ist, zum einen in Form von Erfüllung und Zufriedenheit, zum anderen können solche Menschen gut mit Geld und Kapital. Sie häufen an, anstatt zu zerstreuen. Sie haben die Fähigkeit, innerlich und äußerlich reich zu werden.

Ein gut integriertes Lebensprinzip der Nieren weiß, welcher Weg zu gehen ist. ... Man lenkt, anstatt sich abzulenken.

Eine Schwäche im Lebensprinzip des Nieren-Meridians hat daher fundamentale Auswirkungen auf das Leben: Wer nicht weiß, wohin er will, kommt oft nirgendwo an oder landet dort, wo ihn der Wind des Lebens hin weht. Ablenkungen sind willkommen. Rascher Lustgewinn statt großer Masterplan. Was zu tun ist, wird gerne vertagt. Prokrastinieren auf weltmeisterlichem Niveau. Sollten dennoch Ziele am Horizont auftauchen, dann wird es schwer, diese zu verfolgen. Warum denn auch? Natürlich, es gibt eine äußere Motivation: Man tut Dinge, um Belohnung zu erlangen oder Bestrafung zu vermeiden. Ist einer dieser beiden Reize stark genug, setzen sich selbst nierenschwache Personen in Bewegung. Aber sie müssen hart dafür kämpfen. Der Willenskraft fehlt der notwendige Unterbau. Das kostet Energie. Deswegen haben derartige Anläufe meist kurze Beine. Man wird sich bei größeren Herausforderungen schnell einmal die Füße wund laufen. Man ist auf dem besten Weg in Richtung Burnout.

Dazu kommt: Wird man von außen motiviert, kann man Ziele verfolgen, die man eigentlich gar nicht erreichen möchte, die wenig bis nichts mit den inneren Wertmaßstäben zu tun haben. Ist das Lebensprinzip der Nieren schwach, dann ist man anfällig dafür, weil man aus einer tiefen Unsicherheit heraus anderen gefallen möchte. Auch dieses Gefallen kann zu Erfolg und Reichtum führen. Innerlich bleibt man oft aber leer, weil dem Tun ein tieferer Sinn fehlt.

Daher ist es für das Lebensprinzip der Nieren wichtig, immer wieder einmal eine Auszeit zu nehmen und sich klare Fragen zu stellen: Wo stehe ich jetzt? Wo will ich eigentlich hin? Warum will ich dorthin? Stimmen meine Ziele überhaupt noch? Und: Haben meine Ziele mit meinem Potential und meinen Fähigkeiten zu tun? Gibt es klare Antworten darauf, ist man auf dem besten Weg, das Lebensprinzip der Nieren zu leben.

Störungen im Nieren-Meridian

- *Wenig Selbstbewusstsein, wenig Selbstwert, wenig Selbstvertrauen*
- *Unsicherheit, Selbstzweifel, viele Ängste*
- *Wenig Antrieb und Durchhaltevermögen, geringe Willenskraft*
- *Schwache Füße, Knie und Beine, Kälteempfindlichkeit*
- *Wenig Energie, frühzeitige Alterserscheinungen*
- *Tendenz zur Überlastung, Burnout-Gefahr*

Harmonie im Nieren-Meridian

- *Natürliches Selbstbewusstsein und Authentizität*
- *Gesunder Mut und hohes Vertrauen in sich selbst*
- *Sehr eigenständig, unabhängig und autark*
- *Starke Willenskraft, hohes Ausdauervermögen, dynamischer Antrieb*
- *Hoher Energielevel und starke körperliche Reserven*
- *Guter Umgang mit Geld und Vermögen*
- *Entfaltung und Wachstum gehören zum Lebensprozess*

Wie man das Lebensprinzip des Nieren-Meridians stärken kann

Wer bin Ich? Was macht mich aus?

Um dem Lebensprinzip der Nieren auf den Grund zu gehen, braucht es regelmäßige Auszeiten, um zu reflektieren und eine klare Bestandsaufnahme zu machen. Widmen Sie sich mindestens zweimal im Jahr ein Wochenende. Die Frage, wer wir wirklich sind, ist wohl eine der philosophischsten überhaupt. Aber man kann die Frage eingrenzen: Was kann ich wirklich gut? Was schlummert in mir an verborgenen Möglichkeiten? Was wollte ich mein ganzes Leben schon immer machen? Was ist mir persönlich im Leben wichtig? Was sind meine tiefsten inneren Werte? Und wenn Sie ein Comic-Held wären: Was ist ihre Superkraft? Diese Antworten stimmen Sie mit ihrer jetzigen Lebenssituation ab: Wo stehe ich gerade? Sind die Ziele, die ich verfolge, überhaupt noch aktuell? Bringen sie mich näher an mich heran? Oder entferne ich mich dadurch immer mehr von mir? Schreiben Sie alle Antworten handschriftlich auf. Und: Haben Sie keine Angst vor Kurskorrekturen. Tun Sie es!

Der Sprung ins kalte Wasser

Springen Sie einmal pro Woche bewusst ins kalte Wasser! Tun Sie etwas, das Ihnen unter normalen Umständen kalte Füße bereiten würde. Stellen Sie sich Herausforderungen, die ihre Knie leicht zittern lassen. Machen Sie etwas Ungewöhnliches! Gehen Sie klettern. Sprechen Sie wildfremde Personen auf der Straße an. Buchen Sie spontan einen Urlaub. Laufen Sie nackt durch den Regen. Wichtig: Ideal ist ein Schwierigkeitsgrad, der Scheitern und Erfolg mit der gleichen Wahrscheinlichkeit verspricht. Es geht nicht um den Erfolg. Es geht um den Ruck, den Sie sich geben müssen.

Verlauf des Nieren-Meridians

Der Nieren-Meridian beginnt mit Niere 1 in einer Vertiefung der Fußsohle zwischen den Grundgelenken des zweiten und dritten Mittelfußknochens. Er verläuft auf der Fußsohle ein Stück in Richtung Ferse und beginnt dann innenseitig in das Fußgewölbe zu ziehen. Am höchsten Punkt des Fußgewölbes (vor und unterhalb des Unterrandes des Os naviculare) befindet sich Niere 2. Von Niere 2 zieht der Meridian zu Niere 3, der sich in der Mitte der Verbindungslinie zwischen Achilles-Sehne und Innenknöchel befindet. Von Niere 3 ausgehend macht der Meridian einen Bogen hinunter zu Niere 4 (am inneren Rand des Ansatzes der Achillessehne), dann weiter zu Niere 5 (ein Daumenbreit unterhalb von Niere 3) und zu Niere 6 (direkt unterhalb des Innenknöchels).

Von Niere 6 ausgehend zieht der Nieren-Meridian über Niere 7 (3 Daumenbreit über Niere 3 gelegen) weiter in Richtung Milz 6 (drei Daumenbreit oberhalb des Innenknöchels, am Hinterrand des Schienbeins). Hier ist der Treffpunkt der drei Yin-Meridiane des Beines (Leber, Milz, Niere). Anschließend verläuft der Nieren-Meridian entlang der inneren Seite des Zwillingswadenmuskels (M. gastrocnemius) bis zu Niere 10, der sich zwischen zwei Sehnen (M. semitendinosus, M. semimembranosus) am inneren Rand der Kniekehle befindet. Zwischen den beiden Muskeln M. Semitendinosus und M. Semimembranosus verläuft der Nieren-Meridian nahe dem Oberschenkelknochen weiter in Richtung Becken bis zur Gesäßmuskulatur, wo er im Bereich der Glutealfalte in das Körperinnere verschwindet und die Genitalien umkreist.

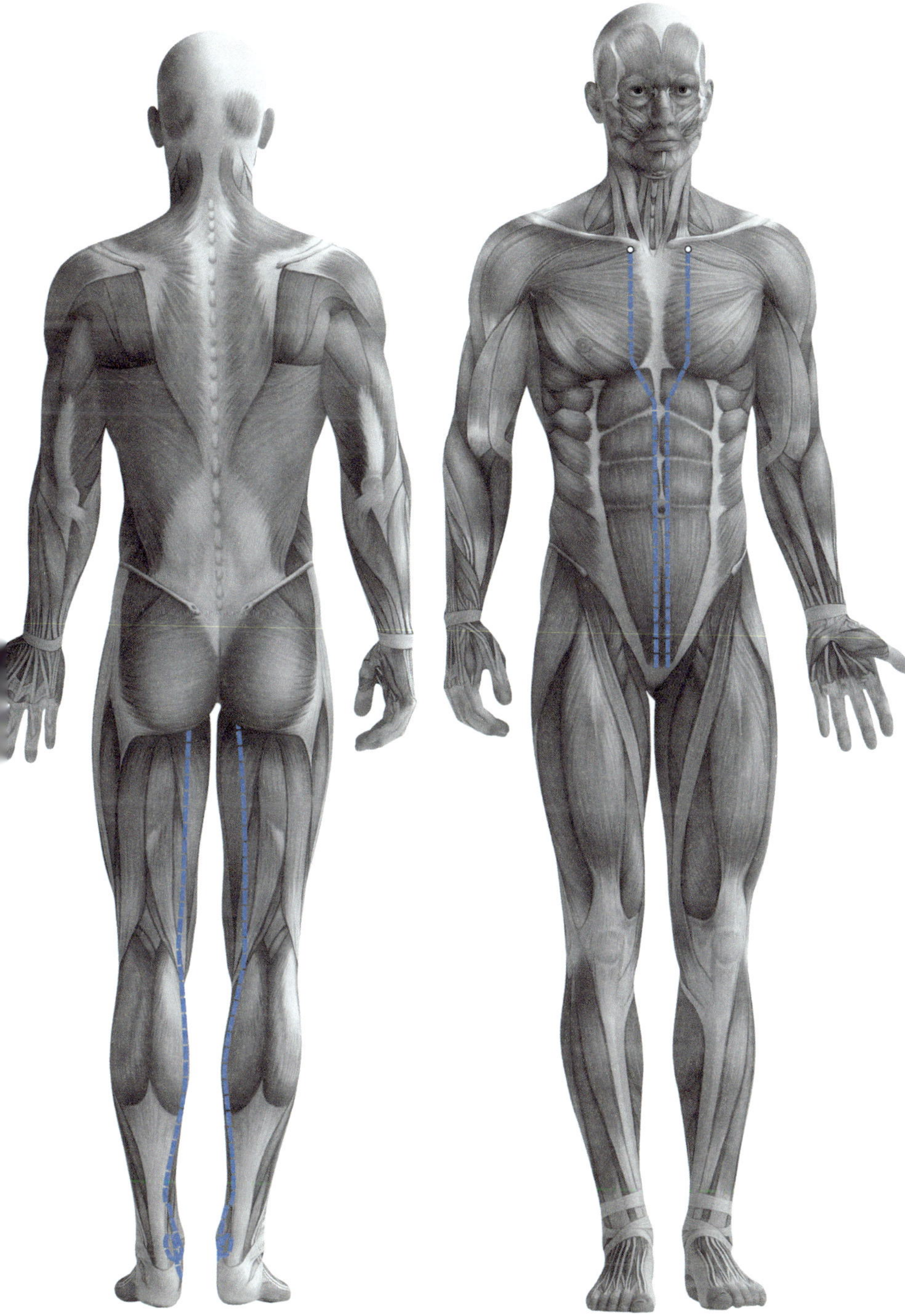

Auf der Vorderseite des Körpers kommt der Nieren-Meridian am Oberrand des Schambeins circa einen halben Daumenbreit neben der Mittellinie wieder an die Oberfläche und zieht in diesem Abstand senkrecht nach oben in Richtung Rippenbogen. Auf der Höhe des Nabels befindet sich als wichtiger Punkt Niere 16. Kurz unterhalb des Rippenbogens zieht der Nieren-Meridian schräg nach außen, überquert dabei den Rippenbogen und zieht dann in einem Abstand von circa zwei Daumenbreit neben dem Brustbein senkrecht nach oben in Richtung Schlüsselbein. Der Endpunkt Niere 27 befindet sich zwei Daumenbreit neben der Mittellinie zwischen erster Rippe und Schlüsselbein.

Schlüsselzonen im Körper

Füsse & Knie

Der Nieren-Meridian beginnt in der Fußsohle mit Niere 1, „Sprudelnde Quelle“ oder „Yong Quan“. Stehen wir wirklich auf unseren eigenen Beinen, bringen wir unser Potential in die Welt ein, leben wir unsere Bestimmung, dann werden wir zu einer sprudelnden Quelle, die aus sich selber schöpft. Wir sind gut mit Energie versorgt und können derart zu einer Quelle der Inspiration für andere Menschen werden. Über Niere 1 und die Verbindung zum Boden verbinden wir uns auch mit etwas Größerem, mit der tragenden und stützenden Qualität der Erde. Daraus kann Vertrauen oder Urvertrauen entstehen. Wir müssen nicht alles selber und alleine durchstehen, wir können auf Ressourcen zählen: Dann wird das Leben zu einer sprudelnden Quelle, die uns stützt und auffängt, sollten wir einmal über unsere oder fremde Beine stolpern. Ist der Bereich um Niere 1 schwach ausgeprägt, dann fehlt uns die Bodenhaftung, unsere Verwurzelung ist suboptimal. Eine Pflanze mit kraftlosen Wurzeln kann weniger Wasser aus dem Boden ziehen. Sie wird vertrocknen, nicht zu ihrer Blüte gelangen, nicht ihre Bestimmung erreichen. Das kann uns als Menschen auch passieren. Dann sind wir das Gegenteil einer sprudelnden Quelle und werden auch nicht zu einem Fluss mit viel Kraft und Stabilität, der vom Berg kommend in Richtung seines Ursprunges, dem Ozean, fließt.

Diese Qualität drückt sich bei dem Punkt Niere 3 besonders deutlich aus. Niere 3 ist ein „Großer Bergstrom" oder „Tai Xi" und befindet sich zwischen dem Innenknöchel und der Achillessehne. Je kräftiger die Fußgelenke, desto größer die Standfestigkeit in eigenen Belangen. Sind sie schwach ausgeprägt, knicken wir bei Belastung schnell einmal ein. Niere 3 ist ein sensibler Punkt. Beim griechischen Held Achilles war der Bereich um Niere 3 die einzig verwundbare Stelle am gesamten Körper. Hier wurde er getroffen. Überhaupt: Im Bereich des Sprunggelenks gibt es eine auffällige Konzentration an Nierenpunkten. Von zehn Punkten des Nieren-Meridians, die sich am Bein befinden, finden sich die ersten sieben im Bereich des Fußes und des Sprunggelenks.

Die Schlüsselpunkte der Standfestigkeit setzen sich mit Niere 10, „Yin Tal" oder „Yin Gu", im Kniebereich fort. Auch hier geht es um die Frage: Gehen wir bei Herausforderungen schnell in die Knie? Oder drücken wir die größten Schwierigkeiten durch?

Thorax, Vorderseite

Von 27 Punkten des Nieren-Meridians befinden sich sieben im Fußbereich und 17 auf der Vorderseite des Rumpfes. Die Botschaft ist klar: Stehen wir zu uns selber, können wir uns zeigen, wie wir sind. Ohne Angst. Mit viel Vertrauen in uns selber und die eigenen Fähigkeiten. Wir müssen Brustkorb und Bauch nicht schützen, wir müssen uns nicht verstecken, wir können uns öffnen, wir können uns konfrontieren. Ist das Lebensprinzip des Nieren-Meridians gut integriert, drückt sich dies in einer selbstbewussten und aufrechten Haltung aus, die flexibel und lebendig ist. Stolz zu sein ist erlaubt. Stolz ist das Gefühl einer großen Zufriedenheit mit sich selbst, ist eine Hochachtung seiner selbst. Stolz ist die Freude, die der Gewissheit entspringt, etwas Besonderes zu sein. Und ist nicht jeder Mensch etwas Besonderes? Mit der Entfaltung des eigenen Potentials wächst das Bewusstsein für die Einzigartigkeit eines jeden Individuums. Man soll und darf es auch zeigen. Entlang des Nieren-Meridians am Torso.

Der Nieren-Meridian

Zugehöriges Element: Wasserelement
Qualität: Yin
Organzeit: 17.00 – 19.00
Tierqualität: Hahn
Partnermeridian: Blasen-Meridian
Zwillingsmeridian: Herz-Meridian
Oppositionsmeridian: Dickdarm-Meridian

HERZ, DÜNNDARM, BLASE UND NIERE
Die 2. Meridian-Familie: Die Ich-Werdung

In der Organuhr beginnt die zweite Meridian-Familie mit dem Herz (11.00 bis 13.00), gefolgt von Dünndarm (13.00 bis 15.00), Blase (15.00 bis 17.00) und Niere (17.00 bis 19.00). Ist die erste Meridian-Familie ausreichend ausgereift, sind Überlebensfähigkeit und Basisversorgung sichergestellt, dann folgt der nächste große Schritt in der Entwicklung des heranwachsenden Menschen. Es ist der Schritt vom Baby zum Kleinkind, der meist um das zwölfte Lebensmonat herum geschieht, wobei sich viele dafür charakteristische Fähigkeiten bereits ab dem sechsten Lebensmonat zu entfalten beginnen, wie etwa die Bewegung im Raum durch Krabbeln oder das Spiel mit Lauten als Vorstufe zur Sprachentwicklung. In diesem großen Umbruch beginnt das kleine Wesen vermehrt zwischen sich und der Umwelt zu unterschieden. Herz- und Dünndarmenergie erwachen. Der Shen wird aktiv, die bewusste Wahrnehmung. Der Dünndarm-Meridian beginnt zu trennen, er beginnt zu unterscheiden, er leitet an den Shen die Information weiter, dass es ein Ich und andere Menschen, dass es Subjekte und Objekte gibt. Beide Meridiane sind mit ihren Aufgabenbereichen maßgeblich an der Entwicklung des Ichbewusstseins beteiligt. Ab etwa 15 Monaten sind Kleinkinder fähig, sich selber im Spiegel zu erkennen. Damit einhergehend wachsen Artikulationsfähigkeit und Wortschatz rasch an. Zuerst vermehren sich Gegenstandsbezeichnungen. Der Dünndarm erkennt die Unterschiedlichkeit von Objekten, das Herz drückt dies über die Sprache aus, es folgen Tätigkeitsbezeichnungen bis sogar die Wörter „du“ und „ich“ im richtigen Kontext verwendet werden.

Gleichzeitig macht sich der vermehrte Bewegungsdrang deutlich bemerkbar. Auch wenn das Baby vorher schon gekrabbelt oder sogar gestanden sein mag, der energetische Wechsel von der ersten in die zweite Meridian-Familie ist der entscheidende Durchbruch in Richtung eigene Schritte.

Dafür ist der Blasen-Meridian zuständig. Er beginnt bei den Augen und endet bei den Zehen, er verbindet die gesamte Rückseite zu einer Einheit, er ermöglicht uns die Vorwärtsbewegung. Diese Bewegung im Raum ist wichtig, um das Gefühl für ein eigenständiges Wesen auf zwei eigenständigen Beinen zu nähren. Das beständige Feedback von sensorischen Reizen und das Erleben selbstständiger wie bewusster Bewegung im Raum fördert die Entwicklung der Identität. Reift diese mehr und mehr heran, gesellt sich auch noch der Nieren-Meridian dazu und mit ihm die Entdeckung des eigenen Willens. Nicht ohne Grund wird dieser Altersabschnitt die Autonomiephase genannt. Er ist der Beginn der Trotzphase: Trotz als Ausdruck des Bestrebens, eine eigene Persönlichkeit darzustellen. Das Selbst bildet sich heraus und entdeckt seine Fähigkeiten. Das ist die zentrale Aufgabe der zweiten Meridian-Familie und ihre Kernfragen lauten: Wer bin ich? Was will ich? Wie erreiche ich meine Ziele? Die zweite Meridian-Familie steht schwerpunktmäßig mit der vierten Ebene der Maslow'schen Bedürfnispyramide in Verbindung, mit den Individualbedürfnissen.

Das Selbst entdeckt seine Fähigkeiten. Das ist die zentrale Aufgabe der zweiten Meridian-Familie und ihre Kernfragen lauten: Wer bin ich? Was will ich? Wie erreiche ich meine Ziele?

Wiederum gilt: Es braucht viel Unterstützung und Hingabe, um diesen Werdegang zu begleiten. Das Kleinkind pendelt zwischen Erforschen der Umwelt und Rückkehr in Sicherheit und Geborgenheit. Diese zunehmende Eigenständigkeit ist ein Spannungsfeld, hervorgerufen durch den Wunsch nach Autonomie und immer noch großer Hilfsbedürftigkeit. Zu jedem Wachstumsprozess gehört es dazu, Ängste zu überwinden: Man betritt Neuland. In dieser Lebensphase ist Trennungsangst ein zentrales Thema. Die Entdeckung des Ichs bedingt eine Entfernung vom sicheren Elternhafen. Alleine ist es trotzdem noch lange nicht überlebensfähig. Der noch sehr sensible Wesenskern kann nachhaltig gestärkt oder erschüttert werden. Das hat eine unmittelbare Auswirkung auf alle vier Meridiane der zweiten Meridian-Familie.

Instabilität in der Familiensituation, mangelnde Unterstützung, Aufmerksamkeit oder sogar Ablehnung führen zu Ungewissheit über die eigene Position, der Nieren-Meridian kann sich nicht wirklich entwickeln, weil Ungewissheit ein schlechter Nährboden ist, um sich und seinen Willen zu entdecken, zu erforschen und auszudrücken. Der Blasen-Meridian wird durch eine Überaktivierung des Kampf- und Fluchtmechanismus überlastet: Weil man nicht klar weiß, woran man ist, wird man vorsichtig bis übervorsichtig, ständig angespannt. Der Dünndarm-Meridian verliert Kraft in seiner Trennfunktion, er hat Angst davor, alleine dazu stehen, das hemmt die weitere Individualisierung. Und dem Herz-Meridian gehen Lebensfreude und Lebenslust abhanden, weil das in Summe eine nicht leicht zu ertragende Situation ist. Eine tiefe Verunsicherung kann sich in der heranreifenden Persönlichkeitsstruktur manifestieren und im Erwachsenenalter zu einem lebensbestimmenden Thema werden: Die starke Sehnsucht nach Halt und Bestätigung kann dazu führen, dass man sich nicht mit den Kernfragen der zweiten Meridian-Familie auseinandersetzt, sondern seinen Wesenskern und dessen Entfaltung der kontinuierlichen Auseinandersetzung mit den Defiziten unterordnet.

Unabhängig davon, was in der Entwicklungsphase der zweiten Meridian-Familie passiert, muss man die erste Meridian-Familie immer mit berücksichtigen. Sie ist die Basis, sie stellt das Fundament. In der Phase der ersten Meridian-Familie wird das Urvertrauen angelegt, in der zweiten Meridian-Familie reift es aus. Ein stabil angelegtes Urvertrauen ergibt ein sicheres Fundament. Sollte es in der Phase der zweiten Meridian-Familie überraschende Erdbeben geben – wie zum Beispiel eine Trennung der Eltern – dann lassen sich diese wesentlich besser puffern. Die Risse und Schäden in den Wänden der Seele werden geringer sein. Sitzt die zweite Meridian-Familie auf einem schwachen Fundament, dann braucht sie besonders viel Zuwendung und Sicherheit, um nicht zu zerbröckeln.

Es geht um die Bedürfnishierarchie: Erst wenn die existentielle Versorgung gesichert ist, hat man mehr Zeit und Raum, um sich mit sich selber und seinen Wünschen auseinanderzusetzen.

Es geht um die Bedürfnishierarchie: Erst wenn die existentielle Versorgung gesichert ist, hat man mehr Zeit und Raum, um sich mit sich selber und seinen Wünschen auseinanderzusetzen. Das ist ein bisschen wie mit dem Kontostand: Wer jeden Monat jeden Cent nachlaufen muss, um die ständig drohende Kontosperrung zu verhindern, wird sich kaum mit den Fragen auseinandersetzen, wer man eigentlich wirklich ist und was man im Leben wirklich will. Quillt das Konto hingegen über, dann ermöglicht das die notwendige Freiheit, um genau diesen Fragen nachzugehen. Die erste Meridian-Familie sorgt dafür, dass man von dem Gefühl getragen wird, sich auf allen Ebenen ernähren und versorgen zu können. Tut sie das nicht, dann wird die Energie der zweiten Meridian-Familie gebunden: Man folgt nicht seinem Willen, sondern seinem Hunger. Man lebt nicht für sein Potential, sondern für seinen Kontostand.

Die zweite Meridian-Familie entwickelt sich schwerpunktmäßig bis zum sechsten Lebensjahr. Das Kleinkind reift zum (Vor)Schulkind. Viele weitere Aspekte der Meridiane Herz, Dünndarm, Niere und Blase entfalten sich, wie zum Bespiel Phantasie, Denken oder Zeitgefühl. Es entsteht ein Bezug zur Vergangenheit und ein Bild von der Zukunft. Ein mentales Konzept von sich selbst wird aufgebaut. Ein weiterer körperlicher Umbruch steht bevor: Die Milchzähne beginnen auszufallen, das Kindchen-Schema im Gesicht geht verloren, die Proportionen verändern sich, Arme und Beine werden in Relation zum Rumpf länger, der Körperschwerpunkt findet ein neues Zuhause. Der nächste Lebensabschnitt beginnt, die dritte Meridian-Familie klopft an die Tür und mit ihr das Abenteuer große, weite Welt. Das, was in der ersten Meridian-Familie angelegt und in der zweiten Meridian-Familie ausgereift wurde, soll nun zum Ausdruck gebracht werden.

DER PERIKARD-MERIDIAN:
Der Minister der Freude

Fragen für den Perikard-Meridian

- *Kann ich Intimität in Sinne von Vertrautheit und Verbundenheit zulassen?*
- *Kann ich Menschen nah in mein Leben treten lassen? Kann ich Nähe zulassen?*
- *Kann ich mich den Umständen und Anforderungen entsprechend emotional öffnen oder schließen?*
- *Bin ich zart besaitet? Lasse ich mich schnell berühren oder verletzen?*
- *Kann ich mich vergnügen und kann ich Vergnügen genießen?*
- *Pflege ich ein großes soziales Netzwerk?*
- *Kann ich meine Sexualität zufriedenstellend leben und genießen?*

Das Lebensprinzip des Perikard-Meridians

Der Perikard-Meridian wird in der TCM als der Beschützer des Herzens gesehen. Das Herz ist der Kaiser der Organe. Der Perikard-Meridian ist seine Leibwache. Er entscheidet, was sich dem Kaiser nähern darf und was nicht. Er übernimmt eine wichtige Pufferrolle für den sensiblen Herrscher: Er setzt sich als Erster mit allen unliebsamen oder liebsamen Anfragen an das Herz auseinander und ist somit auch Botschafter des Herzens: Er übermittelt ihm diese Anfragen und er übermittelt die Botschaften des Herzens retour an die Außenwelt. Ist das Lebensprinzip des Perikard-Meridians gut entwickelt, dann verleiht es uns die Fähigkeit, das Herz zu öffnen, wenn es angebracht ist und es zu verschließen, wenn es notwendig ist. Wir können bewusst Gefühle und Menschen an uns heranlassen oder von uns weisen. Wir haben unser emotionales Management im Griff.

Dieses bewusste Öffnen und Schließen ist wichtig, um einer weiteren Kernfunktion nachzugehen: Der Perikard-Meridian ist der Minister der Freude und Freude kann hier durchaus Vergnügen bedeuten, wobei der Schwerpunkt des Vergnügens im zwischenmenschlichen Bereich zu finden ist. Um dieses zu erleben und zu empfinden, muss der Kaiser seinen Palast verlassen und sich auf Begegnungen einlassen. Mit Unterstützung und Hilfe eines starken Perikard-Meridians kann er das: Der Perikard-Meridian mag Menschen, er mag sich mit ihnen unterhalten, er mag sich mit ihnen austauschen, er mag sie umarmen und er mag mit ihnen schlafen, denn ja, Sexualität ist ein wichtiger Lebensbereich und der Perikard-Meridian sorgt dafür, dass dieser ausreichend und zufriedenstellend gelebt wird.

Der Perikard-Meridian verbindet Lust und Liebe, sonst wird die Sache entweder zu körperlich oder zu emotional.

In der TCM besteht eine enge Verbindung zwischen Herz und Unterleib. Der Perikard-Meridian bildet die Brücke. Er verbindet Lust und Liebe, sonst wird die Sache entweder zu körperlich oder zu emotional. Erst die richtige Balance macht den intimen Austausch mit anderen Menschen zu einem ganzheitlichen Erlebnis: Die Energie zwischen zwei Personen kann frei fließen und zirkulieren. Überhaupt: Der Perikard-Meridian ist der Meister der Zirkulation. Unter seinem Kontrollbereich fällt auch das Kreislaufsystem und der Perikard-Meridian wird ebenso als Herzkreislauf-Meridian bezeichnet. Wiederum dient er hier als Botschafter des Herzens. Die Botschaft des Herzens ist das Blut und es ist die Aufgabe des Perikard-Meridians, dieses im gesamten Körper zu verteilen, von Kopf bis Fuß. Jede Zelle wird mit Sauerstoff und Nährstoffen versorgt. Blut und Energie müssen zirkulieren, bis an die entferntesten Grenzen im Staat des Körpers. Von dort kommen mit dem Blut Informationen retour. Der Perikard-Meridian vermittelt, übermittelt, integriert. Ein gut versorgtes und lebendiges System fühlt sich gut an, das ist ein Wohlfühlfaktor, den der Perikard-Meridian zu kultivieren weiß, gerne auch durch Sport und Bewegung.

Die Aufgaben der Zirkulation und Integration übernimmt der Perikard-Meridian ebenso auf psychischer Ebene. Seine Kraft ist die soziale Kompetenz, seine Stärke der Aufbau und die Pflege von Netzwerken, sprich

Freundeskreis, Bekanntschaften oder Liebschaften. Hier zirkuliert er gerne, hier integriert er sich, hier integriert er die vielleicht etwas weniger Integrierten. Denn er weiß: Auch ein Netzwerk hat eine Pufferfunktion und kann das Herz beschützen, sollte es ihm einmal nicht so gut gehen. Hier kann man sich gehen lassen und das Herz ausschütten. Hier findet man Halt und Rückhalt. Hier wird man getragen und versorgt. Ist das Lebensprinzip des Perikard-Meridians schlecht entwickelt, dann wird man sich mit emotionaler Nähe schwer tun, wie man sich auch schwer damit tut, sein Herz zu öffnen oder sein Herz zu schützen. Das Spektrum reicht von Hart- bis zu Weichherzigkeit. Man wird ungern berührt. Man berührt ungern. Oder man wird zu viel berührt. Oder man berührt zu viel. Oder man pendelt von einem Extrem ins andere: Offen, verschlossen, offen, verschlossen. So oder so: Man ist verletzlich in emotionalen Belangen und tut sich schwer mit allen den Lebensaspekten, die den Perikard-Meridian auszeichnen. Vergnügen ist das keines. Auch die Freude wird sich dementsprechend schwer einstellen.

Für das soziale Wesen Mensch ist das Lebensprinzip des Perikard-Meridians ein wichtiger Faktor für Gesundheit und Zufriedenheit. Er kümmert sich um Herzensangelegenheiten, Nähe und Spaß. Ist der Perikard-Meridian gut entwickelt, dann wird uns das alles nicht fehlen.

Der Perikard-Meridian und der Körper

Das Panzerherz und der Druck

Pericardium beinhaltet die Wörter „Herz" und „herum". Das Perikard ist der Herzbeutel, ein bindegewebiger Sack, der das Herz umgibt und ihm durch eine schmale Gleitschicht freien Bewegungsspielraum ermöglicht, es aber auch vor einer Überdehnung schützt. Das ist genau das, was das Herz braucht: Schutz und Bewegungsspielraum. Beim Krankheitsbild des Panzerherzens verdickt und verkalkt der Herzbeutel, sodass eine Ausdehnung des Herzens im Rahmen seiner Füllungsphase nur mehr eingeschränkt möglich ist. In fortgeschrittenem Stadium wird der Herzbeutel nahezu unbeweglich, das Herz ist wie in einem Panzer gefangen und kann seine Funktion nicht mehr richtig ausführen. Die Ursache für diese Verhärtung: Immer wieder kehrende Entzündungen des Herzbeutels. Was diese Entzündungen auslöst, ist nicht immer klar zu ermitteln.

In der TCM existiert die Idee das Panzerherzens seit über 2.000 Jahren. Der Raum, den das Herz einnimmt, wurde aber weiter definiert: Es geht um den gesamten Brustkorbbereich, um den großen Palast des Kaisers, in dem er sich geschützt fühlen und frei bewegen sollte. Dafür sorgt der Perikard-Meridian: Sein Verlauf beginnt direkt neben dem Herzen und er kontrolliert genau die Muskulatur, die für das Öffnen und Schließen des Brustkorbes verantwortlich ist, vor allem den großen Brustmuskel. Steht dieser unter Spannung, dann zieht sich der Brustkorb zusammen und nach innen. Der Brustkorb wird zum Panzer: Hart. Eingeschränkt. Rigide. Unnahbar. Das Herz: Verschlossen, eingeschlossen in seinen eigenen vier Wänden, die es immer mehr bedrücken. Diese Spannung schränkt die Atmung ein und führt zu einer schlechteren Zirkulation. Der Körper stellt die Blutgefäße eng. Der gesamte Bereich ist nicht so frei und lebendig, wie er sein könnte. Er wird nicht optimal versorgt, teilweise sogar unterversorgt, physisch wie psychisch. Dazu baut sich durch die Enge Druck auf. Druck und Enge: Das tut dem Herz nicht gut. Der Beschützer des Herzens hat die Aufgabe, den Kaiser gesund zu halten und eine Störung im Perikard-Meridian wird in der TCM mit vielen Herzkrankheiten in Verbindung gebracht, nicht nur mit dem Panzerherz.

Der Perikard-Meridian beginnt direkt neben dem Herzen und er kontrolliert genau die Muskulatur, die für das Öffnen und Schließen des Brustkorbes verantwortlich ist, vor allem den großen Brustmuskel.

Ist der Brustkorb eingeschnürt, wird der Perikard-Meridian Probleme mit seiner Botschafterrolle bekommen. Alles dicht, alles verkrampft, da kommen Energie und Blut nur mit ausreichend Druck hindurch. Eine simple Analogie, die sich im Alltag jedoch immer wieder bestätigen lässt, denn die Tendenz zu einem hohen Blutdruck kann durchaus mit Personen in Verbindung gebracht werden, die angespannt unter Hochdruck stehen, deren Leben und Bewegungsspielraum sehr eng geworden ist, bei gleichzeitiger intensiver Belastung, bis es das Herz zerreißt. Hoher Blutdruck kommt jedoch selten alleine, er hat weit reichende Konsequenzen, vor allem auf die Gefäße, deren Innenwände durch den permanenten Überdruck beschädigt werden können. An den Schadstellen bilden sich gerne Kalk-, Bindegewebs- und Fettablagerungen, die den Blutfluss weiter schwächen oder verhindern. Man spricht von Arteriosklerose. Die TCM sagt: Der Botschafter des Herzens tut sich schwer damit, das Kaiserreich zu bereisen. Die Straßen sind verstopft und in schlechtem Zustand. Ein Ausflug in die entlegeneren Winkel des Körpers wird zunehmend schwierig, wenn nicht gar unmöglich. Die Folge: Durchblutungsstörungen. In den Händen, in den Beinen, im Kopf. Wirklich übel wird es, wenn es die Herzkranzarterie erwischt. Typische Anzeichen dafür sind ein Beklemmungsgefühl und Schmerzen im Brustkorbbereich sowie Atemnot selbst bei geringer Belastung. Ein kleines Blutgerinnsel kann zum völligen Gefäßverschluss führen, Endstation Herzinfarkt.

Was tun? Die Medizin greift hier zu brachialen Mitteln, sie verwendet Nitroglycerin, das übrigens auch Bestandteil von Dynamit ist. Ob außen oder innen: Sprengstoff macht verlegte Straßen frei. Hilft das nicht, muss chirurgisch gedehnt werden, was sich lange verengt hat. Die Auseinandersetzung mit dem Lebensprinzip des Perikard-Meridians ist hier die wesentlich sanftere Variante. Allerdings sollte man rechtzeitig damit beginnen, bevor das Herz in Teilen abstirbt. Denn das tut es bereits wesentlich früher, nicht physisch, jedoch psychisch und emotional. Vielen Personen spüren das, sie spüren Schmerzen in der Brust, ein Stechen, ein Beklemmungsgefühl, obwohl das Herz kerngesund ist. In der Medizin spricht man hier von funktionellen Herzbeschwerden. Die TCM spricht von einer Störung im Perikard-Meridian. Er macht etwas übereifrig seinen Job: Im Endeffekt ist der gepanzerte Brustkorb nur ein Schutzschild, um den Kaiser Herz abzuschotten, um nichts an ihn heran zu lassen, um ihn nicht spüren zu lassen, was er nicht spüren will oder sollte. Darunter sitzt die Angst vor emotionale Nähe. Ein guter Beschützer des Herzens wehrt allerdings nicht nur ab, er versucht den Kaiser auch aus der Misere zu führen, sonst wird der Panzer zum Gefängnis, in dem der große Herrscher zwangsläufig verkümmern muss. Spüren wir nichts mehr, sind wir herzlos geworden: Die Herzenergie ist tot.

In der Medizin spricht man hier von funktionellen Herzbeschwerden. Die TCM spricht von einer Störung im Perikard-Meridian.

Zur Aufgabe des Perikard-Meridians gehört es daher, den selbst auferlegten Eisenring um den Brustkorb immer wieder zu sprengen. Wie? Hier muss er mutig seine Botschafterrolle einnehmen. Er muss den Kaiser fragen, was er wirklich will. Er muss den Kaiser fragen, was ihm gut tut: Was wünscht sich das Herz? Was macht ihm Spaß? Was macht es leicht und unbeschwert? Wer nicht auf sein Herz hört, wird sein Herz fühlen. Hier hilft dem Perikard-Meridian der Dünndarm-Meridian, der ebenfalls als Beschützer des Herzens gilt: Seine Aufgabe ist es zu trennen. Gemeinsam können sie das Herz befreien. Weg mit allem, was den Kaiser einschnürt, ob Sorgen, Partnerschaft, Beruf oder Angst. Die schwersten Steine müssen vom Herz fallen, bevor sie es erdrücken. Nur so kann man wieder tief durchatmen. Und mit dem Atem kommen Blut, Weite und Lebendigkeit in den Palast Brustkorb zurück. Statt das eigene Herz zu strangulieren, sorgt der Perikard-Meridian für Raum und Freiheit. Das hält das Herz gesund und schützt es vor Verhärtung.

Mit dem Perikard-Meridian in Verbindung stehende Symptome:

Spannungsgefühl und/oder Beklemmungsgefühl im Brustkorbbereich, Atemnot bei geringer Belastung, Herzrhytmusstörungen, Klaustrophobie, Bluthochdruck, koronare Herzkrankheiten, Herzinfarkt, funktionelle Herzbeschwerden, Bluthochdruck…

Im Kreis laufen

Der Perikard-Meridian ist in der TCM einer der wesentlichsten Kontrolleure des Kreislauf-Systems, weswegen er auch als Herzkreislauf-Meridian bezeichnet wird. Er lässt das Blut zirkulieren: Als Botschafter des Herzens sorgt er dafür, dass dessen gesamtes Reich versorgt wird. Dazu braucht er Druck und Kraft, um vor allem auch jene Grenzzonen zu erreichen, die sich am weitesten von der Zentrale entfernt befinden. Ist der Perikard-Meridian geschwächt, agiert er saftlos. Er läuft nicht mehr munter und lebendig im Kreis, um überall die frohe Botschaft Blut zu verkündigen, er hängt erschöpft in den Seilen, mit weit reichenden Konsequenzen: Die Peripherie bleibt unterversorgt, der Blutdruck steckt im Keller fest.

Das zeigt sich schnell einmal in den Händen, die in der TCM einen direkten Bezug zum Herz haben. Von wegen warmes Willkommen! Kalte, schlaffe und leicht feuchte Finger nähern sich einem zaghaft zum Gruß. Da fehlt die Energie, da fehlt die Lebendigkeit, da fehlt die Wärme, da fehlt die Herzlichkeit. Man hat das Gefühl, wenig bis nichts in den Händen zu halten. Man hat Angst, die Hand zu fest zu schütteln, weil irgendwie merkt man schon, da kommen Mangel und Unsicherheit zu Ausdruck. Der Kaiser zeigt sich nicht, er versteckt sich, auch im Gesicht, das ebenso als Spiegelbild des Herzens gilt.

Bei einer Schwäche des Perikard-Meridians fehlt dem Herz der Druck, ausreichend Blut in den Kopf zu bringen. Die Tendenz zu Schwindel trifft hier auf die Tendenz zur noblen Blässe, das riecht ein bisschen nach Aristokratie, ein bisschen nach vornehmer Distanz zum Leben und so kann sich der Perikard-Meridian auch zeigen: Reserviert. Zurückgezogen in den eigenen Palast, wo man vom Balkon aus das pulsierende Leben des Volkes leicht erstaunt, leicht verwundert betrachtet, ohne wirklich teilnehmen zu wollen oder zu können. Denn natürlich sind auch die Beine geschwächt und unterversorgt, weit kann man auf ihnen nicht laufen, schnell sowieso nicht, sonst riskiert man einen Kollaps, eine Ohnmacht, man ist irgendwie ohne Macht, bevorzugt daher die Horizontale, in der sich das Blut von selber im Körper verteilt. Der Kaiser liegt erschöpft am Boden. Er ist zu müde, um sich dem Leben zu stellen. Das merkt man vor allem am Morgen, das Aufstehen wird zur Qual und zu schnell sollte man es nicht absolvieren, sonst sackt man gleich wieder einmal zusammen. Männer trifft dieser Zustand oft doppelt hart: Schlappschwanz, psychisch wie physisch. Ist der Perikard-Meridian geschwächt, dann kann dies zu einem schwachen Herzkreislaufsystem und niedrigem Blutdruck führen. Der Beschützer des Herzens beschützt das Herz hier insofern, als dass er den Kaiser durch die Symptome ein bisschen vom Leben fern hält, um ihn nicht zu überlasten. Wie päppelt man ihn allerdings wieder auf?

Ist der Perikard-Meridian geschwächt, dann kann dies zu einem schwachen Herzkreislaufsystem und niedrigem Blutdruck führen.

Er muss sein Leben mehr in die Hand nehmen, sich seine Handlungsfähigkeit zurück holen, er muss sein Leben anders handhaben, er muss sich bewegen. Sport, wie wir ihn in unserer westlichen Kultur betreiben, wird in der TCM allerdings belächelt. Mit gutem Grund: Weil wir ihn zu oft zu ernsthaft betreiben. Da schwingt immer ein bisschen der Leistungsgedanke mit, wir müssen schneller, stärker, gesünder werden. Absurd wird es dann, wenn an sich schon gestresste Personen noch versuchen, am Ende des belastenden Zwölfstundentages noch für einen Marathon zu trainieren oder die Kraftkammer zu zerreißen. Das kann den Überforderungszustand fördern, bis es trotz gesundem Training das Herz zerreißt.

Die wichtigste Funktion von Bewegung ist es, den Kaiser sanft auf die Sprünge zu helfen und ihn zu kräftigen. Bewegung soll die Zirkulation im System anregen und Energie auf- anstatt abzubauen. Daher haben sich in der asiatischen Gesundheitspflege vor allem sanfte Bewegungsformen etabliert, die neben den Körper auch den Geist ansprechen. Diese Bewegungsformen sind ideal für Personen mit niedrigem Blutdruck und schwachem Herzkreislaufsystem. Sie holen den Kaiser dort ab, wo er ist: Ein bisschen am Boden liegend.

Mit dem Perikard-Meridian in Verbindung stehende Symptome:

> *Niedriger Blutdruck, schwankender Blutdruck, Schwindel, Durchblutungsstörungen, Konzentrationsprobleme, schnelle Ermüdung, gesteigertes Schlafbedürfnis, Antriebsschwäche, depressive Verstimmung, Schweißausbrüche…*

Der Perikard-Meridian und die Psyche

Der Beschützer des Herzens

Schätzungsweise 15–20 Prozent der Bevölkerung gelten als hochsensibel. Man spricht von HSPs, von Highly Sensitive Persons. Man könnte auch sagen, 15–20 Prozent der Bevölkerung haben das Lebensprinzip des Perikard-Meridians nicht ausreichend entwickelt. Der Perikard-Meridian beschützt das Herz. Kommt er seiner Aufgabe nicht ausreichend nach, dann erreichen Reize direkt und ungefiltert das Herz: Man ist zart besaitet, nimmt sich alles und jeden zu Herzen. Man ist emotional äußerst empfindsam, man lässt sich leicht stören und aus der Ruhe bringen, man ist schnell abgelenkt, überreizt, berührt, verletzt, übersensibel oder eben: Hochsensibel.

An sich ist eine ausgeprägte Sensibilität eine schöne Qualität, denn sie beinhaltet ein feines Gespür für Menschen und Situationen, einen exzellenten Blick für Details und Nuancen, eine fast schon magische Intuition, großes Empathievermögen und übergreifendes Denken. Nur: Ständig mit genauso offenem wie weichem Herzen durch die leistungsorientierte Kultur der Gegenwart zu laufen, ist nicht immer angenehm, weder für die Betroffenen, noch für deren Umfeld, dem das Verständnis für diesen hypersensitiven Zustand meist fehlt. Ein gut entwickelter Perikard-Meridian kann hier helfen: Er stellt sich zwischen Herz und Eindrücke. Er funktioniert wie ein Puffer, wie ein Airbag, er ermöglicht es dem Kaiser, sich auf die kontinuierlich herein prasselnden Eindrücke mit etwas Vorlaufzeit vorzubereiten, sodass ihn nicht alles völlig unvorbereitet und direkt trifft. Der Perikard-Meridian ermöglicht ein bewusstes Verschließen des Herzens, einen bewussten Rückzug, ein bei sich bleiben und eine sinnvolle Distanzierung von emotionalen Turbulenzen: Er dämpft die Reizüberflutung auf ein erträgliches Maß.

Der Perikard-Meridian ermöglicht ein bewusstes Verschließen des Herzens, ein bei sich bleiben: Er dämpft die Reizüberflutung auf ein erträgliches Maß.

Das ist wichtig, denn ist das Herz zu offen, heißt das: Immer nur hereinspaziert! Trampeln sie nach Lust und Laune auf meinen Empfindungen umher. Ohne schützenden Perikard-Meridian wird man leicht durch die Stimmung anderer Personen beeinflusst, weil die Trennung zwischen Innen- und Außenwelt schwer fällt. Man fühlt, was das Gegenüber fühlt. Man erlebt, was das Gegenüber erlebt. Man spiegelt, was in der anderen Person gerade vorgeht. Man gleicht sich an, auch um zu entsprechen, um ja keine Konflikte zu provozieren, denn bei Unstimmigkeiten wird man sofort ins Herz getroffen und das möchte man natürlich vermeiden. Ohne schützenden Panzer reagiert man auch schnell sensitiv auf Druck und Stress. Es herrscht eine beständige Überstimulation, ein dauernder Übererregungszustand, eine permanente Anspannung. Das hemmt, weil man sofort einmal mit der Situation oder den Erwartungen überfordert ist. Daher geht eine Schwäche des Perikard-Meridians oft mit Schüchternheit, Zurückgezogenheit oder Ängstlichkeit einher, bis hin zur Sozialphobie.

Umgekehrt hat man es allerdings auch nicht leicht. Nimmt der Perikard-Meridian seine Aufgabe zu ernst, wird man zum Elefant im Porzellanladen. Man rollt wie ein unverwundbarer Panzer durch das Leben und hinterlässt dabei etliche Scherbenhaufen, die man weder spürt noch wahrnimmt. Was fehlt: Das Einfühlungsvermögen, in andere Menschen, in sich selbst. Das hat oft einen Grund, eine Ursache, vielleicht war es im Lauf der eigenen Entwicklungsgeschichte einmal eine Notwendigkeit, sich in eine schützende Rüstung zu quetschen, an der alles Abprallen kann. Nur: Ist die auslösende Notwendigkeit bereits Vergangenheit und befindet man sich noch immer in der Rüstung, dann reagiert man dem Leben gegenüber dementsprechend, hart, starr, unbeweglich, vor allem in emotionalen Belangen. Man könnte hier von HUPs sprechen, von Highly Unsensitive Persons. Oder: Von emotional verkümmerten Personen. Man lässt nichts nahe kommen, denn Nähe kann gefährlich sein. Sollte sich eine solche anbahnen, dann zerbricht man sie vorsichtshalber gleich einmal, ein reiner Schutzmechanismus, der sogar Liebe zerstören kann. Man kann gut austeilen, aber nichts einstecken, wenn es um Herzensangelegenheiten geht. Es wird nicht gelockt sondern nur mehr geblockt. Nicht ohne Grund endet der Verlauf des Perikard-Meridians im Mittelfinger: Fuck off! Verzieh dich! Das Herz drückt sich mit einer Geste tiefster Ablehnung aus.

Der Perikard-Meridian ist das Tor zum Herzen. Es kann zu verschlossen oder zu offen sein.

Der Perikard-Meridian ist das Tor zum Herzen. Es kann zu verschlossen oder zu offen sein. Manchmal führt eine Störung des Perikard-Meridians auch zu einem ständigen Pendeln zwischen diesen beiden Extremen, zwischen übertriebener Zurückhaltung und übertriebener Zugänglichkeit. In einem Moment ist man voll da, könnte die Welt umarmen und jeden und alles lieben. Und dann ist man plötzlich weg, voll abgetaucht in sein Schneckenhaus, für nichts und niemanden erreichbar. In einem Moment die volle Gefühlsentladung. Im anderen absolute Gefühlsvermeidung. Dieses Pendeln kann nicht bewusst gesteuert werden, man ist ihm hilflos ausgeliefert. Genau diese bewusste Steuerung ist es jedoch, die das Lebensprinzip des Perikard-Meridians auszeichnet: Ein gesunder Perikard-Meridian ist ein verantwortungsvoller Torwächter, ein weiser Beschützer des Herzens. Er weiß genau, was und wann er etwas an den Kaiser heran lassen kann und was und wann nicht. Dieses Wissen führt zu einer hohen Souveränität und Selbstbestimmtheit in emotionalen Belangen.

Let's Talk About Sex

Sex braucht den Körper. Liebe braucht die Seele. Um beide Aspekte zusammen zu bringen, braucht es den Perikard-Meridian. Ansonsten werden Sex und Liebe zwei getrennte und von einander unabhängige Lebensbereiche und die Gefahr besteht, dass man immer das Gefühl hat, irgendetwas fehlt: Dort wo Liebe ist, tut sich die Erotik schwer und dem Sex mangelt es an Nähe und Gefühl. Eine erfüllende Sexualität, ob als Single oder in Rahmen einer Beziehung, ist jedoch wichtig für Wohlbefinden und Gesundheit, sofern man sich nicht entschieden hat, sein Leben komplett einer Göttin, einem Gott oder einem anderen spirituellen Weg zu widmen, und selbst wenn, klappt die Transformation der sexuellen Energie in reine Liebe und reines Licht nicht immer. Für die mehr irdischen orientierten Lebewesen lohnt es sich auf den Perikard-Meridian zu hören, denn Frust im Liebesleben kann eine direkte Auswirkung auf das Herz haben. Der Perikard-Meridian als Beschützer des Kaisers der Organe hilft diesen zu vermeiden, indem er durch seine Kompetenz in Sachen Herzöffnung, Zirkulation und Integration für ein ganzheitliches Erlebnis im zwischenmenschlichen Bereich sorgt.

Für die mehr irdischen orientierten Lebewesen lohnt es sich auf den Perikard-Meridian zu hören, denn Frust im Liebesleben kann eine direkte Auswirkung auf das Herz haben.

Ein gut entwickelter Perikard-Meridian ermöglicht uns die Erfahrung tiefer Intimität. Intimität zeichnet sich dadurch aus, dass wir Berührung, Verbundenheit und Vertrautheit nicht nur auf körperlicher, sondern auch auf emotionaler oder geistiger Ebene erfahren können. Ohne diese Intimität treffen beim Sex nur zwei ichbezogene Menschen aufeinander, die auf der Suche nach der eigenen Befriedigung sind und diese physikalisch abarbeiten. Das ist nicht immer schlecht, manchmal erfüllt Sex einfach auch den Zweck einer reinigenden Katharsis: Druck, Anspannung, Lust, Verlangen, Trieb, das alles braucht sein Ventil, das will verbrannt und gelebt werden, am besten im Feuer der Leidenschaft, am besten jetzt und sofort. Derart kann man schnell intim werden, sehr schnell sogar, innerhalb weniger Stunden oder Minuten, wenn es sein muss. Das entspricht dem Zeitgeist, Bedürfnisse ohne Aufschub befriedigt haben zu wollen. Bringt einen der Zufall aber nicht mit der Liebe seines Lebens, sondern mit einer ähnlich triebhaften Person zusammen, dann wird das Frühstück gerne vom Schöne-Nacht-Aber-Morgen-Danach-Syndrom serviert: Egal in wie vielen Orgasmen man auch verschmolzen sein mag, wie ekstatisch der Rausch der Sinne war, irgendwie fühlt man sich komisch, leer, kann mit der anderen Person neben sich im Bett nicht wirklich etwas anfangen, man fühlt sich fehl am Platz. Weil eben etwas fehlt, etwas, das sich nicht per One-Night-Stand erledigen lässt.

Der Perikard-Meridian kann all diese Qualitäten zusammenführen und verbinden. Er ermöglicht uns einen bewussten Wechsel zwischen den Ebenen.

Das Herz beginnt zu blühen, wenn es von der Dreifaltigkeit der Liebe umsorgt wird: Es braucht Intimität in Form von emotionaler Nähe und Vertrautheit, es braucht Leidenschaft in Form von romantischer und leidenschaftlicher Lust, es braucht Bindung, Loyalität und Stabilität. Liebe ohne Leidenschaft wird zur Freundschaft. Liebe ohne Bindung ist nicht mehr als eine Affäre. Leidenschaft ohne Intimität und Bindung ist reiner Sex. Der Perikard-Meridian kann all diese Qualitäten zusammenführen und verbinden. Er ermöglicht uns einen bewussten Wechsel zwischen den Ebenen, denn manchmal braucht man selber mehr von der einen, manchmal braucht der andere mehr von der anderen. Er lässt uns wählen, spielen, entscheiden. Er ist sich klar, um was es geht.

Das ist wichtig, sonst suchen wir nach dem Fehlenden auf der falschen Ebene, meist auf der körperlichen, weil man zu dieser den leichtesten Zugang findet: Man braucht dann immer mehr davon, man bekommt aber trotzdem nie genug, bis hin zur Sucht nach Sex, die als eine Fehlfunktion des Perikard-Meridians gesehen wird. Umgekehrt kann sich eine Störung im Perikard-Meridian darin zeigen, dass der Weg zum Unterleib einzig und allein über das Herz zu führen hat. Dass es einem unmöglich ist Lust zu empfinden, wenn nicht Nähe und Verbundenheit mit im Spiel sind. Der Beischlaf wird zu Bestätigung. Man macht Liebe, um geliebt zu werden. Man kann nur Liebe machen, wenn man geliebt wird. Ein kleiner Teufelskreis, der zu einem tendenziell verkrampften Umgang mit der ganzen Sexgeschichte führt. Dadurch kann die Lust ihren animalischen Aspekt und ihre triebhafte Lebendigkeit verlieren und immer mehr zur Unlust werden, bis letztendlich gar nichts mehr geht. Auch das ist eine Form der Einseitigkeit, die an der Zufriedenheit im Schlafzimmer knabbern kann.

Der Perikard-Meridian in vitalem Zustand sorgt für ein Gleichgewicht zwischen körperlichen, emotionalen und geistigen Faktoren. Er öffnet das Herz, aber auch das Becken, er versorgt es mit Blut und Energie. Er lässt die Lust im gesamten System zirkulieren. Er ist der Schlüssel zu einer wirklich zufrieden stellenden Sexualität.

Störungen im Perikard-Meridian

- *Übersensitivität, Überempfindlichkeit, emotional sehr leicht verletzbar*
- *Gefühlskälte, emotional abgestumpft, zurückgezogen, distanziert*
- *Locken und Blocken, Schwanken zwischen Zurückhaltung und Zugänglichkeit, zwischen Gefühlsentladung und Gefühlsvermeidung*
- *Schwierigkeiten mit Nähe, Intimität und erfüllender Sexualität*
- *Durchblutungsstörungen, Tendenz zu hohem oder niedrigen Blutdruck, Anfälligkeit für Herzbeschwerden*
- *Schwierigkeiten mit Vergnügen und Spaß, oder Sucht nach Vergnügen, Sexsucht…*

Harmonie im Perikard-Meridian

- *Bewusste Kontrolle über die Emotionen, bewusstes Öffnen und Schließen*
- *Keine Angst vor Nähe, Vertrautheit und Verbundenheit*
- *Erfüllte Sexualität auf allen Ebenen, Genuss von Intimität*
- *Hohe Sozialkompetenz und Empathie*
- *Starkes Herzkreislaufsystem, stabiler Blutdruck, gute Durchblutung*

Wie man das Lebensprinzip Des Perikard-Meridians stärken kann

Umarmen

Die wichtigste Übung für den Perikard-Meridian! Richtiges Umarmen ist leicht und schwer zu gleich, da es viel mehr ist, als jemanden einfach mit den Armen zu umfassen. Setzten Sie es sich zum Ziel, täglich eine Person zu umarmen. Sie haben niemanden zuhause? Dann überrumpeln Sie jemanden am Arbeitsplatz. Es gibt immer einen Grund und eine Gelegenheit jemanden zu umarmen. Auf was zu achten ist: Umarmen Sie nicht nur körperlich. Umarmen Sie mit dem Herzen. Bevor Sie die Armen ausbreiten, sammeln Sie ihren Fokus kurz in ihrem Brustkorb, versuchen Sie die untere Spitze ihres Herzens zu erspüren. Starten Sie die Bewegung von hier, folgen Sie mit ihrer äußeren Bewegung der inneren Bewegung, öffnen Sie sich und all ihre Sinne. Und dann schließen Sie die andere Person in ihr Herz. Versuchen Sie in der Umarmung weiterhin ihre Herzspitze zu spüren und eine Verbindung mit dem Herzen der anderen Person einzugehen. Versuchen Sie sich zu entspannen und Ihren Körper weich zu machen. Atmen sie tief und frei. Bleiben Sie für zehn Sekunden in der Position. Mindestens. Sie werden überrascht sein!

Die Rosenhecke

Stellen Sie sich vor, dass Sie von einer wunderschönen Rosenhecke umgeben sind. Sie stehen genau in der Mitte, die Hecke geht im Kreis um Sie herum. Gestalten Sie die Hecke ganz nach ihren Vorlieben, die Höhe, die Dichtheit, die Farbe der Blüten, die Größe der Dornen. Machen Sie diese Visualisierung mehrmals am Tag. Zuerst in ruhigen Momenten. Dann im öffentlichen Raum, in der U-Bahn, im Bus, am Gehsteig. Dann in direkter Interaktion mit anderen Menschen. Die Hecke ist ihr Schutzschild. Niemand kann sie durchdringen. Worte und Gefühle werden durch sie gefiltert. Was ihnen schaden oder zu nahe kommen könnte, bleibt an den Dornen hängen oder wird von den Blüten absorbiert. Im Inneren der Hecke nehmen Sie nur den herrlichen Duft der Rosen wahr. Versuchen Sie das Bild so stark zu entwickeln, dass Sie in der Mitte ihrer Rosenhecke entspannt und offen bleiben können, auch wenn jemand versucht, sie emotional zu bedrängen.

Verlauf des Perikard-Meridians

Der Perikard-Meridian entspringt eine Daumenbreite außerhalb der Brustwarze im vierten Zwischenrippenraum mit Perikard 1. Von hier aus läuft er gerade nach oben in Richtung Schulter bis knapp über die Achselhöhle und zieht dann am Muskelrand des großen Brustmuskels (M. pectoralis major) hin zum Oberarm. Am Oberarm verläuft der Perikard-Meridian zwischen den beiden Köpfen des Bizeps (M. biceps brachii) bis zu dessen deutlich spürbarer Sehne in der Ellenbeuge. In der Mitte der Ellenbeuge, auf der Kleinfingerseite neben der Sehne des M. biceps brachii, befindet sich Perikard 3.

Am Unterarm verläuft der Meridian zuerst leicht kleinfingerseitig entlang der Mittelline des Unterarms, nach etwa einem Drittel des Weges zieht er genau in die Mitte und verläuft zwischen den Muskeln und Sehnen zweier gut spürbaren Muskeln (M. flexor carpi radialis, M. palmaris longus). Zwei Daumenbreit vor der Handgelenksfalte, direkt zwischen diesen beiden Sehnen, liegt Perikard 6. In der Mitte der Handgelenksfalte, wieder zwischen den Sehnen von M. flexor carpi radialis und M. palmaris longus, befindet sich Perikard 7 und in der Mitte des Handtellers, zwischen dem dritten und dem vierten Mittelhandknochen, befindet sich Perikard 8. Vom Zentrum der Handinnenseite verläuft der Perikard-Meridian weiter mittig in Richtung Mittelfinger, wo er ebenfalls mittig an ebendiesem bis zur Spitze zieht und am höchsten Punkt der Spitze mit Perikard 9 endet.

Schlüsselzonen im Körper

Brustkorb

Der Brustkorb ist der Palast des Herzens, hier wohnt der Kaiser, hier befin-

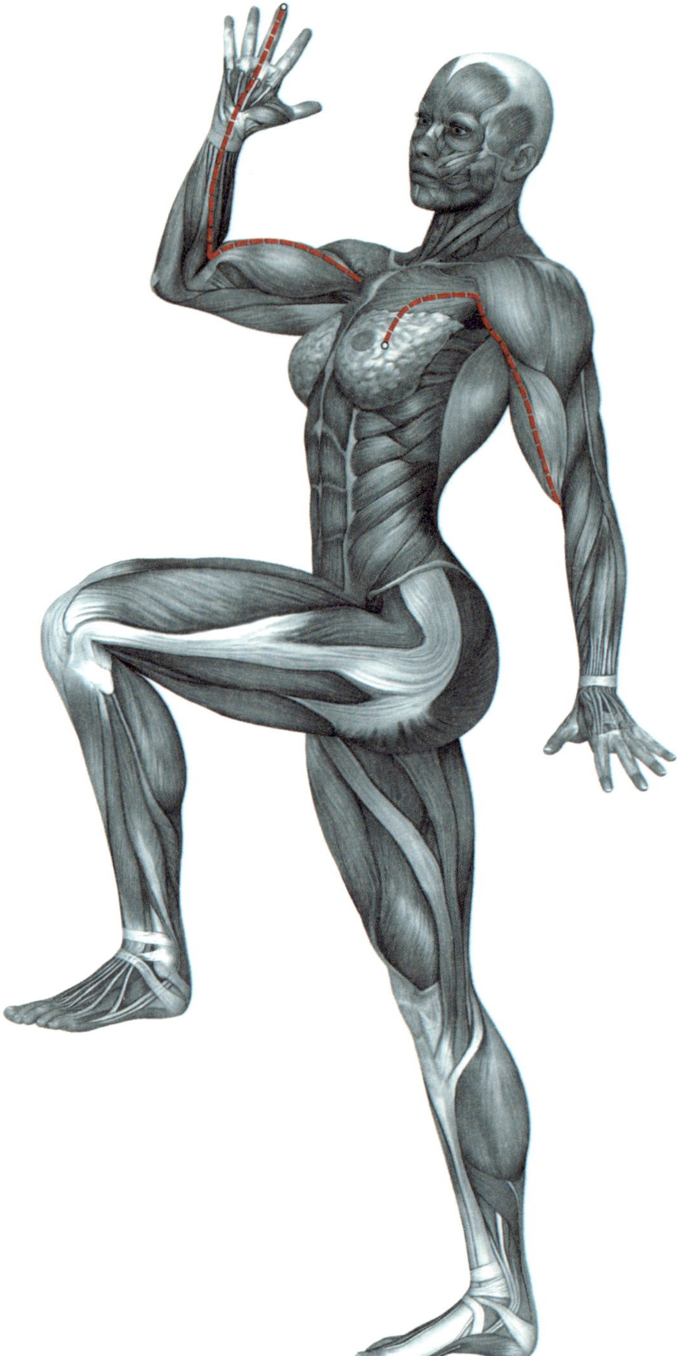

det sich der Alarmpunkt des Herzens, Ren Mai 14 „Ju Que“ oder „Großer Palast“, zwei Daumenbreit unterhalb der Brustbeinspitze gelegen. Alarm für den Kaiser besteht, wenn ihm der Palast zu eng wird oder keinen ausreichenden Schutz darstellt. Diese Aufgabe übernimmt der Perikard-Meridian, dessen Alarmpunkt sich genau in der Mitte des Brustkorbs befindet: Ren Mai 17, „Shan Zhong“ oder „Mitte des Brustkorbs“. Dieser Punkt ist auch der Sammlungspunkt jeglicher Energie, was die Bedeutung des Herzens für das gesamte System unterstreicht. Eine Störung des Perikard-Meridians kann sich in der Lebendigkeit des gesamten Brustkorbbereichs und in diesen beiden Schlüsselpunkten ausdrücken.

Einen Daumenbreit außerhalb der Brustwarze beginnt der Verlauf des Perikard-Meridians mit dem Punkt Perikard 1, „Tian Chi“ oder „Himmlischer Weiher“. Der Meridian verbindet den großen Brustmuskel mit dem Bizeps. In dem Übergangsbereich beider Muskeln befindet sich der Punkt Perikard 2, „Tian Quan“ oder „Himmelsquelle“. Die von großem Brustmuskel und Bizeps gebildete Muskelkette führt bei einer Anspannung zu einem Verschließen des Brustkorbs. Die Schultern werden nach vorne und innen gezogen, die Arme zum Körper, die Mitte des Brustbeins zieht sich zurück. Bei Dauerspannung kann sich hier ein regelrechter Panzer aufbauen. Man verkriecht sich im eigenen Schneckenhaus. Die Verbindung zum Himmel, zur Weite des Lebens ist gekappt. Alarmstufe Rot für den Kaiser, der unter Druck gerät, dem es den Brustkorb abschnürt.

Ist diese Muskelkette schwach ausgeprägt, dann kann man auch schwach auf der Brust sein: Wenig Tonus, wenig Kraft, wenig Schutz. Das bedeutet ebenfalls Alarm für den Kaiser, der dann zum nervösen Sensibelchen tendiert, weil er quasi nackt ist, ohne Rüstung, ohne Torwächter. Im Idealfall zeigt sich das kraftvolle Herz mit stolzer Brust bei gleichzeitiger Offenheit und Lebendigkeit.

Unterarm & Hand

Der Perikard-Meridian kontrolliert im Unterarm die Muskulatur, die wir zum Faustschluss benötigen. Das entspricht wieder seiner Funktion als Beschützer des Herzens. Wir können jemanden mit offenen Händen willkommen heißen. Oder wir können jemanden mit der Faust drohen und jemanden den Mittelfinger zeigen. Wir können die Tür zu unserem Herzen öffnen oder verschließen. Zum Ausdruck gebracht wird dies durch den Punkt Perikard 6, „Nei Guan“ oder „Inneres Tor“, der sich zwei Daumenbreit von der Handgelenksfalte entfernt in der Mitte des Unterarms befindet. Schließen wir Perikard 6, schließen wir die Faust, die Tür zum Herz geht zu, wir sind verteidigungsbereit und signalisieren dies gerne auch mit dem Punkt Perikard 9, „Zhong Chong“ oder „Zentraler Ansturm“, gelegen im Zentrum der Mittelfingerkuppe: Die Faust geschlossen, der Mittelfinger gestreckt, die Kanonen sind geladen. Fuck off und verpisst euch alle. Ansturm abgewehrt.

Ein Dauerzustand ist das allerdings nicht. Sind wir nur am Abwehren, bereitet das dem Kaiser früher oder später Sorgen, weil das nicht seiner wahren Natur entspricht. Direkt in der Mitte der Hand befindet sich der Punkt Perikard 8, „Lao Gong“ oder „Palast der Besorgnis“. Ein Palast, der zum Gefängnis wird, ist ein Palast der Besorgnis. Es gilt die angespannte Faust zu öffnen und dem Leben wieder die Hand zu reichen.

Der Perikard-Meridian

- *Zugehöriges Element: Feuerelement*
- *Qualität: Yin*
- *Organzeit: 19.00 – 21.00*
- *Tierqualität: Hund*
- *Partnermeridian: Dreifacher Erwärmer-Meridian*
- *Zwillingsmeridian: Leber-Meridian*
- *Oppositionsmeridian: Magen-Meridian*

DER DREIFACHE ERWÄRMER-MERIDIAN: Koordination und Homöostase

Fragen für den Dreifachen Erwärmer-Meridian

- *Habe ich ein Gefühl für mein inneres Gleichgewicht und kann ich dieses selber herstellen?*
- *Kann ich alle für mich wichtigen Lebensbereiche koordinieren?*
- *Kann ich mich gut selber regulieren und steuern? Kann ich mich gut anpassen und integrieren?*
- *Verfüge ich über eine starke physische und psychische Widerstandskraft?*
- *Kann ich bei Veränderungsprozessen stabil und bei mir bleiben? Kann ich emotionale Verletzungen rasch aufarbeiten und lösen?*
- *Befinde ich mich oft im Zwiespalt? Lasse ich mich innerlich leicht zerreißen?*
- *Verfüge ich über einen gesunden und vitalen Stoffwechsel?*

Das Lebensprinzip des Dreifachen Erwärmer-Meridians

Der Dreifache Erwärmer ist der einzige der zwölf Hauptmeridiane, der keinen direkten Organbezug hat. In der TCM sagt man: Der Dreifache Erwärmer hat eine Aufgabe aber keine Form. Die hat er auch nicht nötig, denn der Dreifache Erwärmer ist der wichtigste Gesamtkoordinator in unserem System, er muss den Überblick haben, ein bisschen distanziert über den Dingen stehen, er legt Hand an, wo er gebraucht wird und gebraucht wird er die ganze Zeit, denn elf Meridiane mit ausgeprägten Neigungen und Talenten zu einer Mannschaft zu formen, die an einem Strang zieht, ist nicht leicht. Seine wichtigste Rolle in Bezug auf den Körper ist die Kontrolle des Stoffwechsels: Alle Organe, alle Regulationsmechanismen, alle Kreisläufe gehören diesbezüglich aufeinander abgestimmt und müssen harmonisch interagieren. Der Dreifacher Erwärmer-Meridian sorgt hier für ein gesundes Fließgleichgewicht, für eine funktionierende Homöostase. Diesen Auftrag erfüllt er auch im emotionalen und psychischen Bereich: Er hilft uns auf allen Ebenen unserer Existenz einen ausgeglichenen inneren Zustand zu bewahren, er sorgt für Stabilität, Konstanz, Balance und Integration.

Der Dreifacher Erwärmer-Meridian hilft uns auf allen Ebenen unserer Existenz einen ausgeglichenen inneren Zustand zu bewahren, er sorgt für Stabilität, Konstanz, Balance und Integration.

Derart verleiht uns der Dreifache Erwärmer-Meridian die Fähigkeit, alle wichtigen Lebensbereiche fruchtbar unter einen Hut zu bekommen. Die klassische Work-Life-Balance ist eine seiner leichteren Aufgaben: Ein gut entwickeltes Lebensprinzip des Dreifachen Erwämers sorgt für ein ausgewogenes Verhältnis zwischen Arbeit und Vergnügen, wobei es dem Dreifachen Erwärmer weniger um die sinnvolle Aufteilung von Stunden und Sekunden zwischen den unterschiedlichen Bedürfniswelten geht, vielmehr arbeitet er kontinuierlich am ultimativen Masterplan, nämlich dass alle Aspekte des Lebensentwurfs miteinander konform gehen und ein großes Ganzes ergeben. Er ist wie ein Seismograph, der kleinste Beben im Fundament der individuellen Harmonie wahrnimmt. Gibt es Abweichungen vom Istwert gegenüber dem gewünschten Sollwert, kann der Dreifachen Erwärmer diese korrigieren, weil er in seiner Rolle als Koordinator den Überblick und das Ruder in der Hand hat. Oder auch nicht.

Bei einer Schwäche im Dreifachen Erwärmer-Meridian fehlt dieses ausgleichende Prinzip. Feuer am Dach. Wasser im Keller. Ob im Leben oder im Stoffwechsel: Manche Bereiche eskalieren komplett. Andere darben düster vor sich hin. Eine Entgleisung. Eine Trennung. Eine Destabilisierung. Der Kopf hat nichts mit dem Körper zu tun, die Familie nichts mit der Freizeit, der Broterwerb nichts mit dem Lebenssinn, die Atmung nichts mit dem Bauch und die Nieren nichts mit dem Herz. Jeder Bereich macht was er will, nur halt ohne gemeinsamen Plan oder gemeinsames Ziel. Es entstehen Interessenskonflikte, innere Spannungen, Zwiespälte, Unvereinbarkeiten, Desorientierung. In Summe eine starke Zerrissenheit, ein grobes Ungleichgewicht, das durch die damit einhergehenden Reibereien viel Energie verschlingt. Das schwächt, psychisch wie physisch, das macht uns anfällig und empfänglich für Störfaktoren, wobei es gerade zum Lebensprinzip des Dreifachen Erwärmers gehören würde, uns vor diesen zu bewahren.

In der TCM wird der Dreifache Erwärmer-Meridian als Schutzschild betrachtet, das uns gemeinsam mit dem Lungen-Meridian gegen externe Einflüsse verteidigt. Der Dreifache Erwärmer-Meridian steht für unsere Immunität, für unsere Widerstandskraft, auch im psychischen oder emotionalen Bereich. Ist die Dreifache Erwärmerenergie stark, dann sind wir gewappnet, ob Kälte, Hitze, Wind oder Näße. Ob Streit, emotionale Verletzungen, Schock oder Trauma... Wir können Grenzverletzungen gut wegstecken und bearbeiten. Der Dreifache Erwärmer schützt und beschützt durch Abwehr oder durch Anpassung: Er kann stark sein oder er kann sich biegen, wie Bambus, ohne dabei sein Gleichgewicht und seine Identität zu verlieren oder von seiner Bestimmung abzukommen. Der Dreifache Erwärmer steht für das Bambus Prinzip in unserem System. Er geht mit dem Wind, ohne zu brechen.

Der Dreifache Erwärmer-Meridian steht für unsere Immunität, für unsere Widerstandskraft, auch im psychischen oder emotionalen Bereich.

Aufgrund dieser Anpassungsfähigkeit wird der Dreifache Erwärmer-Meridian gerne auch als Reise-Meridian gesehen. Weil eine Reise meist neue Impulse und Umstände bedeutet, an die man sich anzugleichen hat. Bei einer Schwäche des Dreifachen Erwärmers herrscht schnell einmal Panik, wenn das Bier im Urlaub anders schmeckt als daheim oder das Bett zu weich oder zu hart oder zu kurz oder zu schmal ist. Keine Anpassungsfähigkeit: Man pflegt ein äußerst starres Gleichgewicht unter allen Umständen aufrecht erhalten zu wollen, verliert es dadurch aber umso leichter. Man tut sich schwer, sich einer ungewohnten Dynamik hinzugeben oder auf neue Herausforderungen einzustellen. Das zeigt sich aber nicht nur bei einem Besuch in fernen Gefilden, das zeigt sich auch bei der wohl wichtigsten Reise überhaupt: Der Lebensreise. Ohne Dreifachen Erwärmer stagniert man schnell oder tritt auf der Stelle, sollten Veränderungsprozesse einladen, sich aus der Komfortzone herauszuwagen. Weil man Angst hat, sich neu organisieren zu müssen. Das ist weit von dem Zustand entfernt, für den ein gesunder Dreifacher Erwämer-Meridian steht: Für eine Ganzheit im Körper, im Geist und im Leben, wo alle Teilbereiche harmonisch aufeinander abgestimmt interagieren und für einen vitalen Rückenwind sorgen.

Der Dreifache Erwärmer-Meridian und der Körper

Stoff geben und wechseln

In der TCM wird der Rumpf des Körpers in drei Bereiche geteilt. Jeder Bereich kommt einer Schwerpunktaufgabe nach. Der Brustkorb regiert über Zirkulation und Verteilung. Der Bauch kontrolliert die Verdauung und der Unterbauch herrscht über die Ausscheidungswege. Oben befindet sich die Logistikzentrale. In der Mitte die Produktionswerkstatt. Unten das Drainagesystem. Drei Bereiche, drei Kammern, drei Aufgaben. Um diesen Aufgaben optimal nachkommen zu können, braucht es, wie bei allen Lebensprozessen, Energie und Wärme. Daher spricht man in der TCM von den drei Brennkammern oder Erwärmern: Das Feuer des Lebens muss in ihnen zirkulieren, um den gesamten Organismus gesund und vital zu halten.

Der Dreifache Erwärmer-Meridian verbindet diese drei Brennkammern zu einer großen Funktionseinheit, die wir als Stoffwechsel bezeichnen können: Die Grundlage aller lebenswichtigen Vorgänge im Körper. Jede Zelle muss ausreichend versorgt werden, jede Zelle muss ausreichend entsorgt werden, der Stoff gehört kontinuierlich gewechselt und alle Regulationsmechanismen sollten diesbezüglich aufeinander abgestimmt funktionieren. Denn es gibt nicht nur den einen Stoffwechsel. Es gibt einen Kohlenhydrate-, Eiweiß-, Fett- oder Mineralstoffwechsel, einen anabolen, einen kantabolen Stoffwechsel: Es gibt in Summe also viel zu tun für den Dreifachen Erwärmer-Meridian. Ein derartig komplexes Anforderungsprofil ist dementsprechend anfällig für Störungen.

Unter Homöostase bezeichnet man die Fähigkeit eines Organismus oder eines Systems, einen ausgeglichenen und konstanten inneren Zustand aufrechtzuerhalten. Eine starke Dreifache Erwärmerenergie kann das. Sie sorgt für eine dynamische Harmonie im Stoffwechsel. Umgekehrt kann eine Störung im Dreifachen Erwärmer-Meridian weitreichende Auswirkungen haben: Geht das Feuer in den Brennkammern flöten, gibt es Stau in den Erwärmern, sie können ihren Aufgaben nicht mehr ausreichend nachkommen. Im oberen Erwärmer blockiert die Zirkulation. Die Atmung verflacht, am Kopf ruht ein Helm aus Nebel und Trägheit. Im mittleren Erwärmer blockiert die Verdauung. Es wird nicht mehr ausreichend verbrannt, man ist ein miserabler Futterverwerter und legt bereits Gewicht an, wenn man lediglich mit dem Gedanken an ein Stück Torte spekuliert. Im unteren Erwärmer blockiert die Ausscheidung, ob Urin oder Stuhl. Das alles schlägt sich auf den Energielevel, auf das Gemüt, auf die Konzentration, auf die Immunität. Müllberge können sich aufbauen, weil die Entsorgung nur mehr halbherzig bei der Sache ist, zum Ausdruck gebracht in Form von Ödemen oder auch Gicht. Der Stoffwechsel hängt in den Seilen. Der Stoffwechsel gehört dringend angeregt, er braucht Feuer unter den etwas üppig ausgefallenen Hintern, er braucht einen starken Dreifachen Erwärmer-Meridian.

Dieser kann natürlich auch etwas zu motiviert seine Arbeit machen und quasi mit dem Flammenwerfer auf eine Kerze losgehen. Dann verbrennt er alles, was ihm im Weg steht. Der Stoff wird schneller gewechselt als er verwertet werden kann. Der einzig positive Effekt: Man kann essen, was man will und nimmt trotzdem ab. Der Preis dafür? Nervosität, Herzrasen, Zittern, Schwitzen, Bluthochdruck, Schlafstörungen. Die Schilddrüse steht unter Strom, agiert überaktiv. Die Substanz wird angeknabbert. Entgleist der Dreifache Erwärmer-Meridian, entgleist die Kontrolle über das Feuer: Es kann lodern und uns verbrennen. Oder es kann schwächeln und uns fehlen. Der Grundumsatz des Systems kann zu hoch oder zu niedrig sein. Oder man pendelt zwischen den Extremen. Mal so. Mal so. Mal überhitzt, dann wieder eisgekühlt. Mal voller Energie, dann wieder hundemüde. Eine Achterbahnfahrt des Energiehaushaltes. Auch das kann auf eine Störung des Dreifachen Erwärmer-Meridians hinweisen.

Den Dreifachen Erwärmer-Meridian kann man sich wie einen Thermostat vorstellen: Funktioniert er gut, sorgt er für ein ideales Raumklima, in dem sich alle wohl fühlen.

Den Dreifachen Erwärmer-Meridian kann man sich wie einen Thermostat vorstellen: Funktioniert er gut, passt er automatisch die Temperatur an die Gegebenheiten an und sorgt derart für ein ideales Raumklima, in dem sich alle wohl fühlen. Gerät der Thermostat außer Kontrolle, dann kann er heizen, obwohl es draußen dreißig Grad hat. Oder er heizt nicht, obwohl draußen meterhoch Schnee liegt. Oder er heizt in der Nacht, aber nicht untertags. Oder er heizt nach nicht nachvollziehbaren Rhythmen.

Das Haus leidet. Mal bildet sich Schimmel an den Wänden. Dann trocknet wieder alles aus. Wirklich zuhause fühlen kann man sich in solch einem Heim nicht. Das physiologische Ungleichgewicht trübt auch das psychische Gleichgewicht. Von Apathie bis zu Gereiztheit bis zum stetigen Pendeln zwischen diesen Gefühlslagen ist alles drinnen, nur halt keine emotionale oder geistige Stabilität. Ist der Dreifache Erwärmer-Meridian gut entwickelt, dann gibt es keinen angenehmeren Wohnort als den eigenen Körper: Alles funktioniert reibungsfrei, alles reguliert sich selbst, keine Extreme werfen einen aus der Bahn, man ist vital und gesund.

Mit dem Dreifachen Erwärmer-Meridian in Verbindung stehende Symptome:

Müdigkeit, Appetitlosigkeit, starke Gewichtszu- oder abnahme, Ödeme, Gicht, abnormales Harnverhalten, metabolisches Syndrom, Diabetes mellitus, Reizdarm, Schilddrüsen Über- oder Unterfunktion…

Schutzschild und Integration

Einer der wichtigsten Punkt des Dreifachen Erwärmer-Meridians ist der Punkt Dreifacher Erwärmer 5, das „Äußere Tor". Der Dreifache Erwärmer-Meridian ist wie ein äußeres Tor, das uns vor Einflüssen schützt, die nicht in unser System eindringen sollten. In der TCM regiert er zusammen mit dem Lungen-Meridian über unsere Abwehrenergie, die man sich wie einen Schutzschild vorstellen kann. Ist das Schutzschild stark, prasselt alles an ihm ab, was dem System schaden könnte. Ist das Schutzschild schwach, heißt es hereinspaziert für mieses Wetter jeglicher Natur, ob realer oder emotionaler Natur. Auf einen Faktor reagiert der Dreifache Erwärmer jedoch besonders sensibel: Auf Wind. Denn Wind ist der klimatische Faktor der Veränderung und dieser fordert den Gleichgewicht liebenden Dreifachen Erwärmer natürlich besonders heraus.

Bei einem schwach entwickelten Lebensprinzip des Dreifachen Erwärmers reicht ein Hauch von einem Lüftchen, um einen steifen Nacken hervorzurufen. Einmal bei offenen Fenster im Auto gesessen und schon kann man sich am nächsten Tag nur mehr eingeschränkt bewegen. Wer Frischluft beim Schlafen mag, muss mit Hexenschuss am Morgen rechnen, sollte die Nacht nicht nur Dunkelheit sondern auch Zug und Kälte ins Bett gebracht haben. Wind ist Veränderung und Veränderung erfordert Anpassung, erfordert ein Aufrechterhalten des Gleichgewichts, sonst wird man umgeweht: Hier zeigen sich Kraft oder Störungen des Dreifachen Erwärmer-Meridians. Das gilt auch für den Wind des Lebens, der mitunter ebenfalls rau wehen kann.

Der Dreifache Erwärmer-Meridian ist wie ein äußeres Tor, das uns vor Einflüssen schützt, die nicht in unser System eindringen sollten.

Dabei geht es vor allem um emotionale An- oder Übergriffe, gegen die es oft ein mehr als starkes Schutzschild braucht. Der Dreifacher Erwärmer-Meridian kann dies liefern, kann Grenzverletzungen oder Gefühlsattacken abwehren. Und sollte selbst ein Orkan über die Seelenlandschaft fegen, Zäune einreißen, Dächer wegblasen, sprich wenn es um Schock, Traumen oder Missbrauch geht, verleiht uns ein starker Dreifacher Erwärmer-Meridian die Fähigkeit wieder aufzustehen, die Schäden zu reparieren und das erschutterte innere Gleichgewicht erneut herzustellen. Sicher: Alles kann und schafft er nicht. Manches lässt sich nicht mehr aufbauen, zumindest nicht so, wie es einmal war. Aber er ist die Instanz, die mitentscheidend ist, wie lange und wie intensiv sich gewaltsam eingedrungene äußere Faktoren in unserem System aufhalten und wie wir mit ihnen umgehen.

Eine Schwäche im Dreifachen Erwärmer-Meridian kann dazu führen, dass man sein Leben lang daran kiefelt, dass man beim vierten Geburtstag nicht alle Kerzen auf einmal ausblasen konnte oder einmal zu spät vom Kindergarten abgeholt wurde. Zuerst bastelt man daraus ein Drama, dann macht man aus dem Drama ein Trauma und dann wird man es nicht mehr los, bis hin zur Pyrophobie, Atemnot unter Stresssituationen oder Verlustangst bei Unpünktlichkeit. Im Erwachsenenalter sorgt eine schwache Dreifacher Erwärmerenergie dafür, dass wir den Streit mit dem Partner aus dem letzten Jahr immer noch nicht aufgearbeitet oder den Jobverlust vor zehn Jahren immer noch nicht verkraftet haben. Der Dreifache Erwärmer-Meridian kann ein sehr nachtragender Meridian sein. Genauso wie ein schwacher Dreifacher Erwärmer-Meridian auf körperlicher Ebene oft wochenlang mit dem leichtesten Schnupfen zu kämpfen hat, ohne dabei wirklich einen Durchbruch zu erzielen. Umgekehrt handhabt ein starker

Dreifacher Erwärmer-Meridian auch schwere Gleichgewichtserschütterungen mit Kraft und Zuversicht. Er lässt sich biegen, aber nicht brechen. Er kann Verletzungen und Störungen jeglicher Art integrieren: Er besitzt eine integrative Natur.

Als Koordinator des Stoffwechsels und somit als Koordinator aller Organe, Regel- und Funktionskreise kann er nichts und niemanden außen vorlassen. Er muss stets darauf achten, dass eine zusammengehörende und zusammenarbeitende Einheit entsteht. Er bringt alle an einem Tisch. Er verbindet. Und er verbindet, was wir trennen. Gerne entkoppeln wir zum Beispiel den Kopf vom Körper, das Denken vom Fühlen, oft in Anbetracht traumatischer Ereignisse, um nicht spüren zu müssen, was uns widerfahren ist. Dieser Schutzmechanismus macht Sinn. Für einen bestimmen Zeitraum.

Längerfristig entsteht allerdings ein runderes Selbstbild, wenn wir Desintegriertes an die Oberfläche holen und zu einem Teil von uns selbst machen, wenn wir uns die blinden Flecken ansehen, die unsere Gesamtheit ob ihres abgekapselten Eigenlebens empfindlich stören können. Der Dreifache Erwärmer räumt hier auf und kann Frieden schließen. Er strebt umfassende Harmonie an: Das ist der wohl beste Schutz überhaupt, denn daraus resultieren Energie, Vitalität sowie physische und psychische Immunität.

Mit dem Dreifachen Erwärmer-Meridian in Verbindung stehende Symptome:

Geschwächte Immunität, Empfindlichkeit gegenüber äußeren Einflüssen (vor allem Wind, aber auch gegenüber emotionalen Verletzungen, Lärm etc...), Wetterfühligkeit, Temperaturempfindlichkeit, Nackensteifheit, Schultersteifheit...

Der Dreifache Erwärmer-Meridian und die Psyche

Anpassen muss Passen

Wenn man so mit seinem Boot über den Ozean des Lebens segelt, kann allerhand passieren. Manche lassen sich treiben oder bewegen sich im Kreis.

Andere wissen wiederum, in welche Richtung sie steuern wollen. Wenige haben wirklich ein klar definiertes Ziel. Aber selbst hat man einen konkreten Kurs ins Auge gefasst: Auch von diesem kann man abkommen. Es gibt unvorhersehbare Strömungen, der Wind kann drehen, Unwetter können zur Umkehr zwingen. Nicht immer gibt es einen direkten Weg von A nach B. Wer sich anpassen kann, tut sich hier leichter. Wer das nicht glaubt, sollte einmal direkt gegen den Wind segeln. Das wirft einen nur zurück. Manchmal heißt es geschickt vorzugehen, zu kreuzen, nach links, nach rechts, um Meter in die richtige Richtung zu machen. Manchmal braucht es einen Umweg. Manchmal muss man flexibel sein. Der Dreifache Erwärmer-Meridian verleiht uns die Fähigkeit, uns auf veränderte Anforderungen oder Gegebenheiten schnell und leicht einzustellen, ohne dabei ein übergeordnetes Ziel aus den Augen zu verlieren. Er ermoglicht es uns, uns anzupassen, ohne uns dabei zu verlieren oder uns selbst aufzugeben. Er sieht Flexibilität als Erweiterung des Handlungsspielraums, um sinnvolle Alternativen für ein Vorwärtskommen abrufen zu können, bei gleichzeitiger Prinzipientreue und Zuverlässigkeit.

Der Dreifache Erwärmer-Meridian ermöglicht es uns, uns anzupassen, ohne uns dabei zu verlieren oder uns selbst aufzugeben.

Eine schwache Dreifache Erwärmerenergie kann sich auf zwei Arten zeigen: Durch Sturheit. Oder durch das Gegenteil davon: Dann wird man schon bei den geringsten Veränderungsprozessen zum Fähnchen im Wind. Man ordnet sich neuen Gegebenheiten sofort unter, man verflacht sich, um keine Wellen zu schlagen. Man macht sich unsichtbar, lässt sich formen, verbiegen, brechen. Derart wird das innere Gleichgewicht nicht aufrechterhalten, man schmeißt es weg, Unterwürfigkeit bis zum Selbstverlust. Man orientiert sich an äußeren Anforderungen und Erwartungen und nicht an seinen eigenen Bedürfnissen, Werten oder Wünschen. Das sind die Angepassten, die Ja-Sager, die Buckler, die Duckmäuse. Die Schutzfunktion des Dreifachen Erwärmer-Meridians hat versagt.

Die übertriebene Sturheit repräsentiert die andere Seite dieser Medaille und ist genauso wenig konstruktiv. Stellt man sich rigide in den Orkan, ist es eine reine Frage der Zeit, bis man bricht oder entwurzelt wird: Weil das viel Energie kostet und permanenter Widerstand auf die Dauer einfach mürbe macht. Das Problem: Man erkennt dies nicht einmal. Zudem verliert man aufgrund des doch sehr eingeschränkten Handlungsspielraums den Kontakt zur Umwelt. Man steht nicht mit ihr in Verbindung. Man nimmt sie nicht mehr wirklich wahr und reagiert – eben – unangepasst. Man hat das latente Gefühl, permanent fehl am Platz oder ausgegrenzt zu sein. Zurück zum Dreifachen Erwärmer als Reisemeridian: Macht er seinen Job nicht gut, kann man 30 Jahre in einem anderen Land leben, ohne die Notwendigkeit zu erkennen, die entsprechende Sprache zu erlernen, die kulturellen Eigenheiten zu berücksichtigen oder sich mit der Bevölkerung verbunden fühlen. Man kann 30 Jahre in einem Beruf tätig sein, ohne sich im geringsten damit zu identifizieren. Man kann 30 Jahre mit einer Person verheiratet sein, ohne sich wirklich auf sie eingelassen zu haben.

Nicht ohne Grund wird der Ehering genau auf dem Finger getragen, über den der Dreifache Erwärmer-Meridian verläuft, denn was braucht man im engen Zusammenleben mehr als Anpassungsvermögen ohne Identitätsverlust? So kann eine fruchtbare Homöostase zwischen zwei Individuen aufrecht erhalten werden. Der Dreifache Erwärmer-Meridian verleiht uns die Fähigkeit, unser Verhalten nach Bedarf rasch auf die Anforderungen unterschiedlichster Situationen abzustimmen. Er ermöglicht es uns, unsere Verhaltensmuster abzuändern und neu auszurichten, wenn dies einem übergeordneten Ziel dient. Er steht für eine umstellungsfähige und wenig festgefahrene Bindungsstruktur. Hierbei dirigiert er alle anderen Meridiane. Er bremst, wo gebremst gehört, er fördert und fordert, wenn notwendig, immer ein Blick auf den Weg und das Ziel gerichtet.

Selbstregulation und Selbststeuerung

Das Lebensprinzip des Dreifachen Erwärmers ist die Homöostase. Es ist die Fähigkeit, gegenüber sich verändernden Lebensbedingungen ein gewisses inneres Gleichgewicht zu erhalten. Dazu zählt auch, psychische Spannungen selbstverantwortlich auszugleichen, denn ein ausgeglichener emotionaler und geistiger Zustand trägt maßgeblich zum Wohlbefinden und zu umfassender Gesundheit bei. Dieses Gleichgewicht ist jedoch fragil, da es von der Dynamik und den Anforderungen des Lebens ständig auf die Probe gestellt und herausgefordert wird. Wir stehen alle in einem fortlaufenden

Spannungsverhältnis von Meinungen, Erwartungen, Bedürfnissen, Gefühlen oder Werten. Wir leben und erleben unser Leben mit all seinen Höhen und Tiefen. Wir sind glücklich, traurig, zufrieden, wütend.

Das innere Gleichgewicht kurzfristig zu verlieren gehört dazu. Es immer wieder zurück zu erlangen ebenso. Dazu braucht es den Dreifachen Erwärmer. Seine Aufgabe ist nicht nur die Erhaltung, sondern auch die Wiederherstellung der Homöostase auf allen Ebenen. Ein gut entwickeltes Lebensprinzip des Dreifachen Erwärmers kann emotionale oder psychische Wogen rasch wieder glätten. Das Bambus Prinzip: Sich vom Wind beuteln lassen, sich nachher aber sofort wieder aufrichten. Das Gewitter eines Streits steckt ein starker Dreifacher Erwärmer sofort wieder weg. Aus, vorbei, das Leben geht weiter. Bei einer Schwäche im Dreifachen Erwärmer bleibt man jedoch in der emotionalen Schleife hängen. Man ist geknickt und braucht lange, um wieder gerade zu stehen. Manchmal gibt es jedoch Stürme oder Gegenwind, die uns wirklich aus der Bahn werfen. Dann muss der Dreifache Erwärmer-Meridian eingreifen: Er verleiht uns die Gabe der bewussten Selbstregulation. Er hilft uns Gedanken und Gefühle zu kontrollieren, zu verarbeiten und zu beeinflussen.

Der Dreifache Erwärmer-Meridian ermöglicht es uns, unser eigenes Verhalten reflektiert und distanziert zu betrachten.

In seiner Rolle als Koordinator kann der Dreifache Erwärmer-Meridian den Überblick bewahren und sich einen Eindruck von der Gesamtsituation machen. Er ermöglicht es uns, unser eigenes Verhalten reflektiert und distanziert zu betrachten. Das ist wichtig, um Differenzen zwischen Ist- und gewünschtem Sollzustand zu erkennen, wobei der Sollzustand keine feste Größe darstellt, sondern sich je nach Lebensabschnitt, Zielen oder Bedürfnissen verändern kann. Ein Beispiel: Man hat den Wunsch nach einer harmonischen Partnerschaft. Aber der cholerische Chef schafft es Tag für Tag, den morgens mit stundenlanger Mediation halbwegs ins Lot gebrachten Geist während der Arbeitszeit soweit zu vergiften, dass man sich nur mehr mürrisch und schlecht gelaunt nach Hause schleppen kann und die dicke Luft an genau der Person ablässt, auf die man sich eigentlich freut. Eine starke Dreifache Erwärmerenergie greift hier ein: Sie wägt ab, was für einen selbst wichtig und richtig ist und was erwartet, gefordert oder vorausgesetzt wird, ökonomisch, sozial oder einfach praktisch. Und sie korrigiert. Sie hat die notwendige Handlungskompetenz, wenn sie merkt, dass das innere Gleichgewicht soweit gekippt ist, dass ein stagnierender oder destruktiver Zustand vorherrscht.

Im Fall der Fälle: Entweder kündigen und sich nach einem anderen Job umsehen. Oder in der Arbeit entsprechende Maßnahmen setzen, ein Gespräch mit dem Chef suchen, sich besser abgrenzen. Beziehungsweise vor dem nach Hause kommen Dampf ablassen, schnell noch ins Fitnessstudio oder im Auto brüllen, toben, schreien, fluchen, solange, bis die innere Ökologie wieder soweit hergestellt ist, um den Partner mit offenem Herzen gegenüber zu treten. Das Lebensprinzip des Dreifachen Erwärmers ermöglicht es uns, uns bewusst zu steuern und zu managen. Es weiß, an welchen Schrauben zu drehen ist, damit das Gesamtkunstwerk Lebensentwurf problemlos läuft: Es lässt uns Sport machen, wenn wir zu viele Kilos angelegt haben, es lässt uns Freundschaften pflegen, wenn wir uns einsam fühlen, es lässt uns den Ärger transformieren, der uns innerlich auffrisst.

Bei einer Schwäche im Lebensprinzip des Dreifachen Erwärmer-Meridians fehlen Distanz und Überblick, um sich selber zu reflektieren. Man steckt in Problemstellungen fest, man befindet sich in der Sackgasse, aber man sieht sich nicht in der Lage einfach umzudrehen und heraus zu spazieren. Keine Eigenaktivierung, keine Lösungskompetenz. Niederlagen, Schicksalsschläge, Verluste: Damit kann man schwer. Darüber hinaus reagiert man impulsiv und situativ. Man hat sich und seine Emotionen nicht im Griff. Weil schwache Selbstregulation auch schwache Selbstkontrolle mit sich bringt. Man reagiert anstatt zu agieren. Wer sich selber nicht regeln kann, kann meist auch sein Leben nicht regeln.

Der Dreifache Erwärmer-Meridian ermöglicht es uns, immer wieder aufzustehen und weiterzumachen. Er hilft uns in Krisen- und Stresssituationen gelassen und überlegt zu agieren. Er hilft uns, durch zielgerichtetes und realitätsgerechtes Handeln die Spur zu halten und immer wieder innere Ausgeglichenheit und Stabilität zu erlangen.

Störungen im Dreifachen Erwärmer-Meridian

- *Lässt sich sehr schnell aus dem Gleichgewicht bringen*

- *Rascher Verlust über Selbst- und Gefühlskontrolle*
- *Spaltung und Trennung der unterschiedlichen Lebensbereiche*
- *Häufiger innerer Zwiespalt und Zerrissenheit*
- *Mangelnde Einheit im Körper-Geist-System*
- *Schwierigkeiten mit der Anpassung an neue Herausforderungen*
- *Empfindlichkeit gegenüber äußeren Einflüsse, ob Wind oder emotionale An- bzw. Übergriffe*
- *Tendenz zu Stoffwechselproblemen*

Harmonie im Dreifachen Erwärmer-Meridian

- *Sehr gute Selbstregulations- und Selbststeuerungsfähigkeit*
- *Hohes Anpassungsvermögen bei Herausforderungen und Veränderungen*
- *Stabiler und ausgeglichener innerer Zustand. Harmonie und Ausgeglichenheit im Körper-Geist-System*
- *Gute Integration und Koordination aller Lebensbereiche*
- *Starkes Abwehrvermögen gegenüber äußeren Einflüssen*
- *Gesunder Stoffwechsel und robuste Vitalität*

Wie man das Lebensprinzip des Dreifachen Erwärmers stärken kann

Das Lebensrad

Zeichnen Sie einen Kreis und teilen Sie diesen in acht gleiche Stücke auf, wie eine Torte. Vor Ihnen liegt nun ihr Lebensrad. Jedes Torteneck steht für einen Lebensbereich. Ordnen Sie nun jedes Torteneck einem bestimmten Lebensbereich zu. Auf jeden Fall sollten vorhanden sein:

1. Gesundheit – Körper
2. Familie – Liebe – Partnerschaft
3. Freundschaften – Beziehungen

4. Beruf
5. Finanzen
6. Freizeit – Erholung – Spaß
7. Persönliche Entwicklung – Sinnfindung – Selbstverwirklichung.

Wählen Sie einen beliebigen achten Punkt, der einen für Sie wichtigen Lebensaspekt repräsentiert. Dann stellen Sie sich folgende Frage: „Wie hoch sehe ich die Zufriedenheit in dem jeweiligen Lebensbereich heute?" 100 Prozent ist die maximale Zufriedenheit. Seien Sie ehrlich! Es geht um eine nüchterne Bestandsaufnahme. Malen Sie jedes Torteneck entsprechend der vergebenen Prozentzahl an, von der Mitte des Kreises beginnend. Bei 100 Prozent wäre das Eck bis zum äußeren Radius gefüllt, bei 0 Prozent würde es leer bleiben. Betrachten Sie nachher ihr Lebensrad. Läuft es rund? Oder kann es gar nicht rund laufen, weil es zu viele unterschiedliche Zufriedenheitsgrade aufweist? Der Dreifache Erwärmer ist die Instanz, die hier für Ausgeglichenheit sorgt. Stärken Sie ihn, indem Sie sich die zwei Bereiche mit der geringsten Prozentzahl wählen und einen Plan entwerfen, wie Sie innerhalb eines Monats die Zufriedenheit in diesen Bereichen erhöhen können.

Selbstregulation

Der Dreifache Erwärmer-Meridian achtet darauf, dass wir unser Gleichgewicht nicht verlieren. Am Parkett des Alltags rutschen wir meist auf Gefühlen aus. Emotionen bringen uns schnell aus der Balance. Gefühlsmanagement ist eine Kunst, die zu erlernen ist, am besten Zuhause: Suchen Sie sich einen bequemen Platz, entspannen Sie und rufen Sie sich eine Situation der letzten Tage hervor, in der Sie von ihren Emotionen stark aus ihrem Gleichgewicht gebracht wurden. Versuchen Sie die Situation so lebendig wie möglich zu erinnern und durchleben, dabei trotzdem in der Beobachterrolle zu bleiben und folgenden Fragen nachzugehen: Wo genau spüren Sie das Gefühl? In welchem Körperbereich macht es sich wie bemerkbar? Welche Gedanken gehen damit einher? Wie verändert sich die Atmung, der Herzschlag? Und dann versuchen Sie bewusst mit ihrer Atmung und ihrem Fokus genau in den Körperbereich zu gehen, wo das Gefühl am stärksten brennt. Vertiefen Sie die Atmung, entspannen Sie diesen Bereich, so lange, bis sich die Emotion beruhigt hat. Machen Sie sich bewusst, dass Sie ihren Gefühlen nicht ausgeliefert sind, dass Sie sie managen können. Üben Sie so oft, bis Sie es auch bei Konfrontationen schaffen, sich derart selber zu regulieren, dass Sie den rollenden Zug ihrer Stimmung zwar wahrnehmen, aber nicht mehr automatisch aufspringen.

Verlauf des Dreifachen Erwärmer-Meridians

Der Dreifache Erwärmer-Meridian beginnt auf der Kleinfingerseite des Ringfingers im Nagelwinkel mit Dreifacher Erwärmer 1. Er folgt dem Ringfinger seitlich bis zu der Vertiefung zwischen viertem und fünftem Mittelhandknochen am Handrücken, wo er dieser Rinne bis in den Handgelenksspalt folgt. Im Handgelenksspalt vor der Elle befindet sich Dreifacher Erwärmer 4.

Von Dreifacher Erwärmer 4 zieht der Meridian weiter entlang der Mittellinie zwischen Elle und Speiche. Zwei Daumenbreit von Dreifacher Erwärmer 4 entfernt liegt Dreifacher Erwärmer 5. Von hier aus verläuft der Meridian weiter entlang der Mittellinie bis zum Ellenbogenbereich, wo er zwischen der Erhebung am äußeren Ende des Oberarmknochens (Epicondylus lateralis) und dem Olecranon vorbei bis zu Dreifacher Erwärmer 10 zieht, der sich leicht oberhalb des Olecranons in einer deutlich spürbaren Vertiefung befindet.

Von Dreifacher Erwärmer 10 folgt der Meridian dem äußeren Trizepskopf (M. triceps brachii) hin zum Hinterrand des Deltamuskels (M. deltoideus), von wo er in einer Rinne verlaufend bis zu Dreifacher Erwärmer 14 zieht, der sich in der hinteren der beiden Vertiefungen des Deltamuskels (bei angehobenen Arm) unterhalb der Schulterhöhe befindet. Von Dreifacher Erwärmer 14 läuft er entlang der Schultergräte bis zu Dreifacher Erwärmer 15, der sich auf dieser Linie circa einen Daumenbreit unter dem höchsten Punkt des Trapezmuskels (M. trapezius) befindet, auf der Hälfte der Strecke zwischen Schulter und Wirbelsäule gelegen. Weiter folgt der Meridian dem aufsteigenden Teil des M. trapezius in einer Linie, die zu einer prominenten Knochenvorwölbung am Schläfenbein (Processus mastoideus) hinzielt, wo sich Dreifacher Erwärmer 17 befindet. Von dort

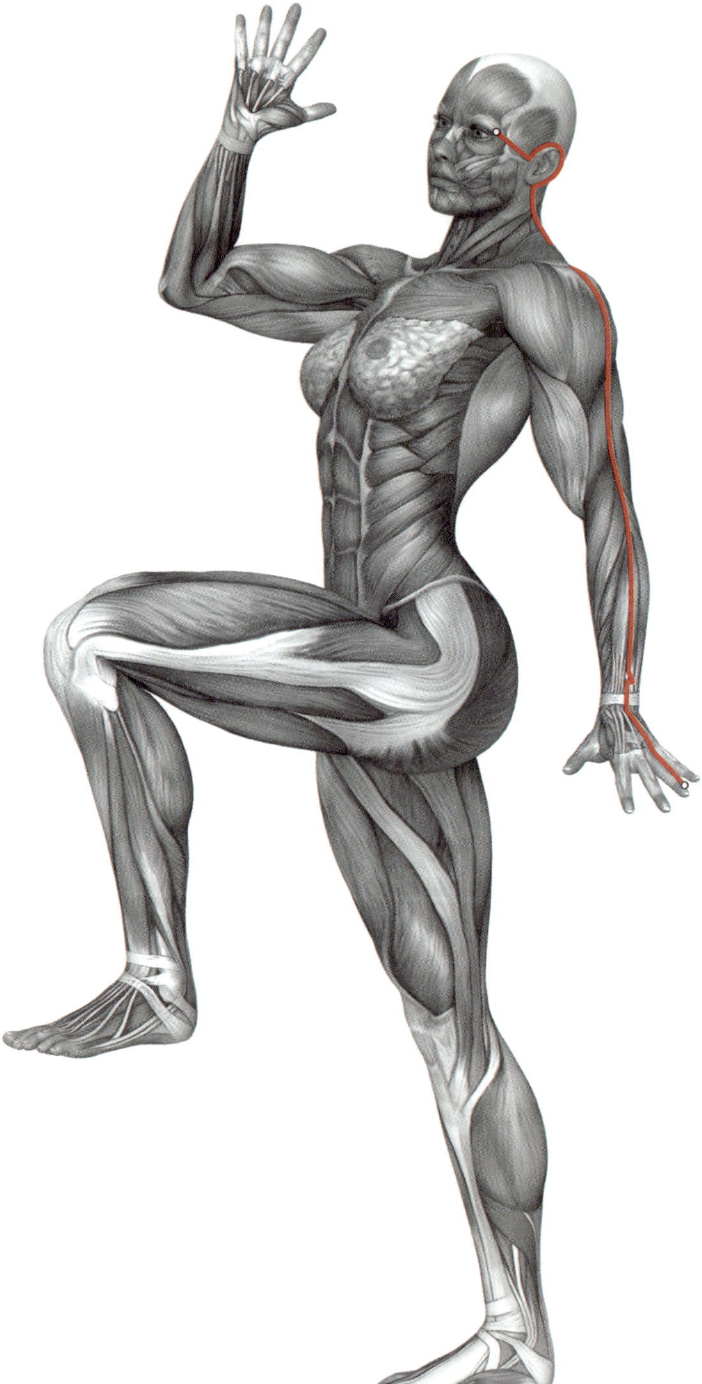

ausgehend folgt er dem Verlauf des Haaransatzes rund um das Ohr bis zu Dreifacher Erwärmer 21, der sich vor dem Ohr an der Obergrenze des Kieferwinkels (Tragus) in einer Vertiefung befindet, die bei leicht geöffnetem Mund zu spüren ist. Von Dreifacher Erwärmer 21 zieht der Meridian weiter in Richtung Augenbraue, wo sich in einer Vertiefung neben dem äußeren Ende der Augenbraue der Endpunkt Dreifacher Erwärmer 23 befindet.

Schlüsselzonen im Körper

Ohren

Der Dreifache Erwärmer-Meridian umläuft direkt das Ohr, das unser Gleichgewichtsorgan ist. Das Ohr erfasst unsere Bewegungen in allen drei Raumebenen und seine Funktion ist entscheidend, ein stabiles Körpergefühl aufrecht zu erhalten. Gleichgewicht und Stabilität wiederum sind die Kernfunktionen des Dreifachen Erwärmers, der genauso sensibel und empfänglich für jegliche Störung und Veränderung ist, wobei sich sein Aufgabenbereich auf unser gesamtes System erstreckt. Dazu muss er überall hinhören, muss er gut lauschen können, um auch die kleinsten Stimmen der Unzufriedenheit im Organismus aufzuschnappen. Ein Schlüsselpunkt ist hier Dreifacher Erwärmer 21, „Er Men" oder „Tor des Ohres". Hört man mehr auf die Außenwelt? Oder hört man auch auf seine Innenwelt? Ist man taub gegenüber seinen Gefühlen oder Bedürfnissen? Ist man schwerhörig, wenn sich die innere Stimme zu Wort meldet? Dreifacher Erwärmer 21 kommt bei allen Formen von Ohrproblemen zum Einsatz.

Ein weiterer wichtiger Punkt rund um das Ohr ist Dreifacher Erwärmer 17, „Yi Feng" oder „Wind Schild". Dreifacher Erwärmer 17 schützt nicht nur gegen den klimatischen Faktor Wind, er stärkt generell die Widerstandskraft gegen Einflüsse von außen, er hilft, sich nicht von Geschwätz und Gerüchten aus dem Gleichgewicht bringen zu lassen, was schnell einmal zu Stress und Anspannung führen kann, im Halsbereich, im Nackenbereich, also im weiteren Verlauf des Dreifachen Erwärmer-Meridians. Dreifacher Erwärmer 17 sorgt dafür, die Wahrnehmung nach innen zu lenken und sich selber Gehör zu schenken.

Unterarm

Wir können mit offenen Armen durch die Welt gehen. Dann präsentieren wir der Umgebung den Punkt Perikard 6, das „innere Tor". Oder wir verschließen die Arme, dann zeigen wir der Welt den Punkt Dreifacher Erwärmer 5, „Wai Guan" oder „Äußeres Tor". Wollen wir andere umarmen? Oder uns schützen? Während sich der Perikard-Meridian mehr um Herzensangelegenheiten kümmert, ist der Dreifache Erwärmer-Meridian die Schnittstelle zur Außenwelt und stellt sicher, das uns nichts zu nahe kommt, was uns nicht nahe kommen soll. Unerwünschte Einflüsse sollen abprallen, abfließen, was sich auch im Punkt Dreifacher Erwärmer 6 „Zhi Gou" oder „Seitlicher Abfluss" zeigt. Beide Punkte können verwendet werden, um die Abwehrkraft des Dreifachen Erwärmers zu stärken. Oder aber, sollten es Einflüsse in das System geschafft haben, diese wieder zu vertreiben. Dazu muss das äußere Tor geöffnet werden und als Feuerpunkt eignet sich Dreifacher Erwärmer 6 hervorragend, um die Hitze, die durch innere Reibereien und Aufreibereien entsteht, wieder auszuleiten.

Der Dreifache Erwärmer-Meridian

Zugehöriges Element: Feuerelement
Qualität: Yang
Organzeit: 21.00 – 23.00
Tierqualität: Schwein
Partnermeridian: Perikard-Meridian
Zwillingsmeridian: Gallenblasen-Meridian
Oppositionsmeridian: Milz-Meridian

DER GALLENBLASEN-MERIDIAN: Der entschlossene General

Fragen für den Gallenblasen-Meridian

- *Fällt es mir leicht, Entscheidungen zu treffen?*
  Schnell und ohne Zögern?
- *Kann ich gut Verantwortung übernehmen?*
  Bin ich belastbar?
- *Kann ich entschlossen und bestimmt handeln?*
  Bin ich konsequent?
- *Kann ich auf Kopf und Bauch gleichermaßen hören und vertrauen?*
  Ziehen Emotionen und Denken an einem Strang?
- *Bin ich fähig, ein Risiko einzugehen?*
  Kann ich in kritischen Situationen Mut und Tapferkeit an den Tag legen?
- *Kann ich delegieren und Verantwortung übertragen?*
  Kann ich mir Auszeiten nehmen und loslassen?
- *Bin ich stur und hartnäckig?*
  Fällt es mir schwer Kritik und Feedback anzunehmen?

Das Lebensprinzip des Gallenblasen-Meridians

Irgendjemand muss die Verantwortung übernehmen. Was auch immer es ist: Die Gallenblase steht dafür gerade. In der TCM wird sie gerne als der General des Körpers bezeichnet. Der General entscheidet. Er ist in letzter Instanz für alles verantwortlich, was passiert oder nicht passiert. Eine sehr große Aufgabe für ein sehr kleines Organ. Der Verlauf des Gallenblasen-Meridians ist jedoch der längste in unserem gesamten System: Von den Augen ausgehend kontrolliert er die Seiten des Körpers bis hinunter zu den Zehen. Links, rechts, oben, unten, der Gallenblasen-Meridian ist überall und verschafft sich derart einen Überblick, den er auch dringend benötigt: Sein Lebensprinzip ist es, klare und bewusste Entscheidungen im Sinne des gesamten Systems zu treffen. Die Gallenblase führt, bestimmt, verantwortet. Kurz: Ohne den Gallenblasen-Meridian würden wir uns wie ein Blatt im Wind durch das Leben bewegen, den Einflüssen willkürlich ausgeliefert, ohne dagegen halten zu können oder zu wollen.

Was den General Gallenblase auszeichnet, ist seine Entschlossenheit. Er zögert nicht, er schiebt keine Entscheidungen auf die lange Bank.

Was den General Gallenblase auszeichnet, ist seine Entschlossenheit. Er zögert nicht, er schiebt keine Entscheidungen auf die lange Bank. Oder doch: Wenn das Lebensprinzip des Gallenblasen-Meridians schlecht entwickelt ist. Dann wird nicht entschieden, sondern ewig abgewägt, Möglichkeiten werden hin und her gewälzt, da wird gewartet und gewartet, selbst wenn es um Nichtigkeiten geht. Ein ängstliches wie zaghaftes Verhalten dominiert, auch in der Hoffnung, dass einem die Entscheidungen abgenommen werden, von anderen Personen, vom Lauf der Dinge, vom Zahn der Zeit, vom Schicksal. Wer aber nicht selber entscheidet, für den wird entschieden. Wer selber nicht bestimmt, wird bestimmt: Die Verantwortung wird aus der Hand gegeben. Dann man muss nehmen, was einem gegeben wird. Das kann mitunter bitter sein, wie die Gallenflüssigkeit, die gerne einmal hochkommt, ist man mit den sich einstellenden Umständen nicht zufrieden. Bevor man aber unnötigerweise Gift und Galle spuckt, sollte man sich die Verantwortung wieder zurückholen. Auch das ist eine Entscheidung.

Ein gut entwickeltes Lebensprinzip des Gallenblasen-Meridians weiß, dass es das Ruder in die Hand nehmen und den Kurs selber bestimmen kann. Es weiß, dass es selber auf die Herausforderungen des Lebens antworten kann. Da fängt die ganze Sache eigentlich an, bei der Selbstverantwortung: Das eigene Leben kompromisslos und konsequent verantworten. Das braucht Mut und Tapferkeit, weil es immer wieder auch schwierige Entscheidungen zu treffen gilt. Ein guter General geht hier mit Furchtlosigkeit voraus, er kennt keine Angst, er tut, was zu tun ist, er übernimmt die Initiative. An jeder größeren oder kleineren Lebenskreuzung brauchen wir den General Gallenblase, der die Richtung vorgibt, sonst bleiben wir stehen, bis wir versteinern. Und wenn ein Organ anfällig ist auf Steinleiden, dann die Gallenblase.

Ein guter General weiß auch, dass er nicht alles alleine schaffen kann und schaffen muss. Eine Kehrseite des Lebensprinzips der Gallenblase ist die Überverantwortlichkeit. Die Gallenblase zeigt gerne auf, gilt es Lasten zu tragen, ob beruflich oder privat. Sie mischt sich gerne ein und reißt Dinge an sich. Natürlich kann sie gut mit Druck, natürlich kann sie gut mit großen Aufgaben, sie ist ein General. Das macht sie jedoch anfällig für Überlastung und Überforderung, bis man sich schließlich für alles verantwortlich fühlt, sich selber dabei aber vergißt und letztendlich unter der Last der Verantwortung zusammenbricht. Kein Stresszustand, kein Burnout, bei dem nicht der Gallenblasen-Meridian seine Finger mit im Spiel hat.

Ein gesunder Gallenblasen-Meridian kennt seine Grenzen und kann delegieren. Er kann Verantwortung übertragen. Obwohl Tendenz Einzelgänger, weiß er, dass es Teamwork braucht, um sich wirklich großen Herausforderungen zu stellen. Hinter jedem guten General stehen genauso gute Offiziere. Mit zweien arbeitet er besonders eng zusammen: Mit dem Nieren-Meridian und mit dem Leber-Meridian. Der Nieren-Meridian steht für unser Potential, für das, was wir wirklich sind. Der Leber-Meridian entwickelt daraus eine Vision, den großen Masterplan für das Leben. Die Gallenblase setzt ihn um. Mit Entschlossenheit, Verantwortungsgefühl, Mut und Überzeugung. Das ist ihre Aufgabe.

Ein gesunder Gallenblasen-Meridian kennt seine Grenzen und kann delegieren. Er kann Verantwortung übertragen.

Der Gallenblasen-Meridian und der Körper

Links, Rechts, Starrheit und Sturheit

Der Verlauf des Gallenblasen-Meridians beginnt bei den Augen, zieht weiter zu den Ohren und über die Seite des Kopfes bis hinunter zur Nackenmuskulatur. Somit stehen zwei der wichtigsten Sinnesorgane im direkten

Einflussbereich des Gallenblasen-Meridians, die wesentlich dazu beitragen, sich einen Überblick verschaffen zu können: Die Augen und die Ohren. Da die Gallenblase auch unsere seitliche Beweglichkeit kontrolliert, ermöglicht sie es uns, den Kopf zu drehen, nach links und rechts zu schauen, nach links und rechts zu hören und den gesamten uns umgebenden Raum mit allen darin enthaltenen Informationen zu erfassen. Die Gallenblase als General braucht diesen Überblick und die daraus gewonnenen Informationen als Basis für wohl überlegte Entscheidungen.

Ein gut entwickeltes Lebensprinzip der Gallenblase agiert klar und überlegt: Es kann Für und Wider erfassen, alle Möglichkeiten und Varianten abwägen, die beste Option wählen, entscheiden und tun.

Immerhin: Man geht davon aus, dass wir 20.000 bis 100.000 Entscheidungen pro Tag treffen. Das fängt schon am Morgen an. Der Wecker klingelt: Aufstehen, liegen bleiben oder doch die Snooze-Funktion? Dann: Zuerst ein Blick aufs Telefon oder mit Yoga oder mit Kaffee in den Tag starten? Ja? Nein? Vielleicht? Inklusive der morgendlichen Kernfragen wie Frühstück oder Tagesgarderobe sind schnell einmal ein paar hundert Entscheidungen gefallen, bevor wir überhaupt das Haus verlassen. Die meisten davon treffen wir blitzschnell und unbewusst, weil sie trivial und von geringer Tragweite sind. Andere hingegen nicht: Sie sind schwerwiegend und mit zahlreichen Konsequenzen verbunden. Hier beginnt das Lebensprinzip der Gallenblase zu greifen, denn der General kann durch seinen Überblick, der genauso Weitblick beinhaltet, die großen Weichenstellungen des Lebens meistern.

Ein gut entwickeltes Lebensprinzip der Gallenblase agiert klar und überlegt: Es kann Für und Wider erfassen, alle Möglichkeiten und Varianten abwägen, die beste Option wählen, entscheiden und tun. Unmittelbar und direkt. Natürlich: In Bezug auf essentielle Lebensfragen ist das ein mitunter schwieriger Prozess, denn auch wenn man versucht, eine Situation umfassend zu beurteilen, es werden sich niemals alle Variablen und Folgen erfassen lassen, die ein Entschluss von großer Relevanz mit sich bringt. Genau hier brauchen wir das Lebensprinzip des Gallenblasen-Meridians: Weil oft aus der Unsicherheit heraus die falsche Wahl zu treffen, gar nicht entschieden wird. Entscheiden bedeutet auch, alle nicht gewählten Optionen auszuschließen. Diese lässt sich ein schwacher Gallenblasen-Meridian jedoch gerne offen. Man könnte sich ja etwas verbauen, etwas verlieren oder ein zu großes Risiko eingehen. Ein guter General entscheidet trotzdem. Weil er mutig ist und weiß, dass keine Entscheidung ebenfalls eine Entscheidung ist und wenn schon entscheiden, dann lieber bewusst, aktiv und volle Kraft voraus. Lieber die Verantwortung für etwas tragen, das man selber gewählt hat als sich Antworten auf etwas einfallen lassen müssen, das man vorgesetzt bekommen hat.

Ein schwach entwickeltes Lebensprinzip des Gallenblasen-Meridians bleibt diesbezüglich passiv, tritt bevorzugt auf der Stelle und hält sich konsequent zurück, was sich deutlich entlang des Gallenmeridians ausdrückt: Seine Energie stagniert, Druck und Spannung bauen sich auf, von links, von rechts, von den Seiten, die er kontrolliert. Dieser Druck engt uns ein, keine freie Beweglichkeit mehr, kein Überblick, wir werden starr, wir werden stur, wir erstarren und hängen fest in vielen Lebensschleifen. Ein konsequentes Zögern, Verzögern und Zaudern gehört zur Tagesordnung. Man wird unfähig den nächsten oder den entscheidenden Schritt zu setzen, das Weiterkommen ist blockiert, wie auch der Körper: Der Kopf unbeweglich auf den Schultern, der Nacken flexibel wie Beton. Die Grundeinstellung: Hartnäckig, halsstarr, unbeirrbar, unbelehrbar. Tendenz Dickkopf, Bockigkeit, Verweigerung und Ignoranz, selbst wenn dies zur weiteren Verdichtung anstehender Probleme bis hin zur Eskalation führt. Man versteinert komplett, bis hin zu Gallensteinen, die in der TCM als Manifestation einer längerfristigen Stagnation des Gallenblasen-Meridians gesehen werden. Inputs von außen werden mit Widerstand begegnet. Man hört nicht auf andere. Man pfeift auf sie. Bis der Druck der Starrheit so groß geworden ist, dass es in den eigenen Ohren pfeift. Auch viele Ohrenprobleme werden mit der Gallenblase in Verbindung gebracht. Ebenso Probleme, die durch eine Überanspannung oder Nichtbeweglichkeit des Bewegungsapparates zustande kommen.

Ein schwach entwickeltes Lebensprinzip des Gallenblasen-Meridians bleibt passiv, tritt bevorzugt auf der Stelle und hält sich konsequent zurück.

Die Sturheit der Gallenblase kann aber auch Vorteile mit sich bringen: Trifft der General seine Entscheidung, muss er die Konsequenzen tragen. Alleine. Da hilft es, wenn man bevorzugt auf sich selber hört und sich nicht beeinflussen lässt. Denn vor Einwänden und Personen, die einem gerne einmal Prügel des Zweifels vor die Beine legen, schützt nun mal eine gesunde Portion Sturheit. So bleibt man an den eigenen Zielen dran und lässt sich beim eingeschlagenen Weg nicht aus der Bahn werfen. Man lässt sich nicht verbiegen, nicht den Hals verdrehen. Die Anspannung des Gallenblasen-Meridians sorgt hier für die notwendige Stabilität. Tunnelblick statt Wendehals. Unnachgiebig. Stark. Aufs Äußerste entschlossen, wie ein General, der ein klares Ziel vor den Augen hat.

Ist das Lebensprinzip der Gallenblase gut integriert, herrscht ein fruchtbares Verhältnis zwischen Flexibilität und Beharrlichkeit, zwischen Überblick und Fokus. Man kann zur Seite blicken, sich umschauen, man kann auf andere Personen hören, deren Meinungen berücksichtigen und trotzdem klar seine eigenen Entscheidungen treffen. Man zögert nicht. Man tut.

Mit dem Gallenmeridian in Verbindung stehende Symptome:

Steifheit in Nacken und Hüfte, eingeschränkte Beweglichkeit, hoher Muskeltonus, Verspannungen (Nacken, Schulter), Gallenkoliken, Gallensteine, Ohrensausen...

Einseitigkeit und Koordination

Ein wesentlicher Aufgabenbereich des Gallenblasen-Meridians ist die Koordination. Ein guter General muss dafür sorgen, dass alle Truppen aufeinander abgestimmt agieren, sonst gibt es Chaos oder Unstimmigkeiten und es wird schwer, eine klare Richtung einzuschlagen, wofür das Lebensprinzip der Gallenblase ebenfalls steht. Soll es wirklich vorwärts gehen, müssen alle Einheiten an einem Strang ziehen. Der Gallenblasen-Meridian kontrolliert nicht nur die Seiten des Körpers, durch seinen Verlauf verbindet er auch Oben und Unten. Ein Ungleichgewicht im Gallenblasen-Meridian schwächt seine Koordinationsfähigkeit. Links, rechts, oben, unten: Es wird nicht mehr aufeinander abgestimmt interagiert, bis hin zur kompletten Abspaltung einzelner Bereiche. Von einem Bewegungstalent kann man hier nicht mehr sprechen: Der Körper ist keine Einheit mehr. Die Schultern haben keinen Bezug zur Hüfte, die Arme keinen Bezug zu den Beinen, der Kopf weiß nicht, was die Füße tun. Man agiert hölzern: Der Gallenblasen-Meridian ist in der TCM dem Holzelement zugeordnet, das bei einer Störung seine natürliche Flexibilität verliert. Dieses Ungleichgewicht betrifft auch das Gehirn, auf das er aufgrund seines Verlaufes einen besonders starken Einfluss hat. Immerhin: Fast die Hälfte aller Akupunkturpunkte des Gallenblasen-Meridians liegen im Kopfbereich. Auch hier muss er koordinieren.

Ist das Lebensprinzip der Gallenblase gut integriert, herrscht ein fruchtbares Verhältnis zwischen Flexibilität und Beharrlichkeit, zwischen Überblick und Fokus.

Egal ob bei Überlegungsprozessen oder Entscheidungen: In unserem Denken und Handeln spielen sowohl rationale als auch emotionale Komponenten eine zentrale Rolle. Unser Gehirn besteht aus zwei Hälften, die jeweils einen bestimmten Schwerpunkt haben. Die rechte Gehirnhälfte steuert mehr Intuition, Kreativität und Gefühle. Sie verarbeitet die Informationen parallel, sie hat das große Ganze im Blick, sie ist die Geburtsstation von Fantasie und Vorstellungskraft. Die linke Gehirnhälfte verarbeitet Informationen nacheinander und in bestimmter Reihenfolge. Das ist wichtig für Sprechen, Lesen, Schreiben oder Rechnen, das ist gut, wenn es um Logik geht. Die linke Gehirnhälfte steht für das, was wir gemeinhin als Denken bezeichnen. Die rechte Gehirnhälfte ist die Abteilung für große Gefühle und Zusammenhänge. Beide Gehirnhälften funktionieren als System, das eng zusammenarbeitet. Die rechte Gehirnhälfte entwirft den Traum. Die linke setzt ihn strukturiert um. Phantasie braucht Logik, Logik braucht Phantasie, sonst entsteht eine Einseitigkeit.

Als klassische Archetypen seien zu nennen: Der verträumte Lebenskünstler, der sich schwer tut, in einer Welt mit Regeln und Strukturen Fuß zu fassen. Auf der anderen Seite der knochentrockene Analyst, dem kaum eine Regung zu entlocken ist. Zusammen könnte das eine höchst erfolgreiche Partnerschaft sein, die sich ergänzt und inspiriert. Jeder für sich ist ein bisschen alleine und verloren. In uns schlummern diese Archetypen: In der rechten und der linken Gehirnhälfte. Für den Kernauftrag der Gallenblase ist es wichtig, dass sie zusammen arbeiten. Ein gut integriertes Lebensprinzip der Gallenblase zeigt sich, wenn Emotion und Analyse gleichermaßen ihren Raum bekommen.

Reine Gefühlsentscheidungen werden von einer Fülle von Faktoren mitbestimmt, vor allem aber von bereits gemachten Erfahrungen, die sich eingeprägt haben. Diese Erfahrungen führen zu emotionalen Assoziationen, die eine distanzierte und nüchterne Analyse einer Situation erschweren. Umgekehrt kann eine Kopf gesteuerte Entscheidungsfindung die Intuition unterdrücken. Die braucht es aber, vor allem bei komplexen Herausforderungen, die durch Fakten niemals gänzlich erfasst werden können. Am besten ist, man befragt Kopf und Bauch. Die Kraft der Koordination. Die Kraft der Einheit.

Ist das Lebensprinzip des Gallenblasen-Meridians schwach entwickelt, kann dies zu einer inneren Zerrissenheit führen. Der Kopf will etwas anderes als das Gefühl. Das Gefühl will etwas anders als der Kopf. Ein innerer Widerspruch, eine Gespaltenheit, ein klassisches Gallenblasenproblem. Man ist den Emotionen oder dem inneren Analysten hilflos ausgeliefert: Bauch- oder Kopfmensch. Weil man einseitig ist, hat man im Reaktions- und Verhaltensspektrum keine großen Wahlmöglichkeiten. Man merkt, dass etwas fehlt: Die andere Seite.

Ist das Lebensprinzip des Gallenblasen-Meridians schwach entwickelt, kann dies zu einer inneren Zerrissenheit führen. Der Kopf will etwas anderes als das Gefühl. Das Gefühl will etwas anders als der Kopf.

Die Dominanz einer Seite kann auch auf körperlicher Ebene zu vielen Problemstellungen führen. Das ist eine Frage der Spannungsverhältnisse. Ein Ungleichgewicht im Gallenblasen-Meridian führt zu Instabilität. Wir verlieren das Gleichgewicht. Wie ein Seiltänzer, der seine Balance verliert. Das kann zu Schwindel und Gleichgewichtsstörungen führen. Oder der Körper beginnt sich zu verziehen. Wir werden schief, ob Hüfte oder Wirbelsäule. Das ist die Basis für viele weitere Folgebeschwerden: Einseitige Probleme werden primär dem Gallenblasen-Meridian zugeschrieben, ob Rückenschmerzen, Abnützungen im Hüftgelenksbereich, Ischialgie, aber auch migräneartige Kopfschmerzen oder Schlaganfall.

Ein gut integriertes Lebensprinzip des Gallenblasen-Meridians sorgt für Gleichgewicht, Balance und Geschmeidigkeit und dafür, dass alle Aspekte unserer Persönlichkeit gut aufeinander abgestimmt und sich gegenseitig stützend interagieren. Kopf und Bauch, links und rechts, oben und unten. Es herrscht eine klare Linie. Dafür steht der General Gallenblase.

Mit dem Gallenmeridian in Verbindung stehende Symptome:

Einseitige Symptome und Beschwerden, Hüftbeschwerden, Rückenbeschwerden, Wirbelsäulenbeschwerden, Ischialgien, koordinative Schwierigkeiten, Gleichgewichtsstörungen, Schwindel...

Der Gallenblasen-Meridian und die Psyche

Zaudern, Zögern und Zorn

Dass ein General gerne entscheidet und nach vorne prescht, ist klar. So ist es aber nicht immer: Ein schwach entwickeltes Lebensprinzip des Gallenblasen-Meridians macht das Gegenteil. Es zaudert. Es zögert. Es zeichnet sich durch die Tendenz zum Aufschieben aus. Anstehende Aufgaben und Entscheidungen werden bevorzugt vertagt. Je wichtiger und herausfordernder, desto größer die Verzögerung. Ein mittlerweile weit verbreitetes Phänomen, das einen eigenen Fachbegriff bekommen hat: Prokrastinieren. „Pro" bedeutet „für", „crastinum" bedeutet „Morgen". Man entscheidet sich, nicht zu entscheiden. Zumindest nicht heute. Aber auch nicht morgen. Hat man sich dennoch einmal zu einer Entscheidung durchgerungen, wird diese im nächsten Augenblick schon wieder angezweifelt und meist auch gleich wieder fallen gelassen. Stattdessen werden Alternativtätigkeiten bevorzugt, die Beschäftigung vorgaukeln und Ablenkung garantieren. Angenehmes Tun statt unangenehmer Aufwand. Lieber Putzen als Steuererklärung. Lieber Facebook als Lehrbuch. Der Moment ist einladender als die Zukunft.

Einem geschwächten Gallenblasen-Meridian fehlt die Handlungsorientierung, der Fokus auf den nächsten Schritt in Richtung eines weiter entfernten Ziels. Die Ursachen dafür sind Vielfältig. Die Finger hat hier oft der Nieren-Meridian mit im Spiel. Er liefert die inneren Motive und die notwenige Motivation. Ist der Nieren-Meridian nicht stark genug, dann hemmt die Angst vor der Herausforderung, dann hemmt die Angst vor einem möglichen Scheitern, dann hemmt die Angst das innere Idealbild mit der Wirklichkeit abzustimmen. Eine Störung des Gallenblasen-Meridians drückt sich in einer unsicheren und ängstlichen Grundeinstellung aus. Es braucht den Mut des Generals in uns, anstehende Aufgaben bei den Hörnern zu packen und anzugehen. Es braucht Klarheit, um entsprechende Prioritäten zu setzen und sich bewusst von verlockenden Alternativen abzugrenzen. Mit einer geschwächten Gallenblase ist das schwer. Sie kann sich schwer fokussieren und zerstreut sich gerne. Das hat mit dem Verlauf des Meridians zu tun.

Die Gallenblase kontrolliert nicht nur die Seiten, sie kontrolliert auch einen wichtigen Sondermeridian, das Gürtelgefäß, das wie ein Gürtel um die Körpermitte herum verläuft. Über die Seiten und den Gürtel hält der Gallenblasen-Meridian den Körper – und somit auch Geist und Emotionen – zusammen, wie eine Vase einen Strauß Blumen zusammen hält. Ohne Vase fällt der Strauß auseinander. Mit einer schwachen Gallenblase fällt das System auseinander. Körper, Konzentration, Aufmerksamkeit: Alles wird weit, weich und zerfließt. Das Resultat: Mangelnde Stabilität, Unsicherheit und Zweifel. Die Gelenke: Hypermobil. Das Gewebe: Schwach und ohne Tonus, vor allem im Bauchbereich, weil der Zug des Gürtels fehlt. Der Nacken, beweglich bis zum Wendehals, ein General, der sich nach dem Wind richtet, ohne dagegen halten zu können. Derart ist es schwer eine Richtung festzulegen und Orientierung zu finden. Kein Wunder, dass wichtige Aufgaben auf die lange Bank geschoben werden. Man fühlt sich ihnen nicht gewachsen.

Mit einer schwachen Gallenblase fällt das System auseinander. Das Resultat: Mangelnde Stabilität, Unsicherheit und Zweifel.

Das Problem: Derart bleibt man oft weit unter seinen Möglichkeiten. Es fehlen Zielstrebigkeit, Entschlossenheit und Mut. Denn mutig sein heißt, sich zusammenreißen zu können, sich sammeln zu können. Ein gut entwickeltes Lebensprinzip der Gallenblase kann das. Stütze von den Seiten, Stütze von der Mitte, das schärft den Fokus, das verdichtet Energie, bis hin zum Tunnelblick, bis hin zu einem General, der immer und überall mit dem Kopf durch wie Wand will. Dann ist man auf permanentem Konfrontationskurs und verträgt vor allem eines nicht: Konfrontation. Durch die Engstirnigkeit neigt man dazu, nichts mehr Ein- und Annehmen zu können. Man ist immun gegen Rückmeldungen aus der Umwelt, begegnet diesen bevorzugt mit Gift und Galle. Kritik wird nicht zugelassen, Fehler einzugestehen ist unmöglich. Durch diese Ignoranz gegenüber jeglichem Feedback fallen Richtungsänderungen schwer, selbst wenn man auf den eigenen Abgrund zusteuert.

Wieder geht es um die Balance: Ein gut integriertes Lebensprinzip des Gallenblasen-Meridians hält die Zügel weder zu locker noch zu straff in der Hand. Es kann sich selber die Sporen geben, wenn es angebracht ist, aber auch immer wieder neue Wege einschlagen, wenn Kurskorrekturen im Lebensentwurf notwendig sind.

Verantworten und delegieren

Die Gallenblase ist der Meridian der Verantwortung. Wenn Verantwortung heißt, in einem bestimmten Rahmen eigenständig agieren zu können, dann führt das zu einem Freiheitsgefühl, das die Gallenblase sehr zu schätzen weiß. Verantwortung zu übernehmen ist aber nicht immer ein freiwilliger Entschluss, oft bekommt man sie übertragen, ob man will oder nicht. Oft wird sie einem vom Leben aufgelegt. Oft ist die Bürde der Last zu groß. Dann führt die Verantwortung nicht in die Freiheit, dann schränkt sie ein und macht auf Dauer mürbe. Für den General Gallenblase ist es daher wichtig, auch delegieren zu können.

Ist das Lebensprinzip der Gallenblase schlecht entwickelt, dann fällt das Abtreten von Aufgaben und Verantwortung schwer, weil der General um seine Position fürchtet: Delegieren könnte als Schwäche ausgelegt werden, könnte dazu führen, dass Dinge anders gemacht werden, als man sich einbildet. Daher lieber alles selber machen, auch weil man davon überzeugt ist, dass man es so oder so besser und schneller kann. Zudem gehört zur Charakteristik des Generals die Vorliebe für Macht. Für diese zahlt er gerne einen Preis. Wer macht, hat Macht. Wer viel macht, ist der Obermacher. Der Gallenblasen-Meridian neigt wie kein anderer Meridian zum Übertreiben, wenn es um das Thema Verantwortung geht. Das prädestiniert Personen mit Gallenenergie für Führungsrollen. Die Kehrseite der Medaille: Der Gallenblasen-Meridian ist anfällig für Überlastung, weil die Kombination aus Verantwortungsgefühl, Entschlossenheit und Sturheit keine Grenzen kennt: Arbeiten bis zum Umfallen, Freizeit wird überbewertet, Müßiggang ist ein Zeichen von mangelnder Konsequenz. Man will immer an vorderster Front stehen und gewinnen. Man kann gar nicht anders. Man wird zum Knecht des Generals Gallenblase: Los und locker lassen wird einem unmöglich, selbst wenn es leicht möglich wäre.

Ein gut integriertes Lebensprinzip der Gallenblase erkennt jedoch seine Limits. Es kann gut abgeben und verteilen, ohne dabei gleich eine Sinnkrise erleben zu müssen. Es kann delegieren, ohne sich dabei in Frage zu stellen. Ein guter General versteht es, sich im Hintergrund zu halten und andere Personen an die Front zu schicken, sollten diese besser dafür geeignet sein. Es sind dies Menschen, die zu fördern verstehen und nicht dauernd fordern müssen. Sie wissen, dass es bei wichtigen Aufgaben und Zielen darum geht, die Kräfte zu bündeln, das sorgt für Effizienz und Effektivität. Letztendlich geht es auch um Selbstverantwortung: Der General muss seine Kraft erhalten. Bei einer Störung im Gallenblasen-Meridian hat jedoch die Tendenz, auf einen entspannenden Ausgleich zum Beruf zu vergessen oder gesundheitliche Probleme auf die lange Bank zu schieben, weil er keine Zeit dafür findet. Für das Gleichgewicht der dynamischen Gallenblase ist es daher wichtig, das gepflegte Nichtstun zu kultivieren und sich immer wieder Pausen zu gönnen: Auch ein General hat Anspruch auf Urlaub. Ein gut entwickeltes Lebensprinzip der Gallenblase traut sich diesen zu nehmen, es ist sich selber gegenüber genauso verantwortungsbewusst wie seinen anderen Rollen gegenüber.

Störungen im Gallenblasen-Meridian

- *Kann schlecht entscheiden, zögert, zaudert, zaghaft*
- *Unsicherheit, wenig Mut zum Risiko, gehemmt*
- *Kann sich schlecht zusammenreißen und fokussieren*
- *Geringes Verantwortungsbewusstsein, wenig handlungsorientiert*
- *Instabil, unkoordiniert, innerlich zerrissen*
- *Tendenz zu Überlastung und Überforderung, kann nicht delegieren*
- *Dominiert gerne, reißt die Macht an sich, mischt sich überall ein*
- *Tendenz zu Rückenbeschwerden, Verspannungen im Schulter- und Nackenbereich, Gleichgewichtsstörungen, Schwindel, Ohrensausen…*

Harmonie im Gallenblasen-Meridian

- *Hohes Verantwortungsbewusstsein, sehr belastungsfähig*
- *Entscheidungsfreudigkeit, Entschlossenheit und Furchtlosigkeit*
- *Guter Überblick, rasches Erfassen und Umsetzen*
- *Gleichgewicht zwischen Kopf und Bauch, zwischen Denken und Fühlen*
- *Fähigkeit, längerfristige Ziele zu verfolgen, kein Aufschubverhalten, kein Verlieren in Ablenkungen*
- *Gesunde Balance zwischen Delegieren und selber agieren*
- *Hohe Koordinationsgabe*

Wie man das Lebensprinzip der Gallenblase stärken kann

Entscheiden wie ein Samurai

„Warte nie länger als sieben Atemzüge, wenn du vor einer Entscheidung stehst" raten die Samurai. Probieren Sie es aus. Denn unsere Fähigkeit rasche und gute Entscheidungen zu treffen, ist wie ein Muskel, der trainiert werden kann. Fangen Sie mit kleinen Entscheidungen an. Wer zu Laufen beginnt, wird auch nicht gleich mit Marathondistanzen beginnen. Im Alltag begegnen uns viele Möglichkeiten, den Entscheidungsmuskel zu stärken. Setzen Sie sich das Ziel, mindestens zwei Entscheidungen pro Tag innerhalb von sieben Atemzügen und ohne Zögern oder Zaudern zu treffen. Ideal sind Herausforderungen, die zwar geringe Konsequenzen mit sich bringen, aber dennoch abgewägt werden. Beenden Sie diesen Prozess mit einem klaren Entschluss, tun Sie einfach und dann: Stehen Sie dazu.

Übertragen Sie Verantwortung

Suchen Sie sich eine Aufgabe, bei der Sie überzeugt sind, dass Sie die beste Person dafür sind. Und dann übertragen Sie diese jemand anderen. In der Zwischenzeit übernehmen Sie Selbstverantwortung und tun genau das, was Ihnen Spaß macht, Sie auflädt und regeneriert. Mischen Sie sich nicht ein, versuchen Sie nicht ihre Wert- und Qualitätsmaßstäbe gesichert zu wissen, konzentrieren Sie sich auf das Wesentliche, auf sich selbst. Sie werden erstaunt bemerken: Die Welt dreht sich weiter.

Verlauf des Gallenblasen-Meridians

Der Gallenblasen-Meridian beginnt einen halben Daumenbreit außerhalb des Augenwinkels mit Gallenblase 1. Der Meridian zieht weiter in Richtung Ohr, überquert dabei das Jochbein, bis zu Gallenblase 2, der sich bei leicht geöffnetem Mund in einer Vertiefung direkt vor dem Ohransatz befindet. Von hier zieht der Meridian aufwärts in den Schläfenbereich, wo sich innerhalb der Haaransatzlinie Gallenblase 4 befindet. Der weitere Verlauf führt den Meridian in Richtung Ohr zurück und in einem Bogen um das Ohr herum bis zu dem Punkt Gallenblase 12, der sich ein wenig unterhalb und hinter der Spitze der prominenten Knochenvorwölbung am Schläfenbein (Processus mastoideus) befindet. Von Gallenblase 12 ausgehend verläuft der Meridian seitlich über den Schädel bis zu Gallenblase 14, der sich einen Daumenbreit oberhalb der Mitte der Augenbraue befindet. In einem weitere Bogen geht es über den Schädel retour bis Gallenblase 20, der sich am Hinterhauptrand in einer Vertiefung zwischen zwei deutlich tastbaren Muskelsträngen (M. sternocleidomastoideus, M. trapezius) befindet.

Von Galle 20 zieht der Gallenblasen-Meridian in einer Rinne zwischen den seitlichen und den rückwärtigen Nackenmuskeln hin zu Gallenblase 21, der sich am vorderen Rand des Trapezmuskels (M. trapezius) befindet. Der weitere Verlauf erfolgt auf der Körpervorderseite zwischen dem großen Brustmuskel (M. pectoralis major) und dem Deltamuskel (M. deltoideus) bis hin zu Gallenblase 22, der sich seitlich am Brustkorb drei Daumenbreit unterhalb der vorderen Achselfalte im vierten Zwischenrippenraum befindet. Hier macht der Meridian einen kleinen Zacken, in dem er im Zwischenrippenraum einen Daumenbreit nach vorne verläuft (Gallenblase 23), bevor er in Richtung Gallenblase 24 zieht, der sich im siebten Zwischenrippenraum befindet. Von dort folgt er dem Verlauf des Rippenbogens Richtung

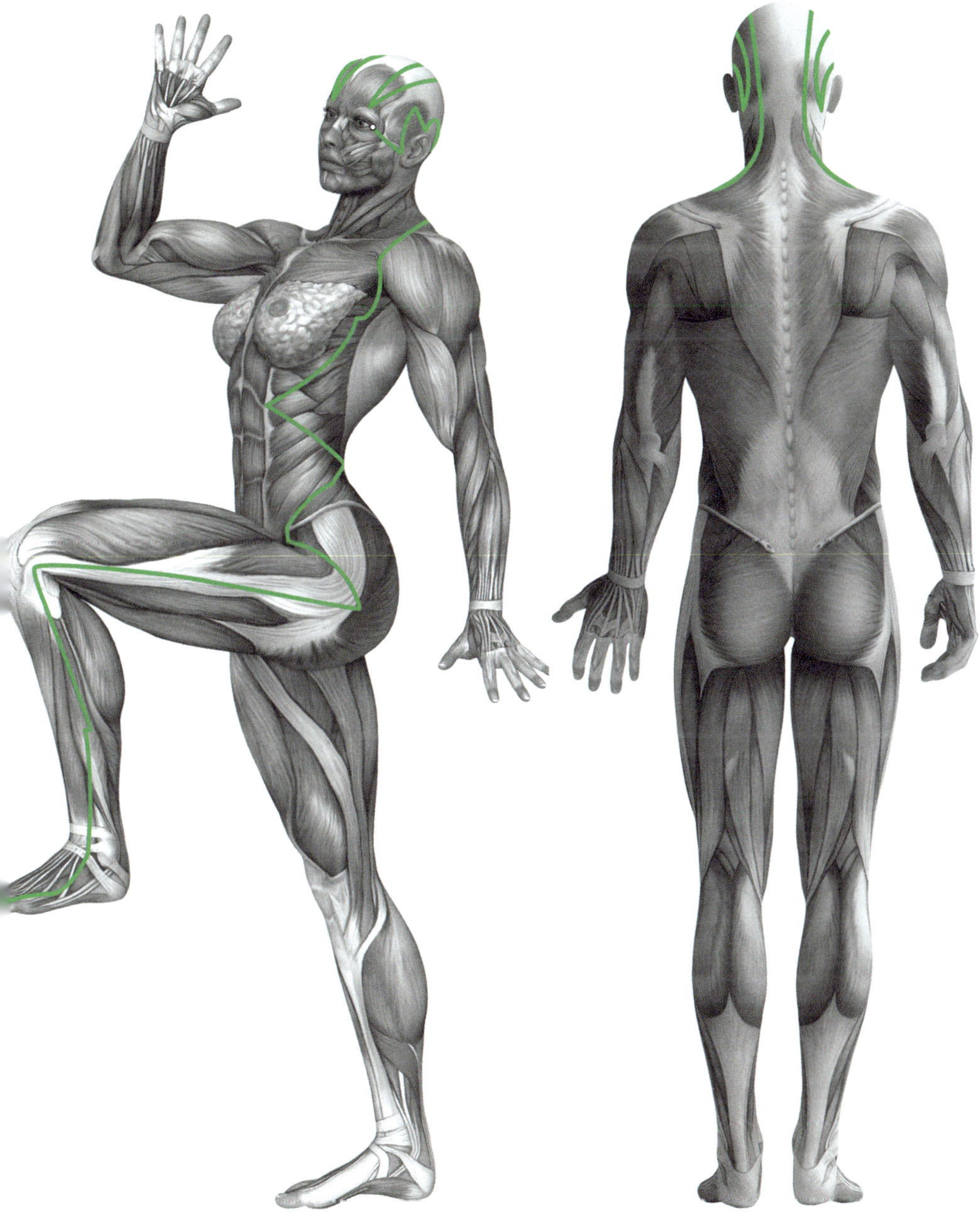

Rücken bis hin zu Gallenblase 25, der sich am unteren Rand der zwölften (fliegenden) Rippe befindet. Bei Gallenblase 25 folgt abermals eine Richtungsänderung: Der Meridian zieht über die Flanke hin zu Gallenblase 26, der sich auf der seitlichen Mittellinie des Körpers und auf der Höhe des Nabels befindet. Von dort zieht der Gallenblasen-Meridian zum vorderen, oberen Dorn des Beckenkamms, wo sich einen halben Daumenbreit davor Gallenblase 27 befindet. Einen halben Daumenbreit unter Gallenblase 27 befindet sich Galle 28. Von dort zieht der Gallenmeridian über die Seite des Beckens hin zu Galle 30, der sich hinter dem großen Rollhügel (Trochanter major) in einer Vertiefung befindet.

Von Gallenblase 30 ausgehend folgt der Meridian dem Verlauf des großen Gesäßmuskels und zieht auf der Seite über die Mitte des Oberschenkels entlang dem deutlich verstärken Teil der Oberschenkelfaszie, dort, wo sich normalerweise die „Hosennaht“ befindet. Weiter geht es über die Außenseite des Knies bis zu Gallenblase 34, der sich in einer Vertiefung vor und unterhalb des Wadenbeinköpfchens befindet. Am Unterschenkel folgt er dem Wadenbein zum Außenknöchel, überquert diesen und zieht zu Gallenblase 40, der sich vor und unterhalb des Außenknöchels in einer deutlichen Vertiefung befindet. Von Gallenblase 40 verläuft der Meridian weiter über den Fußrücken zwischen dem vierten und dem fünften Mittelfußknochen bis zu dem Endpunkt Gallenblase 44, am seitlichen, äußeren Nagelfalz der vierten Zehe.

Schlüsselzonen im Körper

Kopf und Nacken

Kein Meridian dominiert den Kopf so sehr wie der Gallenblasen-Meridian. Durch seinen Verlauf macht er seinen Aufgabenbereich deutlich. Er verbindet unsere beiden wichtigsten Sinne für Raumwahrnehmung: Die Augen und die Ohren. Sie gewährleisten Weit- und Überblick. Dazu muss der Kopf beweglich sein. Einer der wichtigsten Kopfpunkte ist Gallenblase 12, „Wan Gu“ oder „Knochenende“, der sich direkt am Ansatz des großen

Kopfwendemuskels (M. sternocleidomastoideus) befindet. Dieser Muskel neigt den Kopf zur Schulter und ist verantwortlich für die Seitenrotation. Der Punkt Gallenblase 20, „Feng Chi" oder „Windteich", liegt im Einflussbereich des Trapezmuskels (M. Trapezius), einem weiteren wichtigen Kopf und Nacken kontrollierenden Muskel. Steht der Gallenblasen-Meridian unter Spannung, dann führt dies zu einer Einschränkung des Bewegungsspielraumes in diesem Bereich, der Hals wird steif, man wird halsstarrig, man bekommt sehr schnell einen dicken Hals, sollte sich etwas der eigenen Hartnäckigkeit widersetzen. Dieser eingeschränkte Bewegungsspielraum spiegelt sich gerne auch in der Mentalität, da er die Perspektive begrenzt. Was bleibt, ist der Tunnelblick nach vorne. Bei einer Schwäche in diesem Bereich lässt man sich hingegen zu leicht den Hals verdrehen, man wird zum Wendehals und übernimmt schnell Meinungen und den Willen anderer, weil einem die eigene Stabilität fehlt.

20 von insgesamt 44 Gallenblasenpunkten befinden sich im Kopfbereich. Die Flussrichtung des Meridians geht von oben nach unten. Die Dichte in Punkten in Verbindung mit seinem gezackten Verlauf macht in besonders anfällig für Stau und Stagnation. Viele Symptome des Kopfbereichs stehen daher mit dem Gallenblasen-Meridian in Verbindung.

Lenden- und Hüftbereich

Der Lendenbereich wird durch das Gürtelgefäß dominiert, das als Ausläufer des Gallenmeridians gesehen werden kann. Das Gürtelgefäß hält die Mitte zusammen, es stabilisiert unser Zentrum. Es verleiht uns Kraft, es stützt uns. Wie auch der Gallenblasen-Meridian in diesem Bereich die Nieren und die Lendenwirbelsäule stützt. Der Punkt Gallenblase 25, „Jing Men" oder „Tor zur Hauptstadt", befindet sich um unteren Ende der zwölften Rippe und ist zugleich Alarmpunkt für die Nieren. Die Nieren stehen für unser Potential, das wir zum Ausschöpfen mit auf die Welt bekommen haben. Sie stehen für die „Hauptstadt" in uns. Über Gallenblase 25 haben wir einen direkten Zugang zu dieser Stadt und zu allem, was sich in ihr befindet. Der Nieren-Meridian braucht den Gallenblasen-Meridian und der Gallenblasen-Meridian braucht den Nieren-Meridian. Denn wie wollen wir unser Potential entfalten, wenn nicht mit Entschlossenheit, Mut und klaren Entscheidungen? Tun wir das nicht, dann herrscht Alarm für die Nieren, weil wir weit unter unseren Möglichkeiten zurückbleiben. Das schränkt auch unseren Bewegungsspielraum ein, wir zirkulieren in sehr kleinen Radien durch das Leben. Was sich am nächsten Schlüsselpunkt des Gallenblasen-Meridians, Gallenblase 30, „Huan Tiao“ oder „Im Kreis herumspringen“, ausdrückt. Wie groß ist der (Lebens)Kreis, den wir einnehmen? Oder bleiben wir auf Stelle, kleben wir an einem Punkt fest?

Gallenblase 30 kontrolliert die Hüfte, hier vor allem den Bewegungsspielraum zur Seite, er ist die Instanz, mit der wir uns für links oder rechts entscheiden, sollten wir vor einer Kreuzung stehen. Unklarheit in Bezug auf das, was wir wollen oder Unsicherheit und Ängstlichkeit, Wünsche und Willen durchzusetzen, blockieren die Fortbewegung auf dem eigenen Lebensweg. Gallenblase 25 und Gallenblase 30 hängen durch ihre Funktion eng zusammen. Ist das Lebensprinzip des Gallenblasen-Meridians gut entwickelt, resultiert dies in einer Ausgeglichenheit zwischen Stabilität und Beweglichkeit im Hüft- und Lendenbereich. Eine Schwäche kann zu Instabilität in der Lendenwirbelsäule und zu Hypermobilität führen. Wirbel verschieben sich leicht, die Wirbelsäule gerät aus der Form, Bandscheiben beginnen zu gleiten, das Hüftgelenk ist anfällig auf Luxationen. Ein all zu hoher Spannungszustand ist jedoch ebenfalls Ursache für viele Problemstellungen: Durch die fehlende Geschmeidigkeit sind Wirbelsäule und Hüfte anfällig für Belastung und Abnutzung, für Steifheit und Unbeweglichkeit.

Der Gallenblasen-Meridian

Zugehöriges Element: Holzelement
Qualität: Yang
Organzeit: 23.00 – 1.00
Tierqualität: Ratte
Partnermeridian: Leber-Meridian
Zwillingsmeridian: Dreifacher Erwärmer-Meridian
Oppositionsmeridian: Herz-Meridian

DER LEBER-MERIDIAN: Der kreative Freigeist

Fragen für den Leber-Meridian

- *Habe ich Träume und Visionen?*
  Habe ich einen Masterplan für meine tiefsten Wünsche?
- *Kann ich kreativ sein?*
  Kann ich leicht neue Perspektiven einnehmen?
- *Kann ich Dinge mit dem nötigen Schwung und entsprechender Durchsetzungskraft angehen?*
  Habe ich ein konstruktives Verhältnis zu meiner Aggression?
- *Kann ich meinen Emotionen freien Lauf lassen?*
  Traue ich mich wütend zu werden oder Wut zu zeigen?
- *Kann ich flexibel auf Unvorhergesehenes reagieren?*
  Kann ich mich neuen Gegebenheiten gut anpassen?
- *Bin ich körperlich wie geistig geschmeidig und beweglich?*

Das Lebensprinzip des Leber-Meridians

Die Leber ist das Frühlingsorgan im Körper, sie will wachsen, sich entfalten, sich bewegen, frei von der Leber weg. Es geht um große Abenteuer und große Taten. Der Leber-Meridian ist der letzte aller zwölf Meridiane, der in seine Kraft kommt. Sein Durchbruch findet um die Pubertät herum statt, einhergehend mit der Abnabelung der Persönlichkeit von den Eltern. Die Reise mitten hinein in die selbstständige Existenzgestaltung beginnt: Das Lebensprinzip des Leber-Meridians ist es, aus der Essenz aller anderen Meridiane eine möglichst große, auf das eigene Potential abgestimmte Vision zu basteln und deren Umsetzung mit dynamischer Schaffenskraft anzugehen. Der Leber-Meridian steht für den Lebenstraum, für Freiheit und Intensität.

Dazu braucht die Leber vor allem zwei Eigenschaften: Aggression und Flexibilität. Aggression setzt sich aus den lateinischen Wörtern ad und gradus zusammen, was nichts anderes bedeutet, als mit genauso festem wie bestimmtem Schritt auf etwas zuzugehen, etwas wirklich anzugehen. Die Frühlingsenergie wartet ungern, sie möchte nicht zurück gehalten werden, sie ist erwartungsvoll geladen und möchte umsetzen, was ihre Aufgabe ist: Sich in aller Pracht zeigen und deutlich Farbe bekennen. Ist das Lebensprinzip der Leber gut entwickelt, dann wird Aggression zu einem Werkzeug, das bewusst eingesetzt werden kann, um Pläne und Ideen aktiv umzusetzen, anstatt nur davon zu träumen.

Ist das Lebensprinzip der Leber gut entwickelt, dann wird Aggression zu einem Werkzeug, das bewusst eingesetzt werden kann, um Pläne und Ideen aktiv umzusetzen, anstatt nur davon zu träumen.

Ist das Lebensprinzip der Leber blockiert, dann wird zwar viel geträumt, aber wenig getan. Das ist frustrierend, weil von könnte, hätte oder sollte hat es noch keine Blume zur Blüte gebracht, selbst wenn rundherum der Frühling explodiert. Auch hier kommt früher oder später Aggression mit ins Spiel, aber mehr im Sinne von Wut, weil man geladen und angespannt ist, wie eine Knospe, die nichts anderes will als aufplatzen, es aber einfach nicht schafft. Leberfrust statt Blütenduft. Das spürt die Umwelt. Man versauert: Man ist sauer auf andere, sauer auf sich selbst, sauer auf das Leben, weil die Realität und die Vorstellung davon zu weit auseinander klaffen. Die Frühlingsenergie: Eingefroren. Mit ihr stagniert der freie Fluss der Leberenergie. Das macht steif und rigide und ärgert den Leber-Meridian noch mehr, weil er normalerweise Flexibilität und Anpassungsfähigkeit liebt.

Flexibilität ist vor allem Einstellungssache, ist Frühling im Kopf: Die Leber ist der kreative Freigeist unter den Organen und sprüht vor Ideen. Alles ist möglich. Ist das Lebensprinzip der Leber gut entwickelt, dann kann man seine Gedanken ums Eck und Outside the Box fliegen lassen. Es finden sich Lösungen für Probleme, die noch gar nicht vorhanden sind. Schöpferisches, kreatives Denken, sowie die Fähigkeit mehrere geistige Spagate gleichzeitig aufs Parkett legen zu können, führen zu einer schnellen Reaktions- und Anpassungsfähigkeit. Neue Situationen werden als Chancen gesehen, an denen man wachsen kann. Die Leber liebt Herausforderungen. Oder sie zerbricht an diesen, wenn sie geschwächt ist. Denn der Leber-Meridian kann im blockierten Zustand die Geschmeidigkeit einer Eisenstange im Permafrost aufweisen. Dann wird jede Veränderung als persönliche Bedrohung empfunden, weil man nicht fähig oder gewillt ist, sich an diese anzupassen. Aus Angst vor dem Unbekannten oder Wachstum wird das Bekannte einzementiert, selbst wenn das jeglichen Lebenssaft aus dem System saugt. Man steckt fest: Im Beruf, in der Partnerschaft, in seinen Mustern. Man lässt sich innerlich zerreißen, anstatt die Welt zu zerreißen. Schluss mit lustig, sauer statt lustig. So macht das Leben keinen Spaß.

Ein harmonischer Leber-Meridian lässt uns das Leben wie einen warmen Frühlingstag erfahren, der einem ein Lächeln ins Gesicht zaubert. Türen auf, hinaus, Spaß haben, die Pferde auf die Weide lassen, in vollem Galopp und mitten hinein in die große weite Welt voller Abenteuer. Man lässt sich selber von der Leine und erfreut sich daran.

Der Leber-Meridian und der Körper

Der Blick zurück und der Blick nach vorne

Herz-Meridian und Leber-Meridian haben beide eine direkte Verbindung zu den Augen. Der Herz-Meridian sieht, um zu erkennen. Er sieht, um zu verstehen. Der Leber-Meridian sieht, was da war und was in Zukunft sein könnte. Der Herz-Meridian steht für die Einsicht. Der Leber-Meridian steht für den Blick zurück und für den Blick nach vorne: Was habe ich erlebt und inwieweit beeinflusst das meine Sichtweise? Wie könnte sich das eigene Leben entwickeln, wenn ich mich traue, groß und ohne Einschränkungen zu träumen? Was ist meine Vision? Die Leber entwickelt Perspektiven, die für Aufbruchstimmung und Frühlingsenergie sorgen. Sie will wachsen, sie will sich bewegen. Sie kann uns aus festgefahrenen Situationen heraus manövrieren und die Segel in Richtung Neuland setzen. Das gelingt ihr allerdings nur, wenn sie sich von unnötigem Ballast befreit...

Nicht nur in der westlichen Medizin ist die Leber ein mächtiges Speicherorgan. In der TCM gilt die Leber als Reservoir des Blutes. Das Blut wiederum ist ebenfalls ein Speicher. In der TCM gilt es als Träger und Anker des Bewusstseins. Leber und Blut zusammen ergeben eine Art interne Festplatte für unsere Erinnerungen, man spricht von Hun oder Speicherbewusstsein. Der Hun repräsentiert in Teilbereichen unser westliches Konzept des Unterbewusstseins, er speichert alle erlebten Eindrücke in Bildern und Gefühlen ab, er ist das Fotoalbum unserer Geschichte. Wie weit diese zurückreicht? Das ist Ansichtssache: Manche sehen den Beginn unserer Biographie mit der Geburt, andere mit der Zeugung und dann gibt es die, die Reinkarnation nicht als philosophisches Konzept, sondern als Realität betrachten. Der Hun wird daher auch als Wanderseele bezeichnet. Er nimmt Eindrücke und Erfahrungen von einem Leben in das nächste mit. So oder so: Wie das Unterbewusstsein beeinflusst der Hun massgeblich, wie wir die Welt sehen und erleben.

Leber und Blut zusammen ergeben eine Art interne Festplatte für unsere Erinnerungen, man spricht von Hun oder Speicherbewusstsein – das Fotoalbum unserer Geschichte.

Wer dem Hun das Ruder überlässt, ist der Steuerung durch das Unterbewusstsein hilflos ausgesetzt. Automatisierte Muster aus der Vergangenheit übernehmen das Ruder. Bereits gemachte Erfahrungen prägen die Sichtweise der Gegenwart. Natürlich, das ist normal, das ist der Lernprozess des Lebens. Nur: Je nach Inhalt des Speichers kann dieser einen sehr hemmenden und limitierenden Faktor darstellen und den für den Leber-Meridian so wichtigen Bewegungsspielraum deutlich einschränken. Die Festplatte des Hun kann Programme enthalten, die zu verhaltenstechnischen Routinen führen, die den eigenen Wachstums- und Entfaltungsplan boykottieren. Man tendiert zum unreflektierten Reagieren und verliert die Fähigkeit zum bewussten Agieren. Man ist nicht mehr Kapitän auf dem Boot seines Lebens, sondern blinder Passagier. Man spult das selbe Programm herunter, wieder und wieder, wie ein Plattenspieler, der hängen geblieben ist. Immer dieselben Gewohnheiten, immer dieselben Gedanken, immer dieselben Antworten, immer dieselben Probleme. Keine Veränderung, keine Flexibilität, dafür große Emotionalität, weil auch ständig Erinnerungen und die damit verknüpften Gefühle wachgerufen werden: Du erinnerst mich an meinen Vater, du erinnerst mich an meine Mutter, du erinnerst mich an meinen Expartner, das erinnert mich an meine Kindheit, diese Situation habe ich im letzten Jahr schon erlebt, jenes erinnert mich an dieses, dieses an jenes und so weiter und so fort. Man sieht nicht was ist oder sein könnte, man sieht immer nur was war. Man ist Wind und Wellen aus längst vergangenen Zeiten willkürlich ausgesetzt. Sentimentalität kann zur Grundstimmung werden, auch schon in jungen Jahren.

Ist das Lebensprinzip der Leber schwach entwickelt, tut es sich schwer, die Altlasten des Hun abzubauen und eine gestalterische Perspektive in Bezug auf die Zukunft einzunehmen. Sie kann keine großen Träume und inspirierende Visionen entwerfen, weil sie zu sehr mit dem beschäftigt ist, was sie bereits erlebt hat. Statt Frühling herrscht Herbst oder Winter im Kopf. Stillstand statt Entfaltung. Kurzsichtigkeit statt Weitblick. Die Laune ist dementsprechend: Schlecht, die sprichwörtliche Laus, die über die Leber läuft. Die in der Leber schlummernde Qualität der Aggression kann sich nicht entladen und staut sich. Man wird zum Pulverfass, das immer voller wird. Man wird zu einer gefährlichen Ladung, unter der nicht nur die Mitmenschen leiden, sondern vor allem auch die dem Einflussbereich der Leber zugeordneten Augen. Der Druck des übervollen Speicherbewusstseins kann langfristig den Druck in den Augen erhöhen, Druck von innen, sprich erhöhter Augeninnendruck. Bei so viel Druck kann der kleinste Funke ausreichen, um gewaltige Explosionen hervorzurufen: Ein falsches Wort, ein falscher Blick, eine falsche Reaktion zum falschen Zeitpunkt und emotionale Ausbrüche von großer Intensität sind die Folge, die in keinem Verhältnis zum Input stehen. Dazu zählt das klassische cholerische Temperament. Der Leber-Meridian sieht rot. Er entzündet sich leicht, so auch die Augen: Sie sind empfindlich, leicht reizbar, mit einer Tendenz zu Trockenheit. Sie sind schnell überlastet und vertragen weder Wind noch Sonnenlicht. Sie sind energetisch geschwächt. Das kann der Nährboden für viele degenerative Augenerkrankungen sein.

Findet der Hun untertags kein Ventil, um seine Spannung abzubauen, dann tut er das in der Nacht. Intensive Träume mit lebhaften Bildern und starken Emotionen sind Ausdruck einer gestörten Leberenergie.

Findet der Hun untertags kein Ventil, um seine Spannung abzubauen, dann tut er das in der Nacht. Intensive Träume mit lebhaften Bildern und starken Emotionen sind charakteristischer Ausdruck einer gestörten Leberenergie. Zuerst wird der Restmüll des Alltags beseitigt, all die Eindrücke, die man auf- und angesammelt hat. Erst wenn das erledigt ist, kommt die nächst tiefere Ebene zum Vorschein, die längerfristig verdrängten und nicht bewusst verarbeiteten Erfahrungen. Ist man auch damit fertig, dann kommt man dem Boden des Speicherbewusstseins immer näher. Je nach Inhalt des Hun kann die Nacht zu einem nicht endend wollenden Alptraum oder zu einer Quelle der Inspiration werden. Denn nicht alles ist schlecht, was sich da angesammelt hat. Die Wanderseele hat auf ihrer Reise auch gelernt. Der Hun ist die Quelle von Talenten, Begabungen und Neigungen, die wir oft nicht logisch erklären können. Es gibt Personen, die exotische Sprachen mit Leichtigkeit lernen, die sich in bestimmten Ländern wie zuhause fühlen, obwohl sie noch nie dort waren. Es gibt Personen, die bereits im Kindesalter Fähigkeiten an den Tag legen, die unsere Vorstellungskraft übersteigen. Für den Hun ist das keine Magie, es ist das Abrufen von Erinnerungen, die Kontaktaufnahme mit den Juwelen des persönlichen Erfahrungsschatzes. Im von hemmenden Altlasten bereinigten Hun schlummert auch die große Vision, der große Lebenstraum. Der Kontakt mit diesem bringt die Augen zum Leuchten und eröffnet völlig neue Perspektiven.

Mit dem Leber-Meridian in Verbindung stehende Symptome:

Empfindliche Augen, Lichtempfindlichkeit, leicht entzündliche Augen, trockene Augen, erhöhter Augeninnendruck, Kurzsichtigkeit, Makula-Degeneration, lebhafte Träume mit vielen Bildern, Schlafstörungen, Albträume, erhöhte Emotionalität, Neigung zu Sentimentalität...

Beweglichkeit und Anpassungsfähigkeit

Eine der Hauptaufgaben des Leber-Meridians in der TCM ist die Gewährleistung des freien Energieflusses. Dieser freie Fluss macht es möglich, dass wir das, was in uns schlummert, via großem Masterplan in die Welt einbringen. Das braucht freie Fahrt und freie Straßen. Das braucht Raum und Freiraum, vor allem in den großen Gelenken, weil diese für den Bewegungsspielraum unseres Systems verantwortlich sind: Sind Hüfte und Schultern offen und flexibel, können wir uns leicht und schnell in alle Richtungen bewegen. Wir können vorwärts preschen und unsere Träume jagen. Das wiederum setzt geschmeidige Muskeln und Sehnen voraus, ebenfalls ein

Verantwortungsbereich der Leber. Wieder geht es um die Frühlingsenergie und die damit einhergehende Entfaltungskraft.

Der Verlauf des Leber-Meridians kontrolliert vor allem die Muskelgruppe der Adduktoren im Oberschenkelbereich. Stehen diese unter verstärkter Spannung, dann schränkt dies die Beweglichkeit der Hüfte ein. Statt mit ausladendem Schritt dynamisch und im großen Stil Raum zu nehmen, trippelt man mehr oder weniger auf der Stelle, zurück gehalten von den straff gespannten Seilen der eigenen Muskulatur. Statt dem inneren Pferd die Sporen zu geben, hält man es im Zaum. Das Vorwärtsschreiten kostet mehr Energie als nötig. Nicht nur der Hüftbereich ist dann blockiert, es baut sich Spannung im gesamten System auf, weil sich die der Leber innewohnende Frühlingsenergie nicht entladen kann und sich staut, wie ein Fluss, aufgehalten von einer mächtigen Staumauer. Durch den aufgestauten Druck erhöht sich sukzessive der Muskeltonus im gesamten Körper und die Sehnen verlieren an Geschmeidigkeit. Im Nacken, im Rücken, in den Schulter, im Brustkorb, in den Flanken: Man wird hart, steif, verkrampft. Und das nicht nur auf physischer Ebene.

Die vom Leber-Meridian beeinflusste körperliche Beweglichkeit ist ein direktes Spiegelbild unserer geistigen und emotionalen Flexibilität.

Die vom Leber-Meridian beeinflusste körperliche Beweglichkeit ist ein direktes Spiegelbild unserer geistigen und emotionalen Flexibilität. Man kann das leicht beobachten: Sind wir jung und befinden uns im Frühling des Lebens, sind wir offen, wir können uns noch alles vorstellen, die Phantasie ist grenzenlos. Die physische Basis ist weich, geschmeidig und äußerst beweglich. Im hohen Alter, im Herbst oder Winter des Lebens, haben wir meist jedoch schon sehr fixe Vorstellungen verinnerlicht, wie das Leben zu sein hat. Veränderungen sind nicht mehr wirklich erwünscht. Man bevorzugt Stabilität und Kontinuität. Damit einhergehend nimmt auch die Beweglichkeit ab, physisch wie psychisch. Das ist ein normaler Prozess, dieser kann allerdings schon sehr viel früher passieren, wenn sich die Leberenergie nicht entfalten kann. Dann wird es Herbst, obwohl man sich eigentlich in der Blütezeit des Lebens befindet. Dann nistet sich ein viel zu verfrühter Winter im Kopf, im Herz und im Körper ein. Es kommt zu starken Spannungszuständen, die Muskeln werden zum Korsett, Flexibilität und Mobilität sind einschränkt. Innerlich baut sich Druck auf, man wird zum Druckkochtopf, der verlernt hat, Dampf abzulassen. Als Überdruckventil muss dann oft der Kopf herhalten, Stichwort Migräne. Ist der Leber-Meridian sehr angespannt, reichen kleinste Auslöser, um den Schädel zum Brummen zu bringen: Schwankungen im Wetter, im Hormonhaushalt oder etwas mehr Belastung im Beruf. Dazu gesellt sich gerne hoher Blutdruck. Weil irgendwann alles unter Druck steht. Druck ist das Gegenteil der von der Leber über alles geliebten Freiheit. Das knabbert an einer weiteren Aufgabe des Leber-Meridians, dem Anpassungsvermögen.

Der Leber-Meridian macht es möglich, uns an Stress, Belastungen oder unvorhergesehene Situationen anzupassen, mit ihnen zu gehen, ohne dabei unsere Identität zu verlieren.

Ein gut entwickeltes Lebensprinzip des Leber-Meridians macht uns zu einem saftig, grünen Frühlingsast: Stark, aber flexibel. Voller Leben, aber nachgiebig. Ob Wind, ob Druck, der Ast kann sich biegen und beugen, ohne zu brechen oder seine Form zu verlieren. Sind die belastenden Faktoren weg, kehrt er einfach wieder in seinem Ursprungszustand zurück. Der Leber-Meridian macht es möglich, uns an Stress, Belastungen oder unvorhergesehene Situationen anzupassen, mit ihnen zu gehen, ohne dabei unsere Identität zu verlieren. Die psychische und physische Elastizität erlaubt es uns, geschmeidig mit den Stromschnellen des Alltags mitzufließen, ohne große Reibungsverluste, ohne unnötige emotionale Wogen, ohne Frust und Ärger. Der Leber-Meridian ist der Meridian, der uns die Gaben von Geduld, Gelassenheit und Toleranz beschert.

Ein trockener Ast bricht hingegen selbst bei geringer Belastung schnell. Durch die fehlende Flexibilität gibt es zuerst einmal aber Widerstand. Widerstand gegen die kleinsten Veränderungen, gegen den geringsten Druck. Man fühlt sich leicht überfordert und der geballten Frühlingsenergie der Leber entsprechend, schlägt man bevorzugt wütend und aggressiv um sich, wird man mit Einschränkung des Freiraumes konfrontiert. Alles wird persönlich genommen. Die Frustrationstoleranz ist bescheiden, die Ungeduld mit sich und anderen groß. Ist das Lebensprinzip des Leber-Meridians gut integriert, verleiht es uns Offenheit, Veränderungsbereitschaft und gedankliche Beweglichkeit. Derart kann man auch in unklaren Situationen oder unter chaotischen Verhältnissen ruhig, flexibel und erfolgreich handeln.

Mit dem Leber-Meridian in Verbindung stehende Symptome:

Druck- und Spannungsgefühl, Beklemmungszustand, Atemnot, eingeschränkte Beweglichkeit, Steifheit, Gelenksprobleme, Kopfschmerzen, Migräne, hoher Blutdruck...

Der Leber-Meridian und die Psyche

Kreativität, Chaos und Plan

Das Lebensprinzip des Leber-Meridians mit seiner Vorliebe für Bewegung, Flexibilität und Freiraum steht für Kreativität. Kreativität entsteht, wenn man dem Kopf erlaubt, seine Gedanken frei fliegen zu lassen. Kreativität bedeutet etwas zu erschaffen, etwas zu erfinden, bedeutet neue Ideen, Ansätze, Ansichten, Pläne, Vorhaben. Ein gut entwickeltes Lebensprinzip des Leber-Meridians denkt gerne weit und ohne Einschränkungen. In der TCM wird die Leber als Architekt gesehen. Die Lunge gilt ebenfalls als Architekt, sie ist der Architekt des Körpers, die Leber aber entwirft den Bauplan des Lebens. Dieser kann großzügig und weiträumig sein. Oder eng gestrickt und pragmatisch.

Der lateinische Wortstamm „creare" beinhaltet „wählen" und „schaffen". Die entscheidenden Fragen für den Leber-Meridian sind: Was können wir uns also vorstellen, im Leben wirklich zu schaffen? Trauen wir uns, das Unmögliche zu denken? Gestehen wir uns Möglichkeiten und Chancen ein, die unseren kühnsten Träumen entsprechen? Können wir einen Plan kreieren, der uns diesen Zielen näher bringt? Das erfordert Kreativität, denn wer in Bahnen denkt, die schon immer gedacht wurden, bewegt sich auf Bahnen, die schon immer begangen wurden. Das wiederum ist charakteristisch für eine Störung im Leber-Meridian: Man setzt auf bewährte Wege, folgt lieber ausgetrampelten wie risikoarmen Pfaden und blickt dabei sehnsüchtig auf all die Berge und Gipfel, die man gerne besteigen würde, lässt sich aber von der Angst vor möglichen Unvorhersehbarkeiten, die ein solches Abenteuer mit sich bringt, einschüchtern und lähmen.

Wichtig für das Lebensprinzip des Leber-Meridians ist, dass Kreativität und Planung Hand in Hand gehen. Daher auch die Bedeutung „wählen“ im Wort „creare“. Denn Kreativität ohne Plan kann schnell in Chaos resultieren. Dann spuken zwar jede Menge phantasievoller Ideen im Kopf herum, dann werden viele Luftschlösser errichtet, aber kein einziges davon wird gebaut. Der Architekt ist überfordert. Er muss sich um zu viele Baustellen gleichzeitig kümmern und kann keine davon sinnvoll zu Ende führen. Tendenz: Verträumter Romantiker, der zwar staunend und mit großen Augen durch die Welt wandelt, letztendlich aber nichts auf die Reihe kriegt. Eine Störung in der Leber kann dazu führen, dass sie ihrer dynamischen Natur entsprechend ihre Energie in alle Richtung streut, sich dabei aber auch hoffnungslos zerstreut. Personen mit einer Schwäche im Leber-Meridian sind anfällig für Chaos in jeglicher Form: Das kann fehlende Ordnung im Haushalt oder am Arbeitsplatz sein. Das kann dazu führen, dass man von einem Job zum nächsten springt, von einer Beziehung zur anderen, von einem Wohnort zum nächsten. Man kann das lebendig nennen, man könnte das als kreative Lebensführung bezeichnen. Oder als hoffnungsloses Chaos, weil Impulse und Handlungen keinem wirklichen Plan folgen.

Wichtig für das Lebensprinzip des Leber-Meridians ist, dass Kreativität und Planung Hand in Hand gehen. Daher auch die Bedeutung „wählen“ im Wort „creare“. Denn Kreativität ohne Plan kann schnell in Chaos resultieren.

Frustrierend kann es für die Leber aber auch sein, wenn es nicht nach Plan läuft, wenn man sich zu enge Pläne geschnürt hat und auf diesen besteht, die Realität aber etwas ganz anderes fordert. Ein starker Leber-Meridian kann gut mit Planänderungen und Unvorhersehbarkeiten umgehen, weil er flexibel und dynamisch ist und auf jede Herausforderung eine kreative Antwort parat hat. Anpassung? Kein Problem! Für die geschwächte Leber sehr wohl. Die reagiert schnell einmal panisch, gibt es nur die geringsten Abweichungen vom Soll. Es gibt keinen Bewegungsspielraum für Änderungen. Ihr fehlt die Fähigkeit zum Denken außerhalb des gewohnten Aktionsradius. Man bleibt hartnäckig auf dem eingeschlagenen Weg, auch wenn er offensichtlich in eine Sackgasse führt, weil man nicht fähig ist, entsprechende Kurskorrekturen durchzuführen. Das kann frustrieren. Und man bleibt weiter unter seinen Möglichkeiten zurück.

Ein gut entwickeltes Lebensprinzip der Leber kann große Träume gebären, eine bewusste Wahl treffen und daraus einen entsprechenden Plan entwickeln. Es sorgt dafür, dass wir die eigenen Träume leben anstatt das Leben zu träumen.

Wachstum und der heilige Zorn

Wachstum und Entfaltung, für das steht das Lebensprinzip des Leber-Meridians. Wachstum und Entfaltung brauchen Raum. Ohne Raum keine Entfaltung, so einfach ist das. Wohin soll man auch wachsen, wenn es in alle Richtungen Einschränkungen gibt? Manchmal sind diese Einschränkungen im Vorhinein vorhanden. Manchmal wird einem einfach ohne zu fragen der Raum genommen. Die Leber hat zwei Möglichkeiten darauf zu antworten. Entweder mit Anpassung. Oder mit Aggression. Man gibt sich hin. Oder man verschafft sich Raum, wenn notwendig muss man dafur auf den Tisch hauen und sein Territorium verteidigen können. Aggression ist eine äußerst dynamische und explosive Energieform: Der Umgang damit will gelernt sein. Das ist die Aufgabe des Leber-Meridians, allerdings keine leichte.

Wachstum und Entfaltung, für das steht das Lebensprinzip des Leber-Meridians. Wachstum und Entfaltung brauchen Raum. Ohne Raum keine Entfaltung.

Im Allgemeinen fällt uns der Umgang mit Aggression nämlich schwer. Die gute Erziehung. Immer schön brav sein. Lieber den Ärger hinunterschlucken anstatt ihn zu zeigen, anstatt sich einmal laut und deutlich Luft zu machen. Eine Störung im Leber-Meridian fühlt sich sehr schnell befangen, wenn es um Wut oder Zorn geht. Was dazu führt, dass Frust und Unmut zurück gehalten und gespeichert werden, über Monate, Jahre oder Jahrzehnte: Eine Akkumulation mieser Laune tief im Inneren. Angefressen sein als Lebensprinzip. Ein latenter Hass auf alles und jeden, auch auf sich selbst. Depression statt Aggression. Das Gegenteil von der Frühlingsenergie, für die ein starker Leber-Meridian steht. Manchmal braucht es aber reinigende Gewitter, hat sich zu viel Ladung aufgebaut. Der Leber-Meridian ermöglicht uns einen gesunden Zugang zu der in uns schlummernden Aggression, er ermöglicht uns eine bewusste Streitkultur, die weiß, dass man manchmal einfach Dampf ablassen muss, um die durch aufgestaute und unterdrückte Gefühle bereits stark verpestete Luft zu reinigen. Wichtige Fragen für den Leber-Meridian sind: Kann ich meine Wut ausdrücken? Kann ich Aggression bewusst und frei von Schuldgefühlen für die Gestaltung meines Lebensraums einsetzen? Kann ich streiten, wenn es notwendig ist?

Aggression kann auch hilfreich sein, wenn sich größere Hürden dem eigenen Wachstumsprozess entgegen stellen. Der Leber-Meridian verleiht uns hier Durchsetzungskraft, den notwendigen Punch und den Mut zur Konfrontation. Sie kann uns den „jetzt erst recht“ Energieschub verleihen und uns über die Zielgerade tragen. Sie verleiht uns die Fähigkeit so lange um eine Lösung zu ringen, bis das Problem matt und erschöpft am Boden liegt. Ein schwach entwickeltes Lebensprinzip kann das nicht. Es geht Schwierigkeiten lieber aus dem Weg, anstatt seinen Weg zu gehen. Es verbiegt sich, anstatt sich die Realität zurecht zu biegen. Es zerstört seine Träume, anstatt diese im Weg stehenden Hindernisse zu zerstören.

Zerstören? Auch das ist ein Aspekt von Aggression. Manchmal muss Altes zerstört werden, damit Neues entstehen kann. Das kann schmerzhaft sein. Das kann weh tun. Wer jedoch ein neues Haus errichten will, muss das alte zuerst abreißen. Verbrannte Erde, ja, aber verbrannte Erde kann äußerst fruchtbar sein. Ein gut integriertes Lebensprinzip des Leber-Meridians hat keine Angst vor intensiven Veränderungen, sollten diese notwendig sein, um der eigenen Vision zu folgen. Es kann das eigene Leben komplett auf den Kopf stellen, um dadurch neue Perspektiven und Einsichten zu erlangen. Wenn notwenig, auch mit dem rechten Maß an Aggression.

Störungen im Leber-Meridian

- *Innere und äußere Anspannung, steife Gelenke, hoher Muskeltonus*
- *Sehr empfindlich auf Druck und Veränderungen*
- *Wenig Flexibilität und Anpassungsvermögen*
- *Wenig Antrieb, wenig Durchsetzungsvermögen, wenig Punch*
- *Tendenz zu Kopfweh, Migräne, Augenproblemen, Menstruationsproblemen…*
- *Luftschlösser und Seifenblasen statt Angehen und Handeln*
- *Chaotisch, unstrukturiert, verliert sich schnell in Tätigkeiten oder anderen Personen*

Harmonie im Leber-Meridian

- *Viel Kreativität, Ideenreichtum und Phantasie*
- *Kann gut Planen und Umsetzen*
- *Körperlich sehr aktiv und beweglich*
- *Schnelle Reaktions- und Anpassungsfähigkeit*
- *Keine Angst vor Widerstand und Konfrontationen*
  Positive Konflikt- und Streitkultur
- *Innovativ, immer offen für Neuland, immer einen Schritt voraus*

Wie man das Lebensprinzip der Leber stärken kann

Groß träumen

Was wäre, wenn für Sie alles möglich ist? Was würden Sie tun, wenn Sie über Nacht mehrere Millionen im Lotto gewinnen würden? Wie würde ihr Leben dann aussehen? Was würden Sie verändern? Gar nichts? Gratuliere! Sie leben ihre Vision von sich selbst und ihrem Leben und sehen keinerlei Korrekturbedarf. Falls nicht: Nehmen Sie sich eine Auszeit und erlauben Sie ihren Gedanken frei zu fliegen. Was sind ihre Wünsche? Was sind ihre Träume? Denken Sie groß, so groß es geht! Bauen Sie sich das ideale Luftschloss und schreiben Sie das Ergebnis nieder. Die wichtige Frage für den Leber-Meridian: Setzen Sie bereits Schritte in diese Richtung? Ja? Nein? Warum nicht? Dann entwickeln Sie einen entsprechenden Plan. Die Ausrichtung ist entscheidend. Die kleinen Aktivitäten. Vielleicht ist nicht alles möglich. Jedoch viel mehr, als Sie glauben.

Werden Sie wütend

Wann haben Sie das letzte Mal so richtig laut geschrien? Wann haben Sie mit der Faust auf den Tisch geschlagen? Wann haben Sie leidenschaftlich und intensiv gestritten? Wann haben Sie die Konfrontation richtiggehend gesucht anstatt sie zu vermeiden? Konfliktmanagement schön und gut, aber nichts setzt die Energie des Leber-Meridians so schnell frei wie ein gepflegter Wutausbruch. Gönnen Sie sich dieses reinigende Gewitter bewusst einmal pro Woche. Sollten Sie Angst haben, jemanden zu verletzten, dann schreien Sie beim Autofahren, schlagen Sie auf einen Polster oder treten Sie einen Boxsack. Die Sau muss raus. Lassen Sie es zu.

Verlauf des Leber-Meridians

Der Leber-Meridian beginnt auf der äußeren Seite der großen Zehe am Nagelwinkel mit Leber 1 und zieht dann in Richtung Leber 2, der sich einen halben Daumenbreit vor dem Großzehengrundgelenk zwischen der ersten und der zweiten Zehe befindet. Weiter verläuft der Leber-Meridian in der Rinne zwischen den Mittelfußknochen der ersten und zweiten Zehe bis zu Leber 3, der sich eineinhalb Daumen vom Großzehengrundgelenk entfernt in einer Vertiefung befindet. Über den Fußrücken geht es weiter bis zu dem Punkt Leber 4, der sich einen Daumenbreit vor dem Innenknöchel in einer Vertiefung neben einer deutlich tastbaren Sehne (M. tibialis anterior) befindet.

Von Leber 4 zieht der Leber-Meridian über den Innenrand des Schienbeins weiter in Richtung Milz 6 (drei Daumenbreit überhalb des Innenknöchels) und verläuft dann auf dem vorderen Innenrand des Schienbeins nach oben bis zu Leber 6, sieben Daumenbreit über dem Innenknöchel gelegen. Dort macht er einen Bogen über den inneren Anteil des Zwillingswadenmuskels (M. gastrocnemius) und zieht zur Innenseite des Knies, wo sich bei gebeugtem Knie am Ende der Kniegelenksfalte vor dem Rand zweier deutlich tastbaren Sehnen (M. semitendinosus, M. semimembranosus) Leber 8 befindet. Der Leber-Meridian folgt weiter diesen Sehnen und verläuft auf der Innenseite des Oberschenkels entlang dem Adduktorenstrang. Der stärkste Strang dieser Muskelgruppe definiert den Verlauf des Leber-Meridians. Der Leber-Meridian beginnt oberhalb von Leber 12 (ein Daumenbreit unter dem Oberrand des Schambeins und zweieinhalb Daumenbreit seitlich der Mittellinie des Körpers) nach außen zu ziehen.

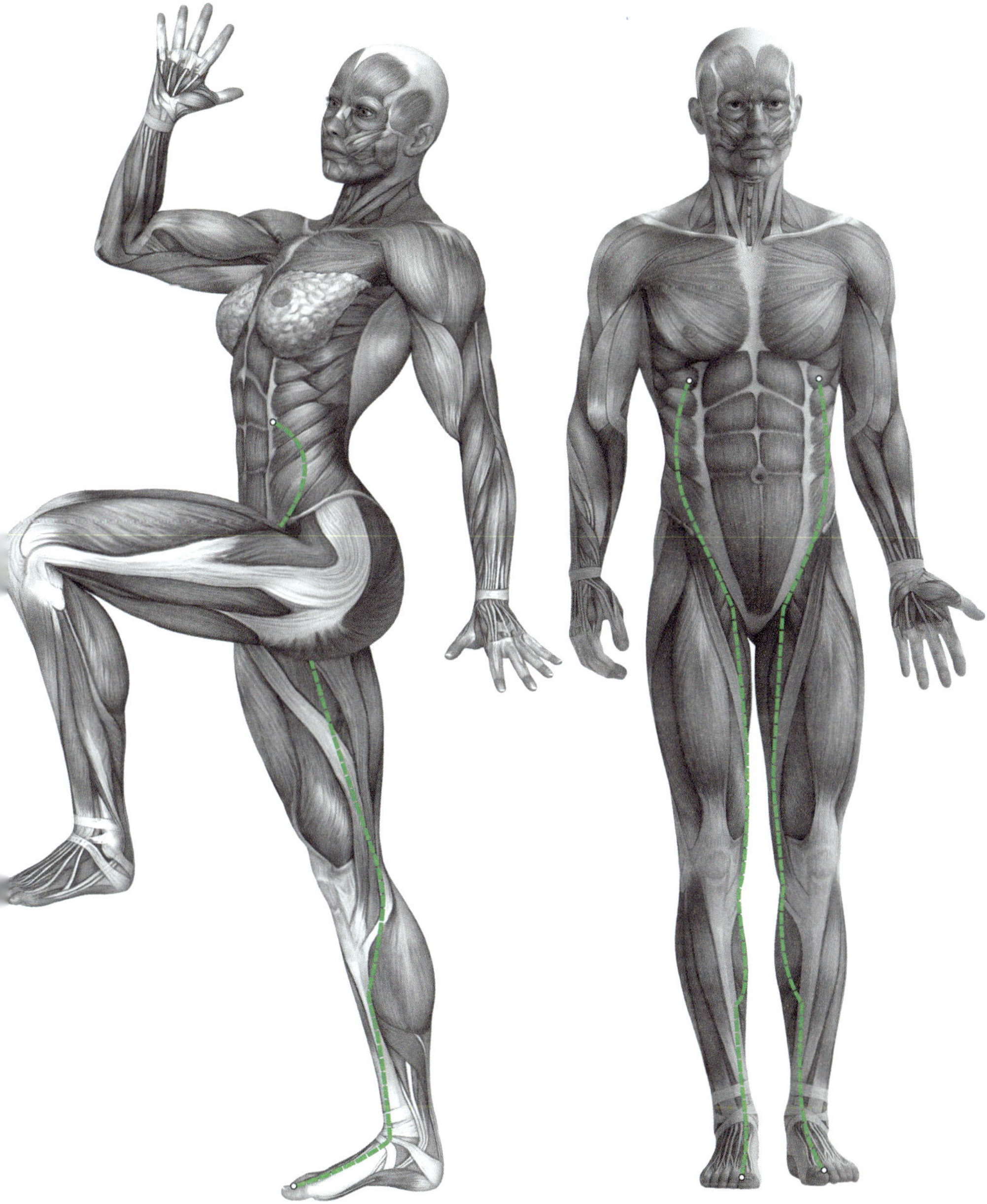

Von Leber 12 ausgehend überquert der Leber-Meridian die Leiste und verläuft in einem leicht geschwungenen Bogen über den Bauch in Richtung Brustkorb. Der nächste Orientierungspunkt ist Leber 13, der sich vor dem freien Ende der elften Rippe befindet. Nach Leber 13 überquert der Meridian den Rippenbogen und zieht zu Leber 14 im sechsten Zwischenrippenraum senkrecht unterhalb der Brustwarze.

Schlüsselzonen im Körper

Füsse & Hüfte

Der Leber-Meridian beginnt wie der Milz-Meridian an der großen Zehe. Leber-Meridian und Milz-Meridian stehen gerne in Opposition. Der Milz-Meridian verkörpert unsere Mitte. Der Leber-Meridian kann dazu beitragen, dass wir unsere Mitte finden, er kann uns aber auch von dieser wegführen. Folgen wir Plänen, die sich wenig mit unseren Träumen und Sehnsüchten decken, dann entfernen wir uns immer mehr von uns selbst, bis wir nicht mehr wissen, wo wir eigentlich im Leben stehen. Das kann zu Anspannung und Unzufriedenheit führen, zu innerem Druck. Druck führt früher oder später immer zu Hitze. Weil Druck Energie verdichtet. Hitze steigt auf, in Richtung Kopf. Roter Kopf, rote Augen. Wir verlieren den Boden unter den Füßen. Gut zu sehen an der Spannung in den Füßen, an der Spannung in den Zehen. Die Sehnen verkürzen sich, vor allem im Bereich von Leber 2, „Xing Jian“ oder „Dazwischen Hindurchgehen“ und Leber 3, „Tai Chong“ oder „Großes Hindurchschießen“. Leber 2 ist dem Element Feuer zugeordnet, Leber 3 dem Element Erde. Aufsteigendes Feuer, fehlende Bodenhaftung. Die große Zehe hebt leicht ab, wir verlieren innere wie äußere Stabilität. Die Leber dominiert über die Milz.

Rippenbogen

Unter dem rechten Rippenbogen befindet sich das Organ Leber. Hier befinden sich zwei Schlüsselpunkte des Leber-Meridians: Leber 13, „Zhang

Men“ oder „Tor des Kapitels“ bzw. „Tor des Abschnitts“ und Leber 14, „Qi Men“ oder „Tor der Hoffnung“ bzw. „Tor des Zyklus“. Auch hier drückt sich das Spannungsfeld zwischen Leber-Meridian und Milz-Meridian aus. Leber 13 ist der Alarmpunkt der Milz. Leber 14 ist der Alarmpunkt der Leber. Alarm für die Milz besteht, wenn zu viel Druck oder zu viele aufgestaute Aggression die innere Mitte bedrohen. Wenn durch lauter Einschränkungen die innere Mitte erdrückt wird. Wenn zu viele Kapitel oder Abschnitte des Lebens nicht abgeschlossen wurden. Die ganzen offenen Enden führen zu Stau. Sie binden Energie. Der freie Fluss ist gestört. Tief Durchatmen fällt schwer. Spannung im Zwerchfell, Spannung in den Flanken. Engegefühl. Druckempfindlichkeit in diesem Bereich. Druck auf der Brust.

In einem solchen Zustand ist es schwer, das Tor der Hoffnung zu öffnen, um mit einem neuen Zyklus zu beginnen. Dann herrscht Alarm für die Leber, deren Lebensprinzip Wachstum und Entfaltung ist. Leber 14 ist der letzte Punkt im Energiekreislauf des Körpers. Von Leber 14 fließt die Energie wieder zur Lunge. Ein neuer Zyklus beginnt bei Lunge 1. Erreicht die Energie Lunge 1, besteht wieder Hoffnung, denn das Lebensprinzip der Lunge ist das große Ja zum Leben.

Der Leber-Meridian

Zugehöriges Element: Holzelement
Qualität: Yin
Organzeit: 1.00 – 3.00
Tierqualität: Büffel
Partnermeridian: Gallenblasen-Meridian
Zwillingsmeridian: Perikard-Meridian
Oppositionsmeridian: Dünndarm-Meridian

PERIKARD, DREIFACHER ERWÄRMER, GALLENBLASE UND LEBER
Die 3. Meridian-Familie: Die Selbstverwirklichung

Die dritte Meridian-Familie ist die letzte Meridian-Familie, die sich entwickelt. Würden wir unseren Lebensentwurf als Baum darstellen, dann steht die erste Meridian-Familie für die Wurzeln: Sie regelt die Versorgung. Die zweite Meridian-Familie repräsentiert den Stamm, sie sorgt für Stabilität, Kraft und Klarheit in unserem Wesenskern. Die dritte Meridian-Familie symbolisiert die Äste, Zweige, Blätter, Blüten und Früchte. Sie bringt zum Ausdruck, was sich aus dem Samenkorn unseres Potentials entwickelt hat. Sie macht sicht- und greifbar, was wir in die Welt einbringen. Zur dritten Meridian-Familie zählen die Meridiane Perikard, Dreifacher Erwärmer, Gallenblase und Leber. Ihre Entfaltung beginnt um das sechste Lebensjahr herum, mit einem starken Höhepunkt in der Pubertät und einer Festigung im Erwachsenenalter.

Mit dem Eintritt des Kindes in die Schule gewinnen außerfamiliäre Gemeinschaften mehr und mehr an Bedeutung. Soziale Interaktion, der Aufbau von Freundschaften, das Suchen von neuen Rollen in neuen Gruppen, das alles fällt in den Aufgabenbereich des Perikard-Meridians. Dazu zählt auch die vermehrte Entdeckung der geschlechtlichen Identität, das Erleben des Ichs als Mädchen, als Bub, das Erkennen der Unterschiede und das Interesse daran. Das alles sind hochkomplexe Lern- und Erfahrungssituationen, in denen man sich leicht verirren und verlieren kann. Nicht ohne Grund bildet sich in dieser Lebensphase der Dreifache Erwämer-Meridian als Hüter des Gleichgewichts heraus. Er schützt und integriert, bringt aber noch eine weitere Funktion mit sich: Er öffnet und schließt unser „äußeres" Tor. In dieser Entwicklungsphase muss es oft geschlossen werden, um zu verarbeiten, um zu verdauen, aber auch, um sich sukzessive von den Eltern abzugrenzen. Der Dreifache Erwärmer-Meridian ist wie die Tür zum Kinderzimmer, die plötzlich nicht mehr offen steht. Das vorpubertierende Kind will vermehrt selbst über sein Leben bestimmen, Unabhängigkeit wird angestrebt. Das geht mit der Entfaltung des Gallenblasen-Meridians einher.

Die Gallenblase trifft selbstständige Entscheidungen und hat den entsprechenden Mut dazu. Sie entwickelt ein Bewusstsein für Handlungskonsequenzen und spielt damit. Sie stellt Regeln in Frage und kreiert ihre eigenen Leitlinien. Das kann zu Reibereien und Streit führen, zu Wutausbrüchen und Zorn, ebenfalls Aspekte, die mit dem Gallenblasen-Meridian in Verbindung stehen, aber auch mit dem Leber-Meridian. Die Beziehung zur Welt verändert sich. In den Phasen der ersten und der zweiten Meridian-Familie erlebt man sich als von der Welt abhängiges Wesen. Mit der Entwicklung der dritten Meridian-Familie erwacht der Anspruch, sich seine eigene Welt nach seinen eigenen Vorstellungen zu gestalten. Hier kommt vermehrt der Leber-Meridian mit ins Spiel: Er entwickelt Ideen und Visionen und tastet sich an diese heran. Er entwirft in Grundzügen den Masterplan des Lebens. Die Kernaufgabe der dritten Meridian-Familie ist es, sich selbständig mit seinem Wesen in der Welt nach eigenen Vorstellungen zu manifestieren. Die zentralen Fragen sind: Wie will ich eigentlich leben? Was ist mein Traum? Wie gelange ich zur vollen Blüte? Die dritte Meridian-Familie entspricht der fünften Ebene der Maslow'schen Bedürfnispyramide, der Selbstverwirklichung.

Wie bei den anderen Meridian-Familien auch, braucht es in dieser Lebensphase eine gute Unterstützung, damit sich die Meridiane frei entfalten können. Das ist nicht leicht, weil sehr viele, sehr intensive Umbrüche stattfinden und das heranwachsende Kind selbst etliche Zwiespälte für sich und in sich lösen muss. Auf der einen Seite lockt die Freiheit. Auf der anderen Seite braucht man noch Geborgenheit. Untertags mag man cool sein. Am Abend in den Arm genommen werden. Man hat Geschmack an der Selbstständigkeit gefunden, weiß aber um die immer noch gegebene Abhängigkeit. Und dann noch diese ganze Sexgeschichte. Die Hormone. Oft gehen Körper und Geist getrennte Wege. Die physische Form ist bereits erwachsen, die Seele noch nicht. Oder umgekehrt. Das Gleichgewicht ist über eine lange Zeit fragil und braucht nur wenig, um zu kippen. Es erfordert eine genauso liebevolle wie lange Leine, Vertrauen, Verständnis und trotzdem immer auch offene und beschützende Arme. Es geht um die Selbstwerdung des jungen Menschen, um die Gratwanderung zwischen Grenzen als Orientierung, Grenzen als Einschränkung und Grenzenlosigkeit als fehlenden Reibungspunkt.

Viele für den weiteren Lebensverlauf entscheidende Fähigkeiten werden in dieser Phase geprägt. Die Gallenblase muss lernen Entscheidungen und Konsequenzen zu tragen. Die Leber braucht Kraft, um an ihre Träume zu glauben und eine gestalterische Komponente zu entwickeln. Der Perikard-Meridian kümmert sich um den kompletten zwischenmenschlichen Bereich. Und der Dreifache Erwärmer verleiht uns die Gabe der Selbstregulation.

Wie auch schon bei der zweiten Meridian-Familie ist die dritte Meridian-Familie abhängig von den Entwicklungsstufen der vorhergehenden Meridiane. In der Organuhr steht die dritte Meridian-Familie mit Perikard (19.00 – 21.00), Dreifacher Erwärmer (21.00 – 23.00), Gallenblase (23.00 – 1.00) und Leber (1.00 – 3.00) an letzter Stelle. Um auf das Bildnis das Baumes zurück zu kommen: Ohne starke Wurzeln und ohne starken Stamm wird es schwer, große und schmackhafte Früchte hervorzubringen. Der Bezug der dritten Meridian-Familie zur zweiten Meridian-Familie liegt auf der Hand: Was soll die dritte Meridian-Familie zum Ausdruck bringen, wenn sich in der zweiten Meridian-Familie keine stabile Identität herausgebildet hat? Aus welchem Potential heraus soll die Leber ihre Träume entwickeln? Auf Basis welcher Wünsche soll die Gallenblase ihre Entscheidungen treffen? Wie reif ist man für tiefe zwischenmenschliche Beziehungen, wenn man von Unsicherheit und mangelndem Selbstwert durchdrungen ist?

Die Pubertät ist oft ein Spiegelbild des Entwicklungsstatus der Meridiane. Eine turbulente Zeit markiert sie so oder so. Sie kann aber auch zu einer ernsthaften und dramatischen Phase werden, wenn der dritten Meridian-Familie die Grundlage fehlt. Dann dominieren Chaos, Aggression, Wut, Rebellion und Orientierungslosigkeit und man kann sich bereits in dieser Lebensphase auf das Abstellgleis begeben, ohne jemals richtig Fahrt aufgenommen zu haben. Man ist labil und anfällig für Rollenvorbilder, die älter, aber trotzdem in ihrer Entwicklungsschleife hängen geblieben sind.

Man mag sich nicht nach vorne orientieren. Man flüchtet in Exzesse, um den ganzen sich auftürmenden Problemstellungen aus dem Weg zu gehen. Man schließt die Entwicklung der dritten Meridian-Familie nie wirklich ab und schleppt pubertäre Verhaltensweisen bis ins hohe Alter mit.

Die Arbeit mit Meridianen und Meridian-Familien geht davon aus, dass es nie zu spät ist, die noch nicht ganz entwickelten Lebensprinzipien zu integrieren. Dazu braucht es eine klare Bestandsaufnahme und die Suche nach dem richtigen Knopf, der zu drücken ist. Aggressionsprobleme können der dritten Meridian-Familie zugeordnet werden, die Wurzeln können aber auch in der ersten Meridian-Familie zu finden sein. Umgekehrt kann sehr wohl genug Vertrauen und Urvertrauen vorhanden sein, man ist aber nie ausreichend herausgefordert worden, seinen Entscheidungsmuskel zu trainieren. Das reicht, um eine kleine Delle im Lebensrad zu erzeugen, die uns nicht ganz rund laufen lässt: Ein Problem in der dritten Meridian-Familie, hauptsächlich die Gallenblase betreffend. Manchmal braucht nur ein Meridian Fokus und Aufmerksamkeit. Manchmal sind es mehrere. Nur: Es macht wenig Sinn ein paar Ziegeln am Dach auszuwechseln, wenn der Keller einzustürzen droht. Hier bietet das System der Meridiane und der Meridian-Familien eine hervorragende Orientierung.

Die Arbeit mit Meridianen und Meridian-Familien geht davon aus, dass es nie zu spät ist, die noch nicht ganz entwickelten Lebensprinzipien zu integrieren.

Die Praxis: Fangen Sie an!

Dieses Buch ist kein Ersatz für eine professionelle Begleitung, sollten ernsthafte Problemstellungen vorhanden sein, ob physischer oder psychischer Natur. Wichtig ist: Körperliche Beschwerden gehören immer medizinisch abgeklärt und in vielen Fällen entsprechend betreut. Die Kraft der TCM liegt in der Prävention. Überhaupt: Krankheiten zu vermeiden ist die wohl beste Medizin. Nie zu erkranken ist jedoch eine Utopie. Probleme, Leid und Tod gehören zum Kreislauf des Lebens. Um auf das eingangs dieses Buches dargestellte Bildnis des Lebensrades zurück zu kommen: Läuft das Rad rund, haben wir uns regelmäßig um die Speichen gekümmert, stehen alle in einem ausgewogenen Verhältnis, dann sind wir wesentlich besser in der Lage mit Schicksalsschlägen und großen Herausforderungen umzugehen. Sind wir jedoch vorher schon relativ unrund gewesen, dann werfen uns bereits Kleinigkeiten aus der Bahn und große Brocken sind überhaupt nur schwer zu stemmen. Daher: Fangen Sie an!

Viele hier dargestellte Zusammenhänge zwischen Körper, Geist und Seele mögen simpel und banal erscheinen. Kann unterdrückter Ärger wirklich Kopfweh herauf beschwören? Kann eine Entscheidungsschwäche Gallensteine mit sich bringen? Kann übertriebenes Grübeln zu Bindegewebsschwäche führen? Sie müssen nichts davon glauben. Die TCM ist eine Medizin der Praxis und der Erfahrung. Ich möchte Sie nur bitten unvoreingenommen zu sein. Machen Sie Augen und Ohren auf, schauen Sie sich um, hören Sie zu. Nach dreißig Jahren Praxiserfahrung haben sich die Meridiane für mich als äußerst lebendig erwiesen. Mit den im Buch dargestellten Hausübungen haben sich in vielen Fällen – begleitet durch eine entsprechende Meridianbehandlung – teilweise schwere körperliche Beschwerden wesentlich gebessert oder sind komplett verschwunden, bei einem gleichzeitigen spannenden wie intensiven persönlichen Wachstumsprozess, einem wichtigen Schritt in Richtung umfassenden Wohlbefindens.

Verhaltensweisen und Lebensgewohnheiten zu verändern ist jedoch keine leichte Aufgabe. Radikale Kursänderungen erfordern viel Energie und

Willenskraft, genau das, was ja meist fehlt, sonst würde man ja nicht mit einer Kursänderung liebäugeln, sondern sie bereits vollzogen haben. Daher möchte ich Ihnen ans Herz legen: Setzen Sie auf die Macht der Gewohnheit! Denn kennen Sie das nicht? Man nimmt sich vor, wieder Sport zu betreiben, entwickelt ein tolles Programm, schreibt sich in ein Fitnessstudio ein, bucht Kurse und so weiter und so fort. Und dann: Die erste Woche noch voll motiviert, jeden zweiten Tag eine Stunde Bewegung in hoher Intensität. Die Woche drauf? Verdammt, da ist am Donnerstag halt was dazwischen gekommen. Und am Samstag auch. Nach drei Wochen plagt einen eher das schlechte Gewissen als ein wohl verdienter Muskelkater. Das Vorhaben, so schnell verglüht wie die Raketen und die damit einhergehenden Vorsätze in der Silvesternacht.

Viel besser ist: Die Macht der Gewohnheit und kleine Brocken. Es gibt keine Ausrede gegen zehn Minuten Bewegung pro Tag. So voll, chaotisch oder unrund kann er gar nicht sein, dass sich diese zehn Minuten nicht absolvieren lassen. Diese täglichen zehn Minuten können wesentlich leichter zur Routine werden als ein forderndes, weil größeres Programm. Jede Routine kreiert eine neue Gewohnheit: Bewegung als integraler Bestandteil des Tagesablaufes. In Summe sind es all die kleinen Gewohnheiten, die unser Leben ausmachen.

Man sagt, dass es ungefähr zwei Monate braucht, um frische Gewohnheiten zu etablieren. Es geht um neue neuronale Verknüpfungen im Kopf. Als Gewohnheitstiere pflegen wir, bevorzugt bestehende Verknüpfungen zu verwenden. Man nützt die immer gleichen Bahnen, auch wenn sie längerfristig eine Sackgasse darstellen. Neue Pfade auszutrampeln braucht Zeit und Kontinuität. Steht der Pfad allerdings einmal, lässt er sich wesentlich leichter begehen. So ist das auch mit den Übungen in diesem Buch zu sehen: Zehn Minuten täglich der eigenen Entwicklung zu widmen, täglich daran zu arbeiten, gute Gewohnheiten zu etablieren, ist die wohl beste Investition in Richtung Wohlbefinden, Wachstum und Gesundheit.

Trotzdem: Größere Ungleichgewichte im Meridiansystem brauchen eine Unterstützung von außen. Geben Sie sich einen Ruck und probieren Sie Behandlungsmethoden der TCM aus, ob Akupunktur, Kräutertherapie oder manuelle Methoden wie Shiatsu. Sie werden überrascht sein, wie stark sich ihr Leben dadurch verändern kann. Auf dass es runder läuft!

Kontaktadressen

International Academy for Hara Shiatsu
www.hara-shiatsu.com

Mike Mandl:
www.mike-mandl.eu

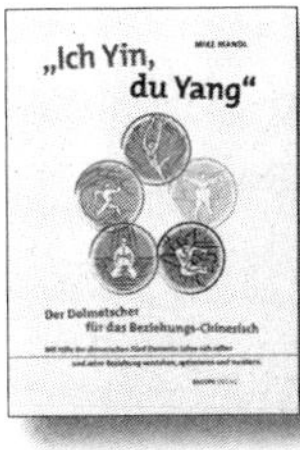

Mandl Mike

Ich Yin, du Yang –
Der Dolmetscher für das Beziehungschinesisch

8. Auflage, 288 Seiten, Abb., Lesebändchen, geb. Flexoeinband

ISBN: 9783901618888 **€ 14,80**

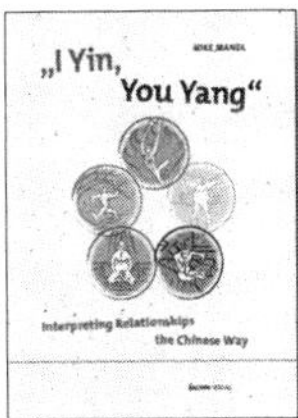

Mandl Mike

I Yin, You Yang:
Interpreting Relationships the Chinese Way

250 pages, Softcover

ISBN: 9783903071377 14,80

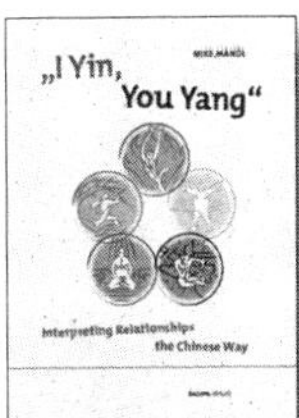

Mandl Mike

I Yin, You Yang:
Interpreting Relationships the Chinese Way ePUB

250 pages, ePUB

ISBN: 9783903071605 12,99

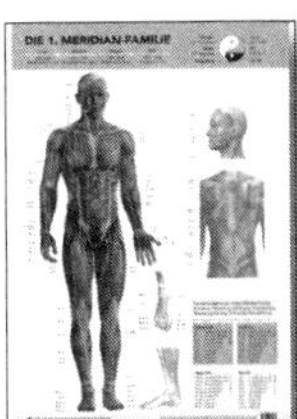

Mandl Mike

Die 1. Meridian-Familie von Mike Mandl.

Lunge, Dickdarm, Magen, Milz

A3 Lehr- und Lerntafel, vierfarbig, ca. 29,7 x 42cm

ISBN: 9783903071889 12,00

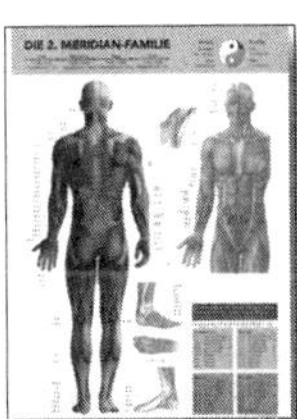

Mandl Mike

Die 2. Meridian-Familie von Mike Mandl.

Herz, Dünndarm, Blase, Niere

A3 Lehr- und Lerntafel, vierfarbig, ca. 29,7 x 42cm

ISBN: 9783903071896 12,00

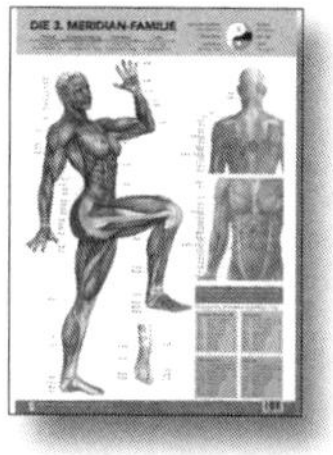

Mandl Mike

Die 3. Meridian-Familie von Mike Mandl.

Perikard, Dreifach-Erwärmer, Gallenblase, Leber

A3 Lehr- und Lerntafel, vierfarbig, ca. 29,7 x 42cm

ISBN: 9783903071902 12,00

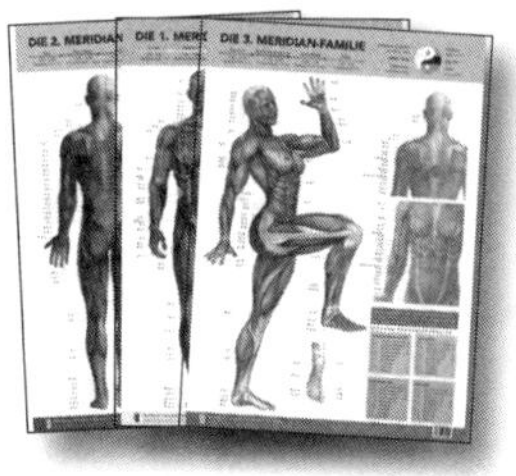

Mandl Mike

Die drei Meridian-Familien von Mike Mandl im Set

Drei A3 Lehr- und Lerntafeln, vierfarbig, ca. 29,7 x 42cm

ISBN: 9783903071919 29,00

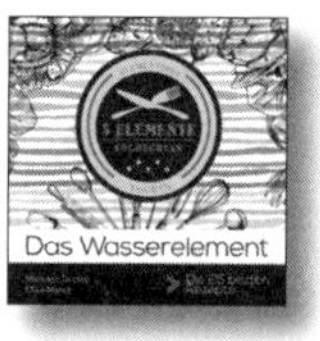

Taudes Manuela / Mandl Mike

Das Wasserelement. 5 Elemente Kochschule.

Die 25 besten Rezepte

76 Seiten, Format: 14,8 x 14,8cm, Fotos, brosch.

ISBN: 9783903071537 6,90

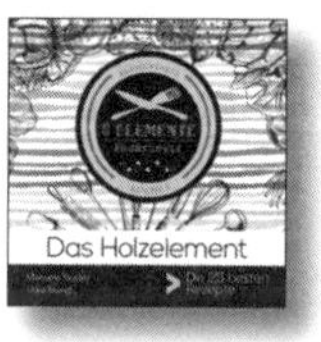

Mandl Mike/Taudes Manuela

Das Holzelement. 5 Elemente Kochschule.

Die 25 besten Rezepte

76 Seiten, Format: 14,8 x 14,8cm, Fotos, brosch.

ISBN: 9783903071735 6,90

Alle Titel können direkt beim BACOPA Verlag unter
versand@bacopa.at
oder in jeder gut sortierten Buchhandlung bestellt werden